JN039783

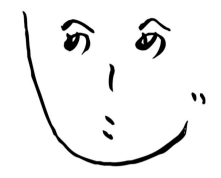

ちょっと気になる
医療と介護　第3版

権丈善一
Kenjoh Yoshikazu

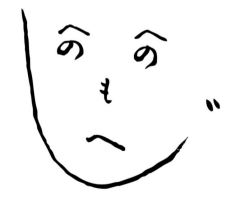

勁草書房

第3版について

　2017 年に初版，2018 増補版と続いた『ちょっと気になる医療と
介護』の重版出来の話が届いたので，第 3 版にすることにしました.
というのも，その本にあった「第 16 章　手にした学問が異なれば
答えが変わる」という一つの章は，2018 年刊行の『ちょっと気に
なる政策思想』（2020 年に第 2 版刊行）に発展したりと，様子が進展
したからです．状況も大きく変わってきました．当時立ち上がった
ばかりの地域医療連携推進法人は，現実に動いている制度へと発展
し，新型コロナウイルスを機に，2013 年の「社会保障制度改革国
民会議」で示されていた改革の方向性──病院完結型の治す医療か
ら地域完結型の治し支える医療へなど──の正しさが再確認される
ようになりました．したがって，あの国民会議のことを，おそらく
世の中で最も詳しく書いていた本書の価値も高まり，それが重版出
来へとつながっていったのかもしれません.
　『ちょっと気になる医療と介護』は，第 1 章に「働くことの意味
とサービス経済の意味」を置いて，サービスの生産性なる言葉に混
乱と間違いがあるために，経済政策のあり方が歪められていること
を書いていました．当時は，医療・介護の本なのに，なぜそうした
章からはじまるのかと訝しがられる感もありましたが，その後，
「生産性」という言葉を巡って，成長戦略などの中でも世の中の議
論が盛り上がっていき，第 1 章の価値が見直されるようになってい
きました．たとえば，岸田内閣が立ち上げた全世代型社会保障構築

会議の下に公的価格評価検討会などが作られ，委員になった僕がそこで話していたことは，会議に参加していた人や議事録を読んだ人たちからは相当に新しくかつおもしろく聞こえたらしいけど，そうした話は，アダム・スミスからはじまる第 1 章がベースだったわけです．

　この第 3 版では 3 つの章を加えています．「第 15 章　生産性の考え方と福祉分野で留意すべきこと」（対談），「第 16 章　プライマリ・ケアって何？」（鼎談），「第 17 章　地域医療連携推進法人って何？」（鼎談）です．頁数節約のために，初版，増補版の「はじめに」「おわりに」，そしていくつかの知識補給は外しています．それでも，厚くなってしまいまして．まっ，いいか．

　おっとそうそう．第 3 版でなくした章にあった知識補給の中には，残しておいたものがありますので，ここに紹介しておきます．

ジャンプ　知識補給　社会保障・税一体改革──世間の無理解さって，
　　　　　　　　　　　　　　　　　　なんだかねぇ……　338 頁へ

　初版の出版から 6 年を超え，この第 3 版は，昔のことも今のことも詳しい本になっています．未来のよりよい医療と介護のために，是非ご一読頂ければ……なんてね．

　では，よほどお手すきの時にでも，ご笑覧を！

拙著文献表

　本書においては，たとえば，権丈（2015 Ⅵ巻）の表記は，下記の『医療介護の一体改革と財政——再分配政策の政治経済学Ⅵ』を意味します．

　それから，「再分配政策の政治経済学」の意味については，権丈（2015 Ⅵ巻）vi 頁などをご参照あれ⁉

　また勿凝学問（学問ニ凝ル勿レ）という言葉が出てきたりしますが，「勿凝学問」については，権丈（2015 Ⅵ巻）や（2015 Ⅶ巻）の vii 頁をご覧下さい．Ⅵ巻とⅦ巻——「はじめに」はまったく同じなんです，はい．——この 2 冊は，2015 年 12 月 31日という大晦日の同日出版でありまして．

『再分配政策の政治経済学Ⅰ——日本の社会保障と医療［第 2 版］』
　　（2005［初版 2001］Ⅰ巻）

『年金改革と積極的社会保障政策——再分配政策の政治経済学Ⅱ［第 2 版］』
　　（2009［初版 2004］Ⅱ巻），権丈英子との共著

『医療年金問題の考え方——再分配政策の政治経済学Ⅲ』（2006 Ⅲ巻）

『医療政策は選挙で変える——再分配政策の政治経済学Ⅳ［増補版］』
　　（2007［初版 2007］Ⅳ巻）

『社会保障の政策転換——再分配政策の政治経済学Ⅴ』（2009 Ⅴ巻）

『医療介護の一体改革と財政——再分配政策の政治経済学Ⅵ』（2015 Ⅵ巻）

『年金，民主主義，経済学——再分配政策の政治経済学Ⅶ』（2015 Ⅶ巻）

＊『ちょっと気になる社会保障　V3』（2020）勁草書房

＊『ちょっと気になる「働き方」の話』（2017）勁草書房

＊『ちょっと気になる政策思想　第 2 版』（2021）勁草書房

＊『もっと気になる社会保障』（2022）勁草書房

目　　次

第3版について …………………………………………………… i

ジャンプ 社会保障・税一体改革──世間の無理解さって，なんだかねぇ……

拙著文献表 ………………………………………………………… iii

第1章　働くことの意味と
　　　　サービス経済の意味 ………………… 1

『国富論』における生産的労働と非生産的労働とは …………… 1

第1次，第2次産業における生産性の上昇とサービス産業の
役割 ……………………………………………………………… 3

就業人口が増えている業種──医療福祉産業 ………………… 7

需要の担い手と生産性 …………………………………………… 13

付加価値生産性と物的生産性 …………………………………… 15

対人サービスにおける生産性と第1次，第2次産業における
生産性との関係 ………………………………………………… 19

　　　　ジャンプ ガルブレイスの依存効果と社会的アンバランス

第2章　今進められている医療介護の
　　　　一体改革 ……………………………… 27

社会保障改革の本丸，医療介護の一体改革 …………………… 27

地域で治し，支える「地域完結型医療」へ …………………… 27

　　　　ジャンプ QOL と QOD について

ジャンプ**⚡** 平成 30 年新春鼎談　2025 年の医療と介護──「国民会議」3 氏が語る

第3章　医療提供体制の改革とご当地医療 … 35

目下進行中の政策のスピード感──2018 年度は惑星直列？ ……… 35

提供体制の改革が目指すもの ………………………………… 38

あるべき医療介護の試算方法の進化 ……………………………… 43

ジャンプ**⚡** 医療費と経済のタイムラグ？

ジャンプ**⚡** 国策としての健康増進で医療費が抑制できるのでしょうかね

データによる制御という理念の具現化 ……………………… 50

都道府県単位への医療政策再編の動き …………………… 59

第4章　地域医療構想と地域包括ケアという　車の両輪 ……………………………… 63

ご当地医療構築へ地域住民も積極的な参加を ……………… 65

賽は投げられた，に込めた考え方 …………………………… 71

ジャンプ**⚡** 日医の公約としての地域医療の再興とプライマリ・ケア教育

第5章　競争から協調へ ………………………… 73

社会保障制度改革国民会議におけるプレゼンテーション …… 73

非営利ホールディングカンパニーから　地域医療連携推進法人へ ………………………………… 76

第6章　医療・介護費用は誰がどのように　して賄っているのか？ ……………………… 85

なぜ，この国では社会保険という制度に　頼らざるを得ないのか ……………………………………… 85

ジャンプ　高齢者って何歳_{いくつ}から？——高齢先進国日本が示す
　　　　　　　　　　　年金の受給開始年齢自由選択制

少子高齢化と保険料
　——現役被保険者の間での財政調整額の算定方法 ‥‥‥‥‥‥‥‥‥‥‥ 90

産業構造の変化と財政調整 ‥‥‥‥‥‥‥‥‥‥‥‥‥‥‥‥‥ 92

ジャンプ　どうして，協会けんぽが総報酬割に反対するんだろうか？

第7章　制度と歴史と政治 ‥‥‥‥‥‥‥‥‥‥‥‥‥ 101

韓国からみた日本 ‥‥‥‥‥‥‥‥‥‥‥‥‥‥‥‥‥‥‥‥‥‥ 101

組合主義とみんなで助け，支え合うという
社会保障の理念の衝突 ‥‥‥‥‥‥‥‥‥‥‥‥‥‥‥‥‥‥‥ 103

ジャンプ　医療保険と保険者の政治
ジャンプ　2005 年に「医療サービスの経済特性と保険者機能という幻想」
　　　　　　　　　と書いてしまっている!?

第8章　リスク構造調整の動きが国民健康
　　　　保険にまでおよぶ 2018 年度 ‥‥‥‥‥ 107

なぜ，リスク構造調整というような言葉が
世の中に存在するのか？ ‥‥‥‥‥‥‥‥‥‥‥‥‥‥‥‥‥‥ 107

リスク構造調整を組み込んだ画期的な
国民健康保険制度改革 ‥‥‥‥‥‥‥‥‥‥‥‥‥‥‥‥‥‥‥ 110

リスク構造調整の展開を健保組合サイドからみれば ‥‥‥‥‥ 112

第9章　医療のマンパワー総数と偏在問題 ‥‥ 115

医療従事者の需給に関する検討会・医師需給分科会 ‥‥‥‥‥ 115

医師養成をとりまく環境 ‥‥‥‥‥‥‥‥‥‥‥‥‥‥‥‥‥‥ 121

ジャンプ　医師偏在を解決する政策技術
ジャンプ　医師偏在と医学部進学熱の本質——まずは「地元枠」の拡充を

医療環境をとりまく社会性 ……………………………………… 126

医療における専門職規範，そして公共政策と
プロフェッショナル・フリーダム ………………………… 128

再び，医師総数について ………………………………………… 130

第10章　高齢障害者向け介護保険と若年障害者向けの障害者福祉 ……… 131

介護保険法第一条にみる介護保険とは ………………………… 131

介護保険と障害者福祉の関係 …………………………………… 133

　　　　　　　　ジャンプ 介護保険における「特定疾病」

第11章　最近の介護保険改革の意味 ………… 137

介護保険における居宅空間と「在宅医療等」という政策用語
の意味 …………………………………………………………… 137

なぜだか難しい，介護保険用語 ………………………………… 139

介護保険における傾斜生産方式的改革 ………………………… 143

第12章　福祉の普遍化の中での介護保険 … 157

社会保障の歴史的展開 …………………………………………… 157

措置制度 …………………………………………………………… 159

福祉の普遍化と高齢者福祉と介護保険 ………………………… 161

障害者福祉の普遍化と支援費制度 ……………………………… 164

障害者自立支援法と介護保険 …………………………………… 167

　　　　　　ジャンプ 国の法律が違憲とされた10の最高裁判決

財源調達という難作業と介護保険の保険性 …………………… 171

年金と医療介護の類似性 ………………………………………… 173

第13章 政治経済学からみた終末期医療 … 175

政治経済学からみた終末期医療 ……………………………… 176

社会保障国民会議と QOD ……………………………………… 176

終末期医療をめぐる政治経済学的な動きと国のトラウマ …… 178

終末期医療費のおおよその規模 ……………………………… 183

> ジャンプ 研究と政策の間にある長い距離──QALY 概念の
> 経済学説史における位置

QOD を高める医療 …………………………………………… 189

終末期医療のガイドラインと国の施策 ……………………… 191

QOD と地域で治し支える地域完結型の医療 ……………… 191

第14章 租税財源は，どこに求めるべき
なんでしょう
── cool head but warm heart な
財源調達論 ……………………… 197

ゆたかな社会と付加価値税 …………………………………… 197

すべての税目を増税するプラス α 増税の必要性 …………… 200

累進課税の仕組みと日本の所得税の実情 …………………… 202

> ジャンプ と言っても，累進税の強化は必要だよっという話

社会保障目的消費税の拡大はジニ係数を小さくして
格差問題を緩和する …………………………………………… 210

第15章 生産性の考え方と福祉分野で
留意すべきこと ……………………… 215

医療・福祉分野で使うことは適切ではない
「付加価値」で算出される生産性 …………………………… 215

サービス産業の生産性は「質」を分子に測るべき ……………… 218

生産性の向上に努めるのは QOL の向上のため ……………… 220

全世代で高齢者を支え全世代で子育てを支える仕組み ……… 223

第16章　プライマリ・ケアって何？ ………… 227

Ⅰ部　プライマリ・ケアって何？

色々と相談でき診てもらえ治療も大丈夫なワンストップ
サービスの意味するもの ………………………………………… 228

コモンディジーズは病気の 8 ～ 9 割をカバー ……………… 229

全人的医療，それは医師の家族化のようなもの ……………… 229

プライマリ・ケア医はたいへんではないのですか？ ……… 230

ソロプラクティスよりもグループプラクティス ……………… 231

モンスター・ペイシャントへの対応は？ ……………………… 233

日本人はプライマリ・ケアという世界が未知.
だから，政策の選択肢として議論するのが難しい …………… 235

お馴染みさんの医者がいてくれれば終身給付の公的年金が
あるのと同じくらいに安心感を与えてくれる……はずなのに … 235

「地域が抱える社会的課題に向き合う」とは ………………… 235

家庭医への道 ……………………………………………………… 237

家庭医とプライマリ・ケア医の違いは？ …………………… 238

では，総合診療専門医とは？ …………………………………… 239

Ⅱ部　なぜ，日本では普及してないんですか？

プライマリ・ケアを進めたフランスの経験 ………………… 240

フランスと日本の政治環境の違い ……………………………… 243

フランスの医療改革と政治力 …………………………………… 244

理念，それは世論を味方につけるためのもの ……………… 245

日本におけるプライマリ・ケアの先人達 ……………… 246

総合診療専門医を標榜できない理由 ……………… 248

Ⅲ部　医療は需給者間の情報の非対称性がある世界の極

個別性，不確実性が強い医療 ……………………… 249

日本での可能性を考えるとすれば ……………………… 250

Ⅳ部　地方と都会

医師不足地域とそうでない地域の違い，そして類似点 ……… 251

日医の意思の意味は ……………………………… 254

専門 special と総合 general という言葉の使われ方と
医療の現状 ……………………………………… 256

内生的医療制度論 ………………………………… 258

Ⅴ部　医学教育のありかた

医学教育が地域のニーズから乖離してしまっている ……… 260

変化の兆し ………………………………………… 261

ジャンプ 政治経済学者から見るプライマリ・ケア周りの出来事

第17章　地域医療連携推進法人って何？
—— 栗谷義樹先生と藤末洋先生との鼎談 …………………… 269

どうして設立することができたのですか ……………… 269

病床融通を活用するために，先ずは設立 ……………… 271

高齢者にとっては地方の方が住みやすい時代の到来か ……… 274

まだ競争をしている医療資源豊富な都市部 ……………… 275

コロナ対応に積極的だった地域医療連携推進法人 ……………… 277

人口減少と地域医療のあり方 ………………………………… 278

地域医療連携推進法人の新類型 ……………………………… 280

地域医療連携推進法人と病院経営 …………………………… 282

地域医療連携推進法人の生い立ちと今 ……………………… 283

地域の実情と政策の間のギャップ調整機能 ………………… 285

灌漑施設としての社会保障
　　──庄内から金を出すなという理念 …………………… 286

異端妄説の会 …………………………………………………… 287

第 3 版のおわりに ………………………………………………… 289

知識補給

ガルブレイスの依存効果と社会的アンバランス ……………… 293

QOL と QOD について ………………………………………… 296

医療費と経済のタイムラグ？ ………………………………… 300

国策としての健康増進で医療費が抑制できるのでしょうかね 303

どうして，協会けんぽが総報酬割に反対するんだろうか？ … 310

医療保険と保険者の政治 ……………………………………… 311

2005 年に「医療サービスの経済特性と保険者機能という幻想」
　　と書いてしまっている⁉ …………………………………… 313

医師偏在を解決する政策技術 ………………………………… 316

医師偏在と医学部進学熱の本質
　　──まずは「地元枠」の拡充を …………………………… 323

介護保険における「特定疾病」………………………………… 329

目　次

国の法律が違憲とされた 10 の最高裁判決 ……………………… 330

と言っても，累進税の強化は必要だよっという話 …………… 331

日医の公約としての地域医療の再興とプライマリ・ケア教育 … 334

社会保障・税一体改革
　──世間の無理解さって，なんだかねぇ…… ………………… 338

研究と政策の間にある長い距離
　──QALY 概念の経済学説史における位置 ………………… 343

高齢者って何歳から？
　──高齢先進国日本が示す年金の受給開始年齢自由選択制 ……… 349

平成 30 年新春鼎談　2025 年の医療と介護
　──「国民会議」3 氏が語る ………………………………… 351

政治経済学者から見るプライマリ・ケア周りの出来事 ……… 358

図表一覧　371
事項索引　375
人名索引　379

第1章 働くことの意味と
サービス経済の意味

『国富論』における生産的労働と非生産的労働とは

　経済学というのは，アダム・スミスという人が1776年に『国富論』という本を出したところからはじまりました．この本の出だし——つまりは，世に言う「経済学」という学問は，次の文章をもって始まりました．

　「どの国でも，その国の国民が年間に行う労働こそが，生活の必需品として，生活を豊かにする利便品として，国民が年間に消費するもののすべてを生み出す源泉である[1]」．

　そして，スミスは労働について，「労働には，対象物の価値を高めるものと，そのような効果がないものとがある．前者は価値を生み出すので，生産的労働と呼べるだろう．後者は非生産的労働と呼べるだろう[2]」というふうに，労働を2種類に分けています．

　スミスの言う非生産的労働とは，次のようなものでした．

　　　国王や，国王に仕える裁判官と軍人，陸軍と海軍の将兵の労働は

1　アダム・スミス（1776）／山岡洋一訳（2007）『国富論』1頁.
2　アダム・スミス『国富論』338頁.

すべて非生産的である．全員が社会の使用人であり，他人の労働に
よる年間生産物の一部によって維持されている．……これ［軍人］
と同じ種類には，とくに権威がある重要な職業と，とくに地位が低
い職業がどちらも入る．一方には，聖職者，法律家，医者，各種の
文人があり，もう一方には役者，芸人，音楽家，オペラ歌手，バレ
エ・ダンサーなどがある[3]．

　僕は大学で教育や研究をしているのですけど，アダム・スミスか
らみれば，僕の仕事も非生産的な労働のようです（涙）．僕は，ス
ミスの言う，必需品や利便品などの財を，どう考えても生産してい
ません．どうも，スミスは，今で言うところのサービス産業に関わ
る仕事を，生産的活動とはみていなかったようです．

　次にアダム・スミスから，20年ほど経ったマルサスという人の
話をのぞいてみましょう．彼は，1798年の『人口論』という本の
中で，人口は制限されなければ幾何級数的に増加するが生活資源は
算術級数的にしか増加しないので，生活資源は必ず不足する，と論
じたことで有名になった人です．しかし人類は，マルサスの予言し
た未来とはまったく異なった「今」を生きています．マルサスのこ
うした予測の大誤算の原因は，豊かになっていくと人口の伸びが鈍
化していくこと，そして何よりもマルサスが生きていた当時からみ
れば想像を絶するほどに食料生産性が増大したことにありました．
そして実のところ，人類は――と言っても先進国の人々に限られる
話ですが――，農産物などの第1次産品と同様に，第2次産業に属
する工業製品の生産性についても想像を絶する増大を経験したよう
です．

3　アダム・スミス『国富論』339頁．

第1次，第2次産業における生産性の上昇と
サービス産業の役割

　第1次産業，第2次産業での生産性の飛躍的な増大のおかげで，これらの産業で生産された産品——スミスの言う生産的労働の生産物である必需品と利便品——に対して，人びとの需要がある程度満たされるようになったらどうなるでしょうか．これは想像するのに価値のある問題なので，少し時間を割いて考えてみましょう．

　いま，ロビンソン・クルーソーとフライデーのふたりがいる社会を考えてみます．クルーソーは小麦を作っていて，フライデーは牛を飼っているとします．この社会が小麦と牛からなる生産物，すなわちスミスの書いた『国富論』の中で定義された〈国の富〉を増やすためには，クルーソーは今年生産した小麦を全部食べてしまったらダメです．来年のために，種として麦芽を残していなければなりません．フライデーも同様に牛を全部食べたらダメです．スミスは，そうした来年の生産のために今年の消費を我慢した分を貯蓄と呼んでいました．そして貯蓄を殖やして，それを投資に回せば来年の生産高は高まります．これが，スミスが考えていた資本蓄積論，つまりは経済成長論でした．

　しかしここで，ロビンソン・クルーソーの小麦作りの技術，フライデーの飼育の技術が高まりすぎて，ふたりで必要となる小麦の消費と牛の消費が飽和したと想定してみましょう．

　ここに，先ほどのスミスの言う非生産的労働者の1人としての芸人さんに登場してもらうとしましょうか．

　芸人は，小麦農家や飼育農家の余暇を楽しいものにしてあげる約束をして，小麦と牛肉を手に入れて生活しています．アダム・スミスは，芸人のように必需品や利便品などの財を生産しない非生産的

労働を増やさないことが，国富の増加，つまりは経済成長にとっては必要と論じました．スミスの言う成長戦略とは，次のようなものでした．

　　　ある年の生産物のうち，非生産的労働者の維持に使われる部分が少ないほど，生産的労働者の維持に使われる部分が多くなり，翌年の生産物の量が多くなる．逆に，非生産的労働者の維持に使われる部分が多いほど生産的労働者の維持に使われる部分が少なくなり，翌年の生産物の量が少なくなる[4]．

　こうしたスミスの経済成長（資本蓄積）の仕組みをうまくまとめてくれている図がありますので紹介しておきます．

図表1　アダム・スミスの経済成長（資本蓄積）の仕組み

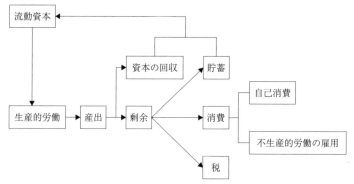

注：堂目さんは，unproductive labour を不生産的労働と訳されており，『国富論』
　　の訳者である山岡さんは，非生産的労働と訳されています．
出所：堂目卓生（2008）『アダム・スミス』187頁．

　スミスのこの話，本当にそうなのでしょうかね．

4　アダム・スミス『国富論』339頁.

　もし，ロビンソン・クルーソーとフライデーのふたりしかいない
とすると，ふたりのお腹が小麦と牛肉で満腹になる生産高で国内の
生産は飽和してしまうことになります．そして彼らがそこで生産を
やめると，彼らの人生を楽しませてくれる芸人を雇うことはできま
せん．

　でも小麦や牛の生産性が高くなった社会では，そうした生産活動
に必要となるロビンソン・クルーソーとフライデーの労働時間は極
めて僅かですむようになります．そしてもし，ふたりの生活に必要
な小麦と牛肉を食べ尽くしても，まだ多くの小麦と牛が余ってしま
ったとしましょう．この余った小麦と牛が，アダム・スミスの言う
貯蓄になるわけですが，この貯蓄は，すべて，来年の生産のために
投資されるでしょうか？　小麦と牛の生産を増やしたとしても，買
う人がいないわけですからねぇ．

　歴史的には，それらしき状況の兆しを目の前に見た晩年のマルサ
スは，次のように言います．

　　わたしがアダム・スミスの不生産的労働者[5]をきわめて重くみて
　　いることになるであろう．しかしこれは明らかに，生産者としてで
　　はなく，彼らのうけとる支払に比例して需要を創出するというかれ
　　らの能力によって他人の生産を刺激するものとしてである[6].

　こうしたマルサスの世界では，アダム・スミスが非生産的労働と
位置づけた芸人は，生産者としてではなく，需要を創出するという

　5　マルサス『経済学原理』の訳者である小林時三郎さんは unproductive labour を
　　不生産的労働と訳されています．
　6　マルサス（1820）／小林時三郎訳（1968）『経済学原理』67 頁.

彼らの能力によって，農家の生産を刺激する存在だということになります．そしてもし，そうした生産への刺激をしてくれる存在が，農家の生産を刺激してくれる上に，ロビンソン・クルーソーやフライデーの人生をも豊かにしてくれるということもあるのであれば，それにこしたことはありませんね．

　先進国の経済発展の歴史というのは，実はこのような経緯を辿ってきたとも言えます．そして経済学というのも，アダム・スミス流の「財のみを国富の構成要素とする考え」から，物を作らないサービスというものも国富を構成するという考えに切り替えられ，それにともない，労働を生産的労働と非生産的労働に二分する考えもやめていきました．

　そう言えば，ロンドンの経済誌 *The Economist*（June 4th 2016, p. 12）の中に，面白い表現がありましたので紹介しておきます．そこでは，Work というものを次のように定義していました．

　　Work is one of society's most important institutions. It is the main mechanism through which spending power is allocated.
　　（仕事は，社会を構成するもっとも重要な枠組みの1つである．主に，仕事という仕組みを通じて購買力が配られる）．

　アダム・スミスが極めて狭く定義した「生産的労働」に従事しなくてもすむ人たちが，サービス産業を担い，ある人は小説を書き，ある人はダンスを踊り，ある人は野球やサッカーに人生をかけ，そしてある人は古美術の復元や遺跡の発掘に人生をかけて，こうした当事者も，そして彼らが提供してくれるサービスを楽しむ人びとも，生活をどんどんと愉快に，満足度の高いものにしていったんですね．

それが経済のサービス産業化というものでした.

　ちなみに, 上述の *The Economist* は, 続けて次のように述べます.

　　　Work provides people with meaning, structure, and identity.
　　　（仕事は人々に意義ある生活, 暮らしの枠組み, そしてアイデンティテ
　　　ィを与える）.

　その通りだと思います. だから, 小説を書き, ダンスを踊り, 野
球やサッカーに人生を賭けている, いわばスミス的には非生産的労
働に従事している人たちも, 自分の仕事をやっている当事者として
人生に意義を感じることができるんだと思います.

就業人口が増えている業種──医療福祉産業

　図表 2 は, 日本の第 1 次産業, 第 2 次産業, 第 3 次産業[7] の 15
歳以上就業者の推移です.

　戦後だけをみても, 1950 年には, 第 1 次産業の従事者たちは,
就業者数の 5 割を占めていました. ところが, それがどんどんと減
っていき, 今では 1 割を切っています（2010 年『国勢調査』では
9.3%）. 対照的に, 第 3 次産業は 1950 年には 3 割にも満たなかった
のですが, 今では 7 割に届こうとしています（2010 年『国勢調査』
66.0%──同年, 第 2 次産業は 21.7%）. こうした傾向は, 先進各国で,
そろって進んできたものです.

　そしていま, 日本という国の中で, 人びとの生活を大いに便利に,

　7　第 1 次産業は農業, 林業および漁業, 第 2 次産業は鉱業, 採石業, 砂利採取業
　（平成 17 年以前は鉱業）, 建設業および製造業, 第 3 次産業は第 1 次・第 2 次産業
　以外の産業（分類不能の産業を除く）をいう.

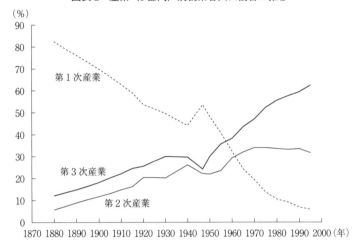

図表 2　産業（3 部門）別就業者人口割合の推移

資料：1879 年〜 1915 年「明治以降本邦主要経済統計」（日本銀行）.
　　　1920 年〜 1995 年「国勢調査」（総務省）.
　　　1947 年は臨時国勢調査の数値.
出所：日本リサーチ総合研究所「20 世紀における日本人の生活変化の諸相」.

豊かにし，同時に，経済をうまく循環させるために日本中に購買力を運ぶために急速に拡大している仕事は，ダントツで医療福祉，その次が情報通信業ということが，次の図表 3 から分かります.

　最近，ロボットが仕事を奪う――だから，政府がすべての国民に対して最低限の生活を賄うのに要する現金を無条件で定期的に支給するベーシック・インカムだっていう話が出てきています. この話のおもしろいところは，現在のアメリカの雇用が 20 年後には 47%失われるというセンセーショナルなオクスフォード報告[8]が 2013

8　Frey, C. B. and M. A. Osborne, "The Future of Employment: How susceptible are jobs to computerization?," (September 17, 2013)（http://www.oxfordmartin. ox.ac.uk/downloads/academic/The_Future_of_Employment.pdf）.

図表3　就業人口が増えている業種

（2002年を基準＝1とする指数）

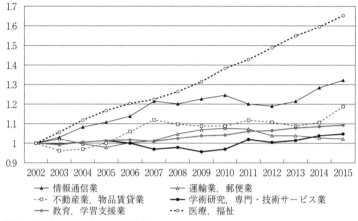

資料：総務省統計局「労働力調査」.
出所：筆者作成.

年に出る前から，ベーシック・インカム！　っと言っていた人たち
が，最近はロボットの話に結びつけて話しているということでしょ
うか．そして彼らは，随分と前から年金でも基礎年金の租税方式化
というようなことを言っていた人たちが多いのですけど，年金の時
からお騒がせと言えばお騒がせさんですね．

　もしですよ，これからAIで長期的に今ある仕事がなくなってい
って，それまでその仕事で働いていたはずの労働力が，他の領域に
移動することがあるのならば，その人たちのほんの幾分かでも，今
やニーズは無限に近いほど存在していて，今でも，そして将来には
より深刻な人手不足が心配されている対人サービス，つまり医療や
介護，教育などに就いてもらえれば，そうした部門の人手不足をか
なりまじめに心配している僕としてはとてもハッピーですし，そも

9

そも，先ほどのロンドン *Economist* の work の定義にあったように，「仕事は人々に意義ある生活，暮らしの枠組み，そしてアイデンティティを与える」というのはその通りで，仕事を奪われた人？　にはお金を与えれば問題が解決するというわけではないと思います．

それに，ロボットが47%の仕事を奪うというセンセーショナルなオクスフォード報告と真っ向から対立する OECD 報告[9] が2016年に発表され，そこでは「OECD に加盟している21か国で将来的にロボットに置き換えることが可能な職業は，全体の9%」，オクスフォード報告が対象としたアメリカに限っても9%とされています．

　産業革命の最中に，イギリスでラッダイト運動（1811-1817年）という機械打ち壊し運動が起こりました．でも人類の歴史というのは，機械化による生産性の高まりは，その多くの労働力を，アダム・スミスが非生産的労働という方向にシフトさせることにより経済の規模を大幅に拡大させて，機械化による生産性の高まりを社会全体がしっかりと享受できるようにしてきたことを教えてくれるわけです．先ほども言いましたように，まずは，大変なマンパワー不足が言われている対人サービスを充足させる方向に，中長期的な観点から政策展開していくことが重要で，どうしてベーシック・インカムに話が飛んでいくのか不思議な気がします．少なくとも言えることは，彼らは，いま彼らが論拠としてる2013年のオクスフォード報告が出る前からベーシック・インカムを言っていたということでしょうかね．僕などからみれば，制度・歴史の学習を迂遠に思う人たちにとって，ベーシック・インカムは，社会保障論へのハード

9　*The Risk of Automation for Jobs in OECD Countries-Papers-OECD iLibrary*（http://www.oecd-ilibrary.org/social-issues-migration-health/the-risk-of-automation-for-jobs-in-oecd-countries_5jlz9h56dvq7-en）．

ルの低い新規参入の入口となっている感があるんですよね．毎度ながら困ったもんです．

そう言えば，前著『ちょっと気になる社会保障』「おわりに」には，次のような文章も書いていました．

> （所得再分配制度である）サブシステムがしゃしゃり出て，社会保障があるから労働市場では低所得者，不安定雇用が増大しても大丈夫っというわけにはいかないんですね．かつて18世紀末から19世紀のはじめに，イギリスには，広く低所得者の賃金補助を行ったスピーナムランド制度というものがありました．それは企業にとって，今の時代の言葉を使えば，「賃金をいくら低くしても社会保障があるから大丈夫」という社会になったと受け止められてしまいました．そうすると，労働市場そのものが壊れてしまったわけです．社会保障という所得分配のサブシステムは，労働市場というメインシステムの構造的欠陥を補正するシステムで在り続けることは重要なポイントでして，社会保障に過剰な期待を抱くことは禁物となります．

もっとも，ピケティの師匠筋のアトキンソンなどのように，児童手当も「子ども向けベーシック・インカム（basic income for children）」と呼ぶのであれば，それはありです．でも，最近日本で流行っている，ロボットが仕事を奪うという話と結びつけたベーシック・インカムは，児童手当のような話ではないようです．もっとも，日本の財政状況を考えるとかなり限定的なものにならざるを得ないでしょうけど，アトキンソンの言う参加型所得（Participation Income）というのは，一考の余地はあると思います——参加型所得は「市民権」ではなく「参加」に基づいて支払われる所得であり，

「参加」は，広範に社会的貢献をすることだと定義されています.

さて，少しばかり脱線してしまいましたが，ここで，先ほど就業者数の増加をリードしていると言った医療福祉就業者の推移に注目してみましょう．次の図表4をみてください.

図表4 医療福祉就業者の推移

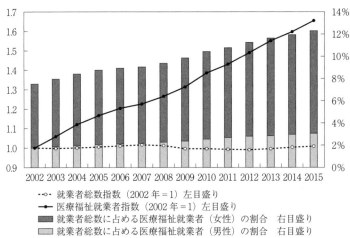

- ···◦··· 就業者総数指数（2002年＝1）左目盛り
- ─●─ 医療福祉就業者指数（2002年＝1）左目盛り
- ■ 就業者総数に占める医療福祉就業者（女性）の割合 右目盛り
- ▨ 就業者総数に占める医療福祉就業者（男性）の割合 右目盛り

資料：総務省統計局「労働力調査」.
出所：筆者作成.

就業者総数は2002年（指数＝1）から2015年（指数＝1.07）にかけてほとんど変化していないにもかかわらず，医療福祉就業者は約1.7倍に増えています．就業者総数に占める医療福祉就業者を男性と女性に分けてみてみると，この業種の就業者の増加は主に女性によっていることが分かります．アダム・スミス流に言えば，彼が生産的労働と呼んだ「財の生産」の生産性が極度に高まった今日にあっては，そうした財の生産に従事しなくてもすむ人たちが，医療福祉という対人サービスに従事してくれることにより，日本という国

に住む人たちの満足度ともいえる生活の質を——医療介護では
QOL, Quality of Life と呼びますけど——大いに高めてくれている
ことになっているとも言えます．それのみか，こうした医療福祉サ
ービスでの就業者たちは，マルサス流に表現すれば，需要創出の重
要な担い手として，マクロ経済の中で極めて大切な役割をはたして
いることになるんですね．

需要の担い手と生産性

　こうした医療福祉サービスに就業する人たちが経済の中で担う需
要の創出という役割を高める方法には，どのような方法があると思
いますか？

　普通に考えれば，それは，彼らの賃金を上げることだということ
になります．それでは彼らの賃金を上げるためにはどのようにすれ
ばいいのか．それは，彼らによるサービス生産の価値を高めること
だと思います．それでは，彼らのサービス生産の価値というのはど
のようにして測れば良いのでしょうか．

　通常は，彼らが勤めている病院・診療所や介護事業所が得た付加
価値（生産額マイナス原材料費などの中間投入額）がサービス生産の
価値と考えられています．それを就業者の数で割ると，1人当たり
労働生産性が算出されることになります．では，彼らが働いている
病院や介護施設が得た付加価値は，何によって決まると思いますか．
図表5は，医療・介護保険による公的サービスの利用とお金の流れ
をイメージしたものです．

　この国では，医療・介護サービスに関しては，公的保険がありま
す．公的保険の下では，医療保険，介護保険に対して，被保険者
（＝保険料を払っていて，保険事故による損害の保障を受ける権利のあ

図表5　医療・介護保険による公的サービスの利用とお金の流れ

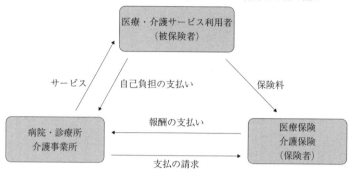

出所：筆者作成.

る人）は保険料を払っています．そしていざ医療が必要になり，介護が必要になると，病院や診療所を訪れたり介護事業所を利用したりしてサービスを受けます．そうしたサービスを提供した病院・診療所や介護事業所は，医療保険，介護保険などの保険者に支払を要求し，それを受けて保険者は，サービスを提供したことに対する報酬を支払います．

　この報酬が高くなればなるほど，病院や介護事業所は，付加価値を高くすることができます．つまり，医療の診療報酬や介護の介護報酬をあげると，彼らの生産性が高くなる……あれっ？

　たとえば，認知症の人をグループホームでお世話している介護労働者1人について考えてみましょう．彼は5人の認知症の人のお世話をしていて，介護報酬が1日1人8千円だとします．すると，彼が勤める介護事業所の得ることのできる介護報酬は4万円になります．そうなると，彼の1日の生産高は，4万円でしょうか，それとも5人でしょうか，はたまた，5人の認知症高齢者の満足感でしょうか．いやいや，介護サービスによる受益者は，5人の認知症の人

のご家族かもしれず，そうなると彼が介護サービスの提供で生産した価値は，どのように考えればいいでしょうか．

付加価値生産性と物的生産性

　しばしば，労働の生産性というのは，グループホームが受けとった経済的な価値4万円の介護報酬を元に計算されます．でもですね，次は経済学事典にある生産性に関する経済学上の正確な定義です．すこしこれを読んでみましょう．

　　　生産要素投入量1単位当たりの生産量を，そのものの生産性といい，その増加率を生産性上昇率という．……エコノミスト，新聞などが誤って使っている場合が多いので，その内容を厳密に定義する必要がある．いま投下労働量を l 時間とし，それによって生産された生産物を q とすると，労働生産性は q/l であり，労働当たりの物的生産性である．したがって，生産性の比較は，工場内の同じ工程をとって比較する以外ない．たとえば，乗用車の組立工程を日米間で見ると，1人1時間当たり，もっとも効率のよい工場同士で，日本1に対して，米国0.35であり，塗装工程で，最頻価日本1，米国0.5（いずれも1981年）である．しかし，通常エコノミストや新聞が用いる生産性は付加価値生産性で，価格を p，製品当たり原材料費を u とすると $(p-u)q/l$ である．したがって，価格の高い米国の自動車産業が，物的生産性 q/l は小さくても，付加価値生産性が高くなることがあり，日本は生産性が低くなる可能性がある（『岩波 現代経済学事典』岩波書店）．

　う〜ん，「付加価値生産性」というのは，この経済学事典によると，生産性という言葉の本来の意味からみれば誤用のようですね．

それはそれで理解ができるとして，アダム・スミスが言った「財」の生産性に関する物的生産性 q/l に関してはうなずけるものがあるのですが，では，現代の社会の中では就業者の7割近くを占めるサービス産業に関しては，生産性というのはどのように測ればいいのでしょうか.

　ときどき見かける付加価値生産性の方法によるサービス産業の労働生産性の測り方ではダメだということは分かりました．そうした方法だと，よし，我が社の生産性を上げようと思って賃金を下げれば下げるほど，そして診療報酬や介護報酬を下げるほど，医療介護関係者たちの労働生産性は下がっていきます．そしてこの国の人たちは，働いている人たちへの賃金，つまり労務費の節約こそが生産性向上の秘訣だと考えているわけですけど，それは逆に，いま用いている労働生産性の定義上，生産性を下げることになるわけですね．その上，マルサスの言う「需要を創出する」役割もどんどんと抑えられていきます．なんだかおかしな話になってきました.

　でも，そのあたりのことが分からない人たちは，次のような記事を書くことになり，これを読んで，なるほどそうかと信じ込むようでもあります.

　「成長の重荷」という見出しの2011年2月7日，『日本経済新聞』の記事です.

　　菅政権が成長の要として期待している医療・介護サービスの生産性が低迷している．同分野の生産性の水準は全産業平均の6割にとどまり，様々な業種の中でも低い部類だ．しかも効率化や適切な設備投資が進んでいないため，生産性は年々低下．医療・介護の需要は今後ますます拡大し，成長産業としての期待も大きい．だが供給

図表6　医療・介護の労働生産性の推移

労働生産性（2000年＝100）

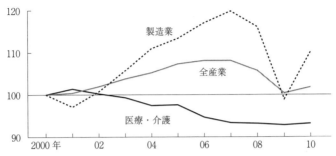

注：労働時間当たりの生産量で試算.
　　経済産業省・厚生労働省資料より作成.
出所：「（エコノフォーカス）医療や介護の生産性低迷　全産業平均の6割　賃金
　　　も落ち込み」『日本経済新聞』2011年2月7日.

側の生産性が低いままでは，国全体の成長を後押しする産業にはな
り得ない.
　「財務省の法人企業統計をもとに第一生命経済研究所が試算した
ところ，2009年度に企業で働く人1人が生み出す平均的な付加価
値額（粗利益）は564万円. このうち医療・介護で働く人は342万
円にとどまる.」

　なんだか，医療・介護の現場で働いている人たちが，とっても怠
け者であるかのような書かれ方です.
　そして，こうした現象に対する日経新聞的解釈は次のようなもの
でした.

・参入障壁があり事業者間の競争が乏しく，生産性を高めようと
　いう動機づけが働きにくい.

17

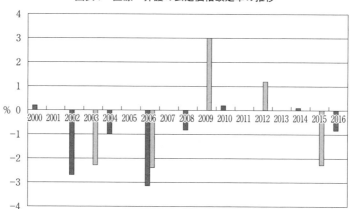

図表7　医療・介護の公定価格改定率の推移

■ 診療報酬改定率　□ 介護報酬改定率

出所：厚生労働省の診療報酬・介護報酬改定率の推移より筆者作成.

・福祉サービスの料金は公定価格が基本で，サービスの差が生ま
れにくい
　——などの理由が挙げられる.

　図表6で図示されているのは付加価値生産性であって，付加価値
は，生産額から中間投入額を引いた額でありまして，医療や介護の
場合は，診療報酬や介護報酬などの公定価格が上がれば，計算上，
付加価値は高まり，公定価格が下がれば，付加価値は落ちます.
2002年以降，2000年よりも医療，介護の付加価値生産性が落ちて
いるのは，そこで働く労働者が増えているにもかかわらず，公定価
格はマイナス改定が続いてきたからではないでしょうか——医療価
格である診療報酬は2年に1度，介護報酬は3年に1度の間隔で改
定が行われます.逆に，診療報酬や介護報酬を上げれば，ここで定

義された形での生産性は高まります。

　医療に詳しい人はみんな知っていることですけど，先進国の中で日本の人口当たり医師数は少ないにもかかわらず，医師1人当たりで見た外来患者数や入院患者数は圧倒的に多いです。これは，取り扱い患者数で測った日本医療の「物的生産性」は極めて高く，場合によっては，日本の医療関係者が生活を犠牲にして働いており，過労死の瀬戸際にいる人も中にはいるのではないかと考えるのが，普通だと思います。もっともこの問題に関しては，医師の業務を見直したり，国際的に見て目立って多い外来受診回数や病床数を調整する方向から解決していこうとしているのが，今の医療改革の柱であるのですが，そのあたりは第2章から説明していくことになります。

対人サービスにおける生産性と第1次，第2次産業における生産性との関係

　さて，経済学においては，アダム・スミスの『国富論』の時代から，生産性と言えば物的生産性のことを指していました——だって，スミスは今でいう財しか生産に含めていなかったわけですから，1人の労働者で財をどれだけ作るかという生産性の考え方は，普通に無理なく生まれてきたのだと思います。

　ところが，世の中というのは，スミスが生産的労働とみなした「財の生産」の世界でどんどんと物的生産性が上昇し，多くの人たちは，サービス産業に移っていったわけですね。そうなると昔ながらの物的生産性＝生産性というものが使えなくなっていきました。そうした時代——すなわち，サービス産業がどんどんと肥大化していった時代——に，生産性という言葉について，その概念の混乱を整理しようと努力していたフランスのジャン・フーラスティエは，

1952年に次のように書いていますので見てみましょう.

　　　「［生産性という言葉は］フランスではこの数年来流行語になって
　　いる．この言葉は1945年頃までは実際に使われず，ただ専門家の
　　間にだけ知られていたにすぎなかったが，いまでは専門家，技術者,
　　経営者，労働組合のみならず，政治家，経済学者，社会学者にまで
　　も使用される常用語となっている．鳥の鳴かぬ日はあっても，フラ
　　ンス人に労働の生産性を向上させることを要求し，あるいはこの方
　　法で得られた結果を賞賛する話の交わされない日はないほどであ
　　る[10]」.

　こうなると流行の「生産性論議」に多くの素人が参入してくるわ
けです．フーラスティエが指摘するように，当時の専門家団体であ
る，「フランス統計家研究団体，つづいてフランス生産性委員会,
次にはOECDの科学技術問題委員会は，このような生産性という
言葉の［付加価値生産性におよぶ］拡大解釈を否定している．……
生産性の価値概念は……しばしば重大な混乱に導くからというもの
である[11]」.
　そしてフーラスティエ自身も，今で言う「付加価値生産性」に対
して次のような警告を発していました.

　　　《附加価値》は，総取引額（すなわち販売総額），産業活動におい
　　て消費される商品および原料の費用価格との差額に解されている.
　　このようにして得られる額を，従業員の数あるいは費やされた労働

10　ジャン・フーラスティエ（1952）／酒井一夫訳（1954）『生産性』8頁.
11　フーラスティエ（1952）／酒井訳（1954），53-4頁.

時間で割りさえすれば，1人当たりあるいは1時間当たり貨幣収入が得られる．

《生産性》という用語は右［上］の商には適用できないように思われる．実際，その商の中には，利潤や従業員の給与水準のような貨幣的諸要素が入り込んでおり，さきに定義されたような生産性について，まったく誤った観念を植え付ける怖れがある（この商は，いわゆる生産性とともに変化するのと同じように，利潤や重役賞与とともに変化する）．したがって，この商は《従業員当たり付加価値または純生産》（あるいは時間当たり）と呼ばれるべきであって，生産性と呼ばれるべきではない[12]．

　いつの時代も，素人を巻き込むブームになってしまえば専門家の慎重な論は大方負けてしまいます．生産性という言葉が流行はじめた時に，専門家たちは「生産性の定義と測定」について，付加価値で測るのは間違いであると散々唱えていました．しかしながら，残念なことに世の中では，生産性と言えば付加価値生産性の方こそが一般的になり，物的生産性のことを考える人は稀になってしまったようです．そしてそうした世の中は，医療介護の付加価値生産性が落ちてきている原因など考えることもなく，もっと働けとしばきあげる．バカですね．

　ちなみに，ジャン・フーラスティエや，彼と同時代を生きていたコーリン・クラークたちが経済を第1次，第2次，第3次と分けた「3部門分割」の考え方を確立していた1940年代末から1950年代は，第3次産業，後にその大部分がサービス産業と呼ばれる部門が雇用を大いに吸収していた時代でした．時代を少し下りた1960年代にサービス経済学者として名声を確立したフュックス，その後には医

12　フーラスティエ（1952）／酒井訳（1954），68頁.

療経済学者としてトップに立つ彼の弁を借りれば「この国は経済発
展の新しい段階を切り開いている．われわれは“サービス経済”の
なかにいる．つまり，われわれは世界の歴史上初めて，雇用人口の
半分以上が衣食住の生産にも自動車，その他の耐久性のある財貨の
生産にもかかわらない国に暮らしているのである[13]」．

　先に紹介したマルサスの『人口論』における「人口は制限されな
ければ幾何級数的に増加するが生活資源は算術級数的にしか増加し
ないので，生活資源は必ず不足する」とする予測の大誤算は，想像
を絶する食料生産性の増大にありました．しかしながら，実のとこ
ろ，人類は——と言っても前に述べましたように先進国の人々に限
られる話なのですが——，第2次産業の物的生産性についても想像
を絶する増大を経験したようです．

　もし，人々が欲する財へのニーズにスミスの時代から変化がない
のであれば，第1次産業，第2次産業の生産性の飛躍的な増大のお
かげで，これらの産業で生産された産品——スミスの言う生産的労
働の生産物である必需品と利便品——に対して需要が飽和してしま
い，そこを天井として経済の規模は伸び止まりをみせることになっ
たはずです．そして第1次，第2次産業の物的生産性が高くなった
便益を享受できる社会では，そうした産業に要する雇用量は極めて
僅かですんでしまい，スミスが言った「生産的労働」に従事しなく
てもすむ閑<ruby>ひま</ruby>が有る層，いわゆる「有閑層」を多く抱えることになり
ます．しかし，市場から1次分配を受ける，すなわち仕事を通じて
購買力の分配を受ける人たちそのものが一部の生産的労働に従事す
る人たちに限られる社会である場合，そうした社会ではどうしても

13　Fuchs, V. R. (1965), "The Growing Importance of the Service Industries,"
National Bureau Economic Research, occasional paper no. 96, p. 1.

総需要の天井が低くなってしまうんですね．歴史的には，（当時の知識，技術水準の下で）それらしき状況の兆しを目の前に見た晩年のマルサスは，国民経済にとってのスミスの言う非生産的労働の重要性，彼らが有効需要を担うことの重要性——マルサスは，50歳代に入った後期においては，「有効需要」という言葉を用いて，アダム・スミスの資本蓄積論，つまりは成長論に反論をしていた——を指摘していました．

　ところが，経済にとって幸いにも，人間という生き物は，第1次，第2次産業で生産された必需品と利便品を手に入れるだけでは満足できないようにできており，（ヴェブレンという経済学者が言ったように）人はみせびらかしのためにも財を消費することもあれば，（ガルブレイスという経済学者が指摘したように）昨日まで考えてもいなかった財・サービスを広告によってなんとしても欲しくなること——ガルブレイスの言う依存効果——は日常で，さまざまなサービス——普通に考えるとそれにどれほどの価値があるのかと疑いたくなるサービスから，そうでないサービスまで——に対するニーズも持っていたわけです．

ジャンプ 知識補給・ガルブレイスの依存効果と社会的アンバランス
293頁へ

　そして何よりも，自分や近親者が病気や怪我にできるだけ悩まされることなく，健康に過ごしていくことへのニーズは大変大きいものがありました．そして物的な生産性をあげることが極めて難しい，対人サービスのニーズが，いわば無限に存在するような社会が，高齢化という衝撃とともに訪れることになったわけです．この対人サービスを充実して，医療介護を必要とする人たちのQOLを高めるためには，これまでの話で分かってもらえると思うのですけど，ス

ミスの時代に言われていた生産的労働の生産性を上げなければなりません.

　そして日本は, 食料品や鉱物資源などを海外から輸入しているわけですから, なるべく, 日本にとっての好条件で輸入品を入手できる環境を維持しておくことが大切です. そうしたことを示す指標として,「交易条件」というのがあります. 交易条件とは, 輸出物価指数を輸入物価指数で割った比率で求められるもので, 輸出品1単位で何単位の輸入品が買えるかを表す指数です.

　たとえば, ある基準年に日本で生産した自動車1台の輸出で1単位の原油輸入が対応しているとして（交易条件指数=1）, 翌年に原油の輸入価格が2倍に上昇し自動車の輸出価格が不変であれば, 交易条件指数は0.5へと半減します. この場合, 自動車1台で原油は0.5単位しか輸入できなくなって, 日本の交易条件は悪化したことになります. このことはつまり, 日本人の労働が, 海外でどのように価値づけられるかを示すことでありまして, 交易条件が高ければ高く評価され, 低ければ低く評価されることになります. そして日本人の労働量が一定であるとすると, 交易条件が下がっていくと, 日本人が生産した所得は海外に流失していくことになります.

　いま, そうした交易条件をみてみますと, 次の図表8のように一貫して下がっていることが分かります. しかもその原因は, 輸入物価指数の上昇と輸出物価指数の低下の両面にあることが分かります. この交易条件を高めるためには, 日本のブランド価値を高め, マークアップ率, すなわち利幅を高めることが必要になります——経済学の用語を用いれば, 製品差別化が図られた「独占的競争市場」で勝利する必要があります. その方法は, 中国やインドと勝負するために, せっせせっせと労賃を安くするなんてことでは決してありま

図表8　日本の交易条件の推移

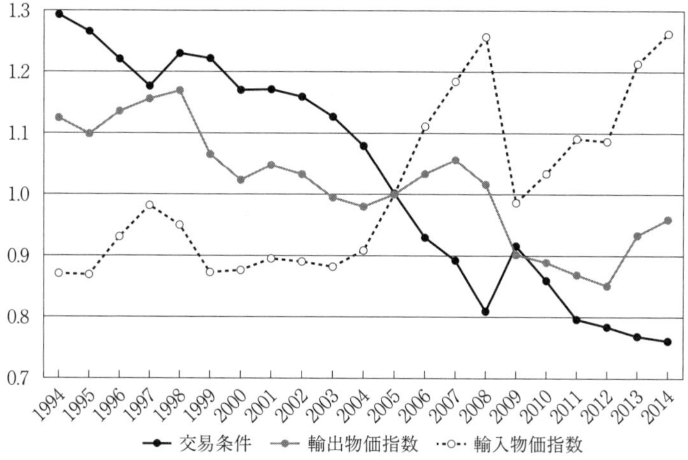

資料：内閣府「2014（平成26）年度　国民経済計算確報（2005年基準・93SNA）」.
出所：筆者作成.

せんのであしからず.

　さて，話を戻しますと，先にも紹介したように，スミスが非生産的労働と位置づけたのは，国王，国王に仕える裁判官と軍人，陸軍と海軍の将兵，聖職者，法律家，医者，各種の文人，役者，芸人，音楽家，オペラ歌手，バレエ・ダンサーなどでした．そうした活動に，僕を含めた，スミスの言う生産的労働に従事しないという意味で閑が有る層が就いてそれなりの所得，購買力を得ることにより，有効需要の担い手として社会全体の総需要の天井を高くすることになっていったのが，経済のサービス化，ポスト工業化であったとも言えます．そうしたスミス的「非生産的労働」の領域に，われわれの職場である大学，そしてシンクタンクの研究者や，多くのホワイトカラー，それに医療や介護，保育や教育のようなものまでも含ま

れることになります．もっとも，医療，介護，保育，教育など，国民がサービスの利用段階において平等性を強く求めるものの経済規模は，政府の財源調達力に強く依存することになります．このことを国民がしっかりと理解しておかなければ，医療，介護，保育，教育などの社会サービスは極めて貧弱なものとなってしまいます．

　生産性という言葉が，専門家の手を離れて大衆のものとなる1950年代までは，生産性は，スミスが生産的労働と呼んだ産業における物的生産性しか指していませんでした．しかしながら，フーラスティエたち専門家の警告にもかかわらず，生産性という言葉は，大衆の間では付加価値生産性を指すようになり，その付加価値生産性によって，民間のサービスだけではなく社会サービスも語られるようになってしまったわけです．そして，医療介護の見た目の「付加価値生産性」は低く，そのことが経済の重荷であると断定されて，もっともっと働けとムチが打たれる．こうした，根本的なところでの誤解に基づく社会観，経済政策観は，正すにはなかなか手強いものがあります．

第2章　今進められている医療介護の一体改革

社会保障改革の本丸，医療介護の一体改革

　『ちょっと気になる社会保障　V3』の最終章に，今進められている改革として，医療介護の一体改革の話を書いていました．そこでの説明は，自分で言うのもなんですけど，とてもうまくまとまっていますので，前著の弟子筋？　の本書では前著の文章を抜粋して紹介しておきますね．

紹介はじまり——

　今進められている改革の目標年が 2025 年になっているのは，1947 年から 1949 年に生まれた第 1 次ベビーブーム世代，いわゆる団塊の世代が 75 歳という後期高齢期に達し終える年だからです．……まずは 2025 年を目途として，医療介護の提供体制の整備を図っていこうということです．

地域で治し，支える「地域完結型医療」へ

　今進められている医療介護の改革の意味を理解してもらう上で，

是非とも覚えておいてもらいたい言葉があります．それは，「地域で治し，支える地域完結型医療」という，目下進行中の改革の青写真を示す言葉です．『社会保障制度改革国民会議』の報告書では，「医療・介護分野の改革」の冒頭は，次のような書き出しで始まっています．……

　　社会システムには慣性の力が働く．日本の医療システムも例外ではなく，四半世紀以上も改革が求められているにもかかわらず，20世紀半ば過ぎに完成した医療システムが，日本ではなお支配的なままである．

　　日本が直面している急速な高齢化の進展は，疾病構造の変化を通じて，必要とされる医療の内容に変化をもたらしてきた．平均寿命60歳代の社会で，主に青壮年期の患者を対象とした医療は，救命・延命，治癒，社会復帰を前提とした「病院完結型」の医療であった．しかしながら，平均寿命が男性でも80歳近くとなり，女性では86歳を超えている社会では，慢性疾患による受療が多い，複数の疾病を抱えるなどの特徴を持つ老齢期の患者が中心となる．そうした時代の医療は，病気と共存しながらQOL（Quality of Life）の維持・向上を目指す医療となる．すなわち，医療はかつての「病院完結型」から，患者の住み慣れた地域や自宅での生活のための医療，**地域全体で治し，支える「地域完結型」の医療**，実のところ医療と介護，さらには住まいや自立した生活の支援までもが切れ目なくつながる医療に変わらざるを得ない．ところが，日本は，今や世界一の高齢国家であるにもかかわらず，医療システムはそうした姿に変わっていない．

　　1970年代，1980年代を迎えた欧州のいくつかの国では，主たる患者が高齢者になってもなお医療が「病院完結型」であったことか

ら，医療ニーズと提供体制の間に大きなミスマッチのあることが認識されていた．そしてその後，病院病床数を削減する方向に向かい，医療と介護が QOL の維持改善という同じ目標を掲げた医療福祉システムの構築に進んでいった（『国民会議報告書』21 頁）．

　……医学における人類の努力は，20 世紀に入ると，そうとう報われることになります．医療の技術がどんどんと進んで，治癒できる病はかなり克服されるようになりました．そうなると，急性期の患者のために整備され完成されていった「病院完結型」の病院に，複数の病気を抱え，そのうち完治するのが難しい慢性疾患も抱えた高齢者が大勢入院するようになっていきます．そうした慢性疾患の患者にとって，急性期の患者に適した医療システムであった「病院完結型医療」が，はたして本当に望ましいことなのだろうかという疑問が出てくることになりました．慢性疾患の患者には，「病院完結型医療」よりもふさわしい医療システムがあるのではないだろうかと．……『社会保障制度改革国民会議報告書』の中の「医療問題の日本的特徴」というところに書いてあります．

　　日本の医療政策の難しさは，これが西欧や北欧のように国立や自治体立の病院等（公的所有）が中心であるのとは異なり，医師が医療法人を設立し，病院等を民間資本で経営するという形（私的所有）で整備されてきた歴史的経緯から生まれている．公的セクターが相手であれば，政府が強制力をもって改革ができ，現に欧州のいくつかの国では医療ニーズの変化に伴う改革をそうして実現してきた．医療提供体制について，実のところ日本ほど規制緩和された市場依存型の先進国はなく，日本の場合，国や自治体などの公立の医療施

設は全体のわずか 14%，病床で 22% しかない．ゆえに他国のよう
に病院などが公的所有であれば体系的にできることが，日本ではな
かなかできなかったのである（『国民会議報告書』22 頁）．

　……いま，医療提供体制の改革が進められているのは，「高齢化
の進展により更に変化する医療ニーズと医療提供体制のミスマッチ
を解消する」（『国民会議報告書』23 頁）ためです．そうした改革が
進められるのと同時進行で，「医療」という言葉そのものの意味も，
かつてのような「救命・延命，治癒，社会復帰を前提」（『国民会議
報告書』21 頁）としたものから，「病気と共存しながら QOL（Quali-
ty of Life）の維持・向上を目指す医療」（『国民会議報告書』21 頁）
へと変えざるを得ない状況になってきました．そして，医療を QOL

図表 9　今進められている医療改革

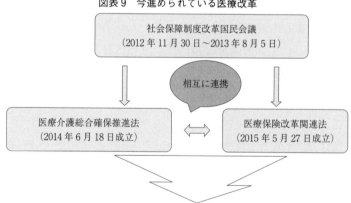

患者の視点に立って，どの地域の患者も，その状態像に即した適切な医療を適切
な場所で受けられることを目指す改革

注：「患者の視点に立って……」は，「医療・介護情報の活用による改革の推進に関す
　　る専門調査会　第 1 次報告」（2015 年 6 月 15 日）より引用．
出所：筆者作成．

の維持・向上とみなすとなると，医療と介護の境目はなくなり，
「医療と介護が QOL の維持改善という同じ目標を掲げた医療福祉
システムの構築」（『国民会議報告書』21 頁）が今の時代に要請され
ることになっていくんですね．これが目下この国で進められている，
医療と介護の一体改革の意味になるわけです．この医療と介護の一
体改革を実行するために，いま，図表 9 に描いているように，医療
法の改正（2014 年 6 月）や医療保険法の改正（2015 年 5 月）が行わ
れています．

　それでは，具体的にどのような方法で改革が進められているので
しょうか．その特徴は，次の言葉に示されていると思います．

　　医療政策に対して国の力がさほど強くない日本の状況に鑑み，デー
　　タの可視化を通じた客観的データに基づく政策，つまりは，医療消
　　費の格差を招来する市場の力でもなく，提供体制側の創意工夫を阻
　　害するおそれがある政府の力でもないものとして，データによる制
　　御機構をもって医療ニーズと提供体制のマッチングを図るシステム
　　の確立を要請する声が上がっていることにも留意せねばならない
　　（『国民会議報告書』23 頁）．

　「データによる制御機構」は，自治医科大学学長の永井良三先生
が社会保障制度改革国民会議で 2 度ほど発言された言葉に基づいて
います．次は 2013 年 6 月 10 日の発言です．

　　・永井委員　アメリカは医療を市場原理で制御しています．ヨーロ
　　　ッパの場合には日本よりも社会主義的な体制をとっていると思い
　　　ます．日本はその中間にありますから，非常に制御が難しい．自

助，公助，共助，その組み合わせでという点はよいのですけれども，誰がどう制御するかというシステムがないところが問題です．この会議での議論も短期的にどうするかという話は出ていますけれども，長期的に自律的な制御システムをどう作るかということはどなたからも御意見を伺っていないように思います．私のプレゼンのときにもお話ししましたが，日本は市場原理でもなく，国の力がそれほど強いわけではないですから，データに基づく制御ということが必要になると思います．

　目下，2025 年をめざして，データによる制御機構をもって医療ニーズと提供体制のマッチングを図りながら，病院完結型医療から地域で治し，支える地域完結型医療への医療提供体制の再編が進められているわけです．こうした改革を成功させるためにも，いま，医療介護の一体改革について，どのようなことがどのような理由に基づいて行われているのかに関するみなさんの正確な理解と，そうした正確な理解に基づく協力が必要になっているとも言えます．

　もし余力のある人たちがいましたら，次のような文章が書いてある，『社会保障制度改革国民会議』の報告書を，是非とも実際に目を通してもらえればと思います．「地域包括ケア」――この言葉は，今の医療介護の一体改革の最重要キーワードであり，次では，それはネットワークであることが書かれています．

医療と介護の連携と地域包括ケアシステムというネットワークの構築
　「医療から介護へ」，「病院・施設から地域・在宅へ」という流れを本気で進めようとすれば，医療の見直しと介護の見直しは，文字どおり一体となって行わなければならない．……地域ごとの医療・

介護・予防・生活支援・住まいの継続的で包括的なネットワーク，すなわち地域包括ケアシステムづくりを推進していくことも求められている（『国民会議報告書』28 頁）.

さらに付け加えておきますと，2013 年の『社会保障制度改革国民会議』の報告書において，フリーアクセスという言葉の意味も次のように定義されることになりました.

これまで，ともすれば「いつでも，好きなところで」と極めて広く解釈されることもあったフリーアクセスを，今や疲弊おびただしい医療現場を守るためにも「必要な時に必要な医療にアクセスできる」という意味に理解していく必要がある. そして，この意味でのフリーアクセスを守るためには，緩やかなゲートキーパー機能を備えた「かかりつけ医」の普及は必須であり，そのためには，まず医療を利用するすべての国民の協力と，「望ましい医療」に対する国民の意識の変化が必要となる[14]（『国民会議報告書』24 頁）.

地域包括ケアというネットワークの構築は，今ではこの国で最重要な国策であるとも言われています. みなさんも，安心して暮らせる日本作り，安心して老いることのできる地域作りに，どんな形であれ積極的にかかわってくれましたら有り難く思います. また，医療介護の一体改革について少し詳しく勉強したい人がいましたら，

14　この文言と関連して，2016 年 6 月の改正医療法で次が規程されています. 「第六条の二，3　国民は，良質かつ適切な医療の効率的な提供に資するよう，医療提供施設間の機能の分担及び業務の連携の重要性についての理解を深め，医療提供施設の機能に応じ，医療に関する選択を適切に行い，医療を適切に受けるよう努めなければならない」

『医療介護の一体改革と財政——再分配政策の政治経済学Ⅵ』をご笑覧いただければと思います．

紹介おわり——（『ちょっと気になる社会保障　V3』の「第 14 章　今進められている社会保障の改革とは？」より）

ジャンプ 知識補給・QOL と QOD について　296 頁へ

ジャンプ 知識補給・平成 30 年新春鼎談　2025 年の医療と介護
　　　　——「国民会議」3 氏が語る　351 頁へ

第3章 医療提供体制の改革と
　　　ご当地医療

目下進行中の政策のスピード感──2018年度は惑星直列？

　さて，この章は前の第2章を読んでくれていることを前提に話を
はじめます．

　まずは，現在進められている医療政策の特徴を説明します．進行
中の医療政策の大まかな流れは，次の図表10にみごとにまとめら
れています．2013年の社会保障制度改革国民会議から始まり，社
会保障改革プログラム法ができて医療介護でさまざまな法律が成立
し，地域医療構想と地域包括ケアという両輪で改革が進められる方
針が形になりました．

　社会保障制度改革国民会議については，『ちょっと気になる社会
保障　V3』の「知識補給　社会保障に関するふたつの国民会議と
は？」を参照してください．そこにも書いてるように，一言で言え
ば，2013年8月に報告書を提出した「社会保障制度改革国民会議は，
医療介護の議論が中心」（権丈（2016）196頁）の会議でした．この
会議で提案された改革の道筋を実現するために，2013年12月にプ
ログラム法が成立することになります．この法律は，正式名称を
「持続可能な社会保障制度の確立を図るための改革の推進に関する

図表 10　医療・介護の一体改革スケジュール

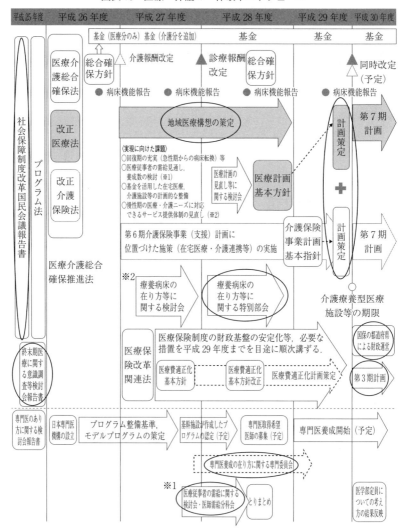

注：（実現に向けた課題）における※1，※2はそれぞれ，※1「医療従事者の需給に関する検
　　討会・医師需給分科会」，※2「療養病床の在り方等に関する検討会」で対応．
出所：第1回全国知事会・地域医療研究会（2016年5月13日）資料1より．

法律」と言い，少子化対策，医療・介護，年金の各分野の改革の検討課題と法案提出の目途，措置を講ずべき時期——すなわち，社会保障改革のプログラム——を定めたものでした．このプログラム法に基づいて，医療介護では，まず，平成 26 年（2014 年）6 月に医療介護総合確保推進法が成立します（30 頁の図表 9 参照）．

　医療介護総合確保推進法の正式名称は，「地域における医療及び介護の総合的な確保を推進するための関係法律の整備等に関する法律」で，その意味は読んで字の如しで，主に，医療介護の提供体制に関連する各種の法改正が同法による一括改正のかたちで行われました．

　プログラム法からは，もうひとつ，平成 27 年（2015 年）5 月に医療保険改革関連法が生まれることになります（30 頁の図表 9 参照）．この法律にも，もちろんのこと正式名称がありまして，それは「持続可能な医療保険制度を構築するための国民健康保険法等の一部を改正する法律」というものでした．この医療保険改革関連法は，国民健康保険の保険者を市町村から都道府県に移行することを決めたものでした．

　これら，『社会保障制度改革国民会議』から医療介護総合確保法，医療保険改革関連法の成立は，国民会議の報告書には次のように書いてある，大きな改革でした．

　　都道府県ごとの「地域医療ビジョン」等の策定，これらを踏まえた
　　医療機能の分化，医療・介護提供者間のネットワーク化等の医療・
　　介護の一体改革，さらには国民健康保険の保険者の都道府県への移
　　行は，いずれも国民皆保険制度発足以来の大事業になる．市町村ご
　　とに中学校区単位の地域包括ケアシステムを構築することも介護保

険創設時に匹敵する難作業となろう（『国民会議報告書』32 頁）．

　ちなみに，2013 年の国民会議から医療介護総合確保法が誕生する過程で，「地域医療ビジョン」は「地域医療構想」と呼ばれるように変わりました．

　こうした改革のスピードの中で，今の医療介護関係者の関心は，図表 10 のゴール年として描かれている，平成 30 年度（2018 年度）に向けられていることになります．なぜならば，この年は，診療報酬・介護報酬の同時改定——前者は 2 年周期，後者は 3 年周期，地域医療構想・介護保険事業（支援）計画——前者の前身である地域医療計画は 5 年周期，後者は 3 年周期——のスタートがあり，さらには，国民健康保険の都道府県化も始まります．この平成 30 年度（2018 年度）を，なかなかめったに起こることはない改革の絶好の機会という思いを込めて「惑星直列」と呼んでいる人もいます．言い得て妙だと思います．

提供体制の改革が目指すもの

　2011 年 2 月に，僕は障害者福祉の関係者たちが年に 1 度集う「アメニティフォーラム」というところに呼ばれて講演をしました．このフォーラムは，障害者福祉のあり方を，「施設から地域へ」，「医学モデルから生活モデルへ」というスローガンに賛同する人たちが，障害者の人たちが地域で地域住民の人たちと一緒に暮らすことができる社会を目指して 20 年以上も，年に 1 度集まって，深夜までみんなで勉強会をしているすばらしい会です．そこで僕が話したことは，日本で他の国のように脱施設化ができないのは，日本は他の国と違い，病院の所有が民間だからだということでした．よく，イタ

リアなどでは脱施設化が進んでいるということが紹介されているのですけど，よくみてみると，そうした国で病床を減らしているのは主に公的な病院なんですね．たとえば，イタリアの経験で見れば「法180号制定以来精神科病床の閉鎖が続き，確かに公的病床は大幅に削減されたものの，私立病院の病床には大きな変化はなく……15」などは，極めて貴重な証言だと思います．ときどき日本でモデルとして紹介されるアメリカも，精神病床に限って言えば，州立郡立が圧倒的に多く私立はわずか——ところが日本は，ほとんどが民間立です．そして僕は，「日本における『施設から地域へ』，『医学モデルから生活モデルへ』というのは，成田空港問題や，すでにそこに住んでいる人たちに他の場所に移ってもらう区画整理のような分配問題と同じ構図の問題なんですね．……この分配問題は解決が最も難しい類の問題——ところが，脱施設化に成功している国では，医学モデルから生活モデルへの転換の過程で分配問題が発生していません」と話しました．そして，その講演を，「外国で成功している障害者福祉の脱施設化が日本で進まないのは，他国と比べてみなさんの運動が足りないからではなく，みなさんが取りかかっていることは，民間所有の精神病院や施設に協力してもらいながら生活モデルに転換するという，どの国もやっていないことをやろうとしているから難しいんです」で結んでいます．

　その時の司会者であった毎日新聞論説委員の野澤和弘さんから，では，どうすればいいのでしょうか？　と問われたのですけど，あまり具体的な方法を答えることができませんでした．その時の質問へのひとつの回答が，いま，この国で進められている医療改革の手法というものなのかもしれません．

15　新福尚隆・浅井邦彦（2000）『世界の精神保健医療』82頁.

　第2章で,「データによる制御」の必要性を論じました. そうし
たデータによる提供体制の理念型を,関係者たちとの信頼関係を築
きながら時間をかけて根気よく実現していく. それが回答なのでは
ないかと思います.

　日本の医療の場合は,過去の急性期医療の量的充実が課題であっ
た時代に形成された提供体制が,高齢化の中で質的変化を遂げた医
療ニーズにマッチしていないという医療提供体制の問題点がありま
した.

　たとえば,社会保障の入門書として名高く,この国で社会保障の
授業をしている多くの人を助けている(はずの)『はじめての社会
保障』には,初版が出た2001年の段階から,「医療提供体制」の見
出しがあります. そこには,「医療保険の仕組みは,現代医学を身
につけた医師や看護婦等の専門家がきちんと養成され,その活動の
場である病院などの設備が適切に整っていることが前提となる. こ
のような医療サービスの基盤のことを,医療提供体制という[16]」と
あり,では,提供体制の「何が問題か」という項目で,「医療機関
の機能分化と体系化,相互の連携を制度的に位置づけ,推進しない
と,今日の医療に求められる質の課題に対応できなくなっている[17]」
と指摘されていました.

　けれども,そうした改革が何年経ってもなかなか進まない. そん

16　椋野美智子・田中耕太郎『はじめての社会保障(初版)』(2001年版) 51頁.
　1948年公布の最初の「保健婦助産婦看護婦法」では,看護婦と規定されていまし
　たが,2001年の法改正で,法律そのものが「保健師助産師看護師法」に改題され
　るとともに,性別の区別なく「看護師」と称することが規定されました. したがっ
　て,2001年に初版が出版された『はじめての社会保障』には,まだ,「看護婦」の
　言葉が使われていたようです.
17　椋野・田中『はじめての社会保障(初版)』(2001年版) 53-54頁.

なときに，2013年の『社会保障制度改革国民会議』が報告書を出し，医療の提供体制改革に関して具体的な道筋を示しました．この報告書を受けて成立した医療介護総合確保推進法が成立した翌年，2015年3月に出た『はじめての社会保障（第12版）』の中では，次のように書いてくれています．

　　「日本の病院は，地域の中でのそれぞれの機能分化と相互の連携システムの構築が遅れている．このため，2013年8月の『社会保障制度改革国民会議』の報告書でも，急性期医療を中心に人的・物的資源を集中投入し，後を引き継ぐ亜急性期，回復期等の医療や介護サービスとの連携を強化し，総体としての入院期間を短縮して早期の家庭復帰・社会復帰を実現し，同時に在宅医療・在宅介護を大幅に充実させて，地域での包括的なシステムを構築することを提言している．そしてそのための手法として，都道府県に対する病床機能の報告制度と地域医療ビジョンの策定を求めている．……この報告書の内容をふまえて，2014年6月に医療介護総合確保法が制定され，その中で医療法の一部が改正された．……こうしていよいよ医療提供体制の改革により，各地域にふさわしいバランスの取れた医療機能の分化と連携が推進されることとなった[18]」．

　なぜ，医療や介護の提供体制を改革するのかっ？　と問われれば，僕は迷わず，それは，その姿をあるべきものにするためですと答えると思います．それでは，そのあるべき姿とは，どういう観点から眺めたあるべき姿なのでしょうか．たとえば，「医療介護情報の活用による改革の推進に関する専門調査会」が2015年6月に出した

18　椋野・田中『はじめての社会保障（第12版）』（2015年版）68-69頁．

「第 1 次報告——医療機能別病床数の推計及び地域医療構想の策定
に当たって」のなかには，次のような文章があります．

> ・今後も少子高齢化の進展が見込まれる中，患者の視点に立って，
> どの地域の患者も，その状態像に即した適切な医療を適切な場所
> で受けられることを目指すもの．このためには，医療機関の病床
> を医療ニーズの内容に応じて機能分化しながら，切れ目のない医
> 療・介護を提供することにより，限られた医療資源を効率的に活
> 用することが重要（→「病院完結型」の医療から，地域全体で治し，
> 支える「地域完結型」の医療への転換の一環）
> ・地域住民の安心を確保しながら改革を円滑に進める観点から，今
> 後，10 年程度かけて，介護施設や高齢者住宅を含めた在宅医療
> 等の医療・介護のネットワークの構築と併行して推進

　提供体制の改革の必要性は，これに尽きると思います——あっ，
この会議に僕も参加していて，報告書のこのあたりの文章は，僕も
入念にチェックしています．ちなみに，ここに「効率的に活用」と
あります．「効率」という言葉の用法としては，次が最も正確かつ
正しいものだと思います．

> 高齢化の進展により更に変化する医療ニーズと医療提供体制のミス
> マッチを解消することができれば，同じ負担の水準であっても，現
> 在の医療とは異なる質の高いサービスを効率的に提供できることに
> なる（『国民会議報告書』23 頁）．

　つまりですね，同じ負担の水準であっても＝用いる資源の量は同

じであっても，医療ニーズと提供体制のミスマッチを解消することにより，より質の高いサービスを提供する——これが効率化の意味です．もちろん，ミスマッチを解消しようとすれば，費用もかかるかもしれません．しかしそれでも，単位費用当たりの QOL が高まるのであれば，サービス提供の効率化のために行う．それが，いま，目指されている医療介護の改革です．

　こうした医療介護の一体改革は，第 2 章で説明したように，「データによる制御機構をもって医療ニーズと提供体制のマッチングを図る」方法で展開されようとしています．それでは，データによる制御とはどのようなものなのか？　これを理解してもらうために，少し歴史をさかのぼってみましょう．

あるべき医療介護の試算方法の進化[19]

　事の発端は，世間のちょっとした誤解，いや大きな誤解からはじまったような話でした．『ちょっと気になる社会保障　V3』の第 13 章の中にある「将来の話は名目値では論じてはいけないという話」で紹介したことです——10 代，20 代の人たちにとってははるか昔の話ですが，1994 年に出された医療費の 2025 年見通しは 141 兆円で，2000 年に 2025 年の医療費が何兆円になるかと試算された時は 81 兆円，そして 2006 年になされた 2025 年医療費試算では 65 兆円でした．こうした状況を受けて，医療費抑制機運を高めようとする厚労省の陰謀だ！　と，みんなで盛り上がっていた時代がありました．みんなで厚労省を責め立てて，国会でも取り上げられていました．

　そこでおそらく僕だけが，「そうじゃないんだよねっ」と話して

19　「あるべき医療介護の試算方法の進化」の詳細については，権丈（2015 Ⅵ 巻）「第 5 章　第 5 講　医療費の将来見通し方法の進化」参照.

いました．だって 1994 年に 2025 年の国民所得が試算されていて，その国民所得で 2025 年の推計医療費 141 兆円を割ったら 12.5%，同じことを 2000 年の試算値でやると，2025 年の医療費の国民所得に占める割合も 12.5% 程度，同様に 2006 年試算でも約 12.5% であるわけですから，問うべきことは，なぜ医療費の国民所得比は，こうも安定しているのだろうか？　であったはずなんですね．

　そうした中，2006 年に「医療費の将来見通しに関する検討会」が立ち上げられました．誰かが僕の書いたものを読んだらしく，この検討会に，僕も呼ばれることになり，2006 年 12 月に第 1 回目が開催されることになります．そこで僕は，医療費は基本的に所得という支払能力が決めているのであって，高齢化のような医療ニーズが決めているわけではないということを話していきます．そうした話を会議の中では誰も信用してくれなかったのですが，ある日，事務局が，名目経済成長率を横軸にとって縦軸に医療費の伸びをとり，成長率が高かった時期には医療費の伸び率も高く，成長率が落ちてくると医療費の伸び率も落ちるという図（権丈（2020）136 頁　図表 60）を作成して会議に提出してくれました．

　その図をみれば，僕がそれまで言っていたことが正しかったことは一目瞭然ですので，僕は会議の中で救われたのですが，それはさておき──その時点その時点の成長率と医療費の伸び率に基づいて将来見通しを立てるわけですから，成長率が高い時点での名目医療費の将来見通しは高く試算されます．そして，同時に試算された将来の名目国民所得で将来の名目医療費を割ると，その値はどの時点でも安定しているわけです．

　要するにですね，経済が比較的順調だった 1994 年の試算では 2025 年の医療費が 141 兆円になり，経済が停滞していた 2000 年の

試算では 2025 年の医療費が 81 兆円，さらに数年前の試算では 54 兆円になるのは当たり前の話なんです．

そして，『医療費の将来見通しに関する検討会』の報告書には，次のような文章が書かれることになります．

　診療報酬改定率は政策的に決定されるものであるが，長期的には，タイムラグはあるものの，経済動向との間に結果として一定の関係が見られることから，医療費の伸び率を設定するに当たり，例えば，自然増分と診療報酬改定分を区分して，将来見通しの前提となる診療報酬改定率は経済との関係を勘案して設定することも考えられる．
『医療費の将来見通しに関する検討会』議論の整理
（2007 年 7 月 27 日）

ジャンプ 知識補給・医療費と経済のタイムラグ？　300 頁へ

　ここで，「将来見通しの前提となる診療報酬改定率は経済との関係を勘案して設定」という文言が記されたのは，その後，この国の医療費の将来見通しを作成する上で，相当に大きな意味を持つことになります．

　時は 1 年ほど過ぎて，場所は，2008 年 1 月に立ち上げられた社会保障国民会議の場に移ります．この会議に参加していた僕は，増税の必要性を国民にいくら言っても分かってもらえない——だから，いっそのこと，あるべき医療，あるべき介護の絵姿を描いて，それを実現するのにいくら必要となるのかの見積書を作りましょうと提案します．その時，「あるべき医療，あるべき介護のシミュレーションをやってもいいですね？」と，2 度，当時の福田首相の前で念を押しています．だって，これからやろうとする，厚労省をはじめ

とした霞が関の人たちを総動員したシミュレーションは，今の医療介護の姿があるべき姿ではないということを前提としたものですから，この国のかなり上の人の許可が必要になるわけです．2度とも許可をもらって行った「医療・介護費用のシミュレーション」は，次の図表11の改革シナリオシミュレーションBというものでした——改革シナリオには3種類のB1，B2，B3がなされています．

図表11　医療・介護のシミュレーション（改革シナリオ）

(2) シミュレーションB（改革シナリオ）
（選択と集中～あるべき姿を踏まえたシミュレーション）

医療・介護の需要と供給				
【需要】急性期の重点化など疾病・状態像に応じた受けるべきサービス需要を見込む	【供給】疾病・状態像にふさわしい医療・介護を提供するためのサービス提供体制の改革・整備	×	選択と集中により重点化・合理化された費用（単価）	× 単価等の伸び

（高齢化による需要増，改革を反映）　　　　　　　（経済成長・技術進歩等，効率化要素を反映）

出所：「社会保障国民会議における検討に資するために行う医療・介護費用のシミュレーション（本体資料）」9頁．

このシミュレーション方法は，基本的に，量×価格の構図をとっており，このように価格を分離して，量のあるべき姿を描き出す方法を準備したのが，先の『医療費の将来見通しに関する検討会』の報告書だったわけです．

こうして，医療介護のあるべき姿を描くことのできる自由を得た社会保障国民会議の事務局は，2008年の夏休み期間中から10月まで，お盆休みも返上して働いて，あるべき姿の医療介護像を描ききります．

そうした2025年のあるべき医療あるべき介護の姿に基づいて，医療費をはじめとした2025年の社会保障給付費が見通され，それを消費税換算したのが，2008年の社会保障国民会議の大きな成果

図表 12　社会保障機能強化のための追加所要額（試算）

（社会保障国民会議及び「子どもと家族を応援する日本」重点戦略に基づく整理

※下記の追加所要額に加え，基礎年金に係る国庫負担割合の2分の1への引上げ分（消費税率換算1%程度（2009年度で2.3兆円））が必要となる．

	改革の方向性 （あらたな施策）	2025 年度	
		必要額 (公費ベース)	消費税 率換算
基礎年金	○税方式を前提とする場合	約 15 ～ 31 兆円	3.5 ～ 8% 程度
基礎年金	○社会保険方式を前提とする場合 低年金・無年金者対策の強化 ・最低保障機能の強化　・基礎年金額の改善 ・受給権確保に係る措置の強化 　（免許の活用，厚生年金適用拡大，強制徴収）　等	約 2.9 兆円	1% 弱
医療・介護	医療・介護の充実強化と効率化を同時に実施 急性期医療の充実強化，重点化，在院日数の短縮化 （スタッフの充実等） 機能分化・機能連携による早期社会復帰等の実現 　（地域包括ケア，訪問介護・訪問看護・訪問診療の充実等） 在宅医療・介護の場の整備とサービスの充実 　（グループホーム，小規模多機能サービスの充実等）　等	約 14 兆円	4% 弱
少子化対策	親の就労と子どもの育成の両立を支える支援 (3% 未満時の保育サービスの利用率 20% → 38 ～ 44%) (学齢期(小1～3年生)の放課後児童クラブ利用率　19%～60%) (出産前後に希望どおりに継続就業でき，育児休業を取得 　　　（第1子出産前後の継続就業率38%～55%)） すべての子どもの健やかな育成の基盤となる地域の取組 (望ましい受診回数(14 回)を確保するための妊婦健診の支援 の充実)　等	約 1.6 ～ 2.5 兆円	0.4 ～ 0.6% 程度
合計	○税方式を前提とする場合	約 31 ～ 48 兆円	8 ～ 12% 程度
合計	○社会保険方式を前提とする場合	約 19 ～ 20 兆円	5% 程度
社会保障の機能強化に加え基礎年金の国庫負担割合引上げ分を加味	○税方式を前提とする場合	9 ～ 13% 程度	
社会保障の機能強化に加え基礎年金の国庫負担割合引上げ分を加味	○社会保険方式を前提とする場合	6% 程度	

注1：「社会保障国民会議における検討に資するために行う公的年金制度に関する定量的なシミュレーション」「社会保障国民会議における検討に資するために行う医療・介護費用のシミュレーション（B2シナリオ）」等に基づく．経済前提は「ケースⅡ-1（医療の伸びはケース①）」を用いた．

注2：少子化対策に係る追加費用については，「子どもと家族を応援する日本」重点戦略において示した次世代育成支援の社会的コストの推計を基に，現行の関連する制度の公費負担割合を当てはめて算出した．なお，ここには児童手当等の経済的支援の拡充に要する費用は計上していない．

出所：「社会保障国民会議最終報告　付属資料」1頁．

図表 13　医療・介護に係る長期推計の手法の変遷

> 【社会保障国民会議（平成 20 年）以前の医療費・介護費用の推計方法】
> 一定の経済前提を仮定し，将来人口推計と医療・介護費用にかかる過去のトレンドに投影して推計を行う手法．
> ・年齢別の 1 人当たり費用などの費用面を主に着目

 試算の考え方を大幅に転換

平成 20 年 10 月
　社会保障国民会議における検討に資するための医療・介護シミュレーション
将来の「医療・介護サービスのあるべき姿」を実現するという観点のもと，「将来の医療機関の機能分化・強化を徹底し，急性期医療の在院日数大幅短縮と医療資源の集中投入による大幅な単価増を仮定」「地域ケア体制整備の一環として，グループホームや小規模多機能サービスの大幅増による認知症ケアの充実を仮定」など，現状の医療・介護の問題点を解決するために設定された多くの具体的仮定に基づいた，将来のサービス需要，それを支えるサービス基盤やマンパワー，必要となる費用や財源などについての総合的なシミュレーション

　国民会議シミュレーションと同様の手法で試算
　※ただし，医療については精神科入院の改革，長期療養における平均在院日数の
　　短縮等の影響が織り込まれており，また介護については在宅介護への移行をさ
　　らに重視し，マンパワーを増強するなどの変更を行っている

平成 23 年 6 月　社会保障に係る費用の将来推計

　新たな将来推計人口を元に，試算結果を改定．また保険料水準を新たに推計

平成 24 年 3 月　社会保障に係る費用の将来推計の改定

出所：厚生労働省（2013）「社会保障に係る費用の将来推計について」3 頁［第 6 回社会保障
　　　制度改革国民会議　配付資料 4］.

図表 14　年金，医療，介護費用の将来見通しの対 GDP 比

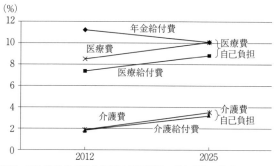

出所：厚生労働省「社会保障に係る費用の将来推計の改定について
　　　（平成 24 年 3 月）」より筆者作成．権丈（2016）132 頁.

でした.

　2008年の社会保障国民会議でなされた医療介護費用のシミュレ
ーションは,図表13で解説されているように2011年6月と,2012
年3月の2度にわたって改定されています.そして,僕がよく使う
年金,医療介護のGDP比の図表14は,2012年3月の試算を基に
したものです.

　さて,こうした歴史的な過程を経て,あるべき医療,あるべき介
護の姿を先決することにより,現在の延長線上ではなく,将来のニ
ーズから逆算してそれに見合った提供体制に向けた改革に着手する
ために,「選択と集中」,「機能分化と連携」を想定した姿として将
来像を描くという方法は日本では定着してきました.そして,第2
章でみたように,社会保障制度改革国民会議では,データによる制
御という理念が吹き込まれました.この理念に基づいて国民会議で
は,次のように報告書をまとめます.

　　　まず取り組むべきは,各2次医療圏における将来の性別,年齢階
　　級別の人口構成や有病率等のデータを基に各地域における医療ニー
　　ズを予測し,各地域の医療提供体制がそれに合致しているかを検証
　　した上で,地域事情に応じた先行きの医療・介護サービス提供体制
　　のモデル像を描いていくことであり,こうしたデータ解析のために
　　国が率先して官民の人材を結集して,先駆的研究も活用し,都道府
　　県・市町村との知見の共有を図っていくことであろう(『国民会議報
　　告書』32-33頁).

　こうして立ち上げられるのが,「医療・介護情報の活用による改

革の推進に関する専門調査会」（以下，専門調査会）です．と言って
も，この調査会は半魚人のようなものでして，社会保障制度改革国
民会議による提供体制の改革の流れと，経済財政諮問会議による医
療費適正化計画の流れというふたつの流れを汲んで生まれた会議で
すので，半分くらいは，ここで説明していることとは違うことをや
っています……たとえば，予防で医療費が抑制されるというような，
諮問会議が好きな話ですね．

ジャンプ 知識補給・国策としての健康増進で医療費が
　　　　　抑制できるのでしょうかね　303 頁へ

　そうしたなか，専門調査会が，医療提供体制に関わる報告書を出
したのは，2015 年 6 月 15 日の第 1 次報告でした．ということで，
この第 1 次報告の内容に入りたいのですけど，その前に，2008 年
以降，この種の議論がどのような形でなされていたのかを概観して
みましょう．

データによる制御という理念の具現化

　次の図表 15 が世に出されたのは，2011 年 11 月 25 日の中央社会
保険医療協議会でした．左側が現状，そして右側が将来のあるべき
姿で，この姿は 2011 年 6 月の社会保障に係る費用の将来推計に基
づくものです．

　厚労省は，その後，図表 15 の下のように，左の図の一番下には
療養病床を加えてワイングラスの形で描くようになります．

　さらに続けて，財務省は，厚労省が 7 対 1 の病床をどれくらい作
りたいと考えていたかという具体的な情報を得て，それを次の図表
16 の真ん中の図に書き込みます．

　「君ら厚労省は，7 対 1 病床を分量的にはこの真ん中の図の頭の

図表 15　厚労省が示した現状の病床における問題点

現在の一般病棟入院基本料の病床数

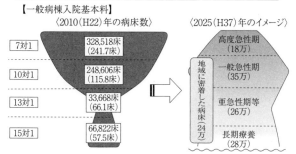

【一般病棟入院基本料】
〈2010（H22）年の病床数〉　　〈2025（H37）年のイメージ〉

7対1　328,518床（241.7床）
10対1　248,606床（115.8床）
13対1　33,668床（66.1床）
15対1　66,822床（57.5床）

高度急性期（18万）
一般急性期（35万）
亜急性期等（26万）
長期療養（28万）
地域に密着した病床（24万）

（括弧内は1医療機関あたり平均病床数）　保険局医療課調べ

○届出医療機関数でみると10対1入院基本料が最も多いが，病床数でみると7対1入院基本料が最も多く，2025年に向けた医療機能の再編の方向性とは形が異なっている．

出所：第 208 回中央社会保険医療協議会（2011 年 11 月 25 日）
　　　「資料（総 -1）」9 頁.

【入院】現在の一般病棟入院基本料の病床数

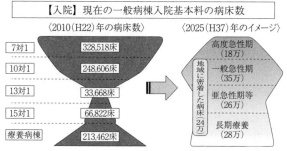

〈2010（H22）年の病床数〉　　〈2025（H37）年のイメージ〉

7対1　328,518床
10対1　248,606床
13対1　33,668床
15対1　66,822床
療養病棟　213,462床

高度急性期（18万）
一般急性期（35万）
亜急性期等（26万）
長期療養（28万）
地域に密着した病床（24万）

保険局医療課調べ

○届出医療機関数でみると10対1入院基本料が最も多いが，病床数でみると7対1入院基本料が最も多く，2025年に向けた医療機能の再編の方向性とは形が異なっている．

出所：第 6 回社会保障制度改革国民会議（2013 年 3 月 13 日）配付資料
　　　「社会保障に係る費用の将来推計について」19 頁.

図表 16　医療提供体制改革にとっての診療報酬の有効性

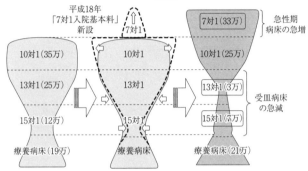

〈平成16年の病床数〉　平成18年の改定率を　実際の病床の変化
　　　　　　　　　　　算定する際に想定して〈平成22年の病床数〉
　　　　　　　　　　　いた病床の変化

出所：財政制度等審議会（2013 年 10 月 21 日）配付資料「資料 1　社会保障
②（平成 26 年度予算編成の課題等）」24 頁.

ちょんまげの数くらいを想定していたはずなのに，7 対 1 という診療報酬を作ったら，現実は右の図のようになってしまったではないか」と．日本の看護師の密度は他国と比べれば薄いのだから，7 対 1 の医療そのものは悪いわけではありません．けれども，「7 対 1 病床を想定していた目標数にとどめることができなかったんだよね」と言われると，厚労省は失敗だったと答えざるをえなくなります．さらにたたみかけるように，「そもそも診療報酬で提供体制の改革ができるの？」と言われると，なかなか反論できない状況が生まれることになります．

　次につづく 2 枚の資料では，医療提供体制の現状，改革の方向性，そして，過去，診療報酬による誘導では失敗してきた歴史絵巻が描かれています．図表 17 で，診療報酬の誘導では，増やすつもりでいた 10 対 1 が減っていき，それほどまでは増やす必要も予定もな

図表 17　一般病棟入院基本料（7 対 1 と 10 対 1）の届出病床数推移

○「7 対 1 入院基本料」を算定する病床数は，2006 年度の新設以来，一貫して増加．
○一方，報酬の低い「10 対 1 入院基本料」の病床は一貫して減少．
○2008 年度，2012 年度の診療報酬改定では，「7 対 1 入院基本料」の要件を厳格化したが，この傾向は継続．

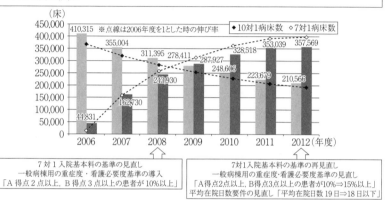

出所：財政制度等審議会（2013 年 10 月 21 日）配付資料「資料 1　社会保障②（平成 26 年度予算編成の課題等）」23 頁．

図表 18　医療提供体制改革の方向性

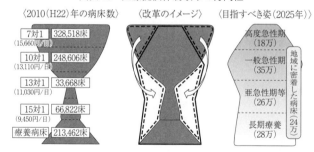

出所：財政制度等審議会（2013 年 10 月 21 日）配付資料「資料 1　社会保障②（平成 26 年度予算編成の課題等）」25 頁．

かった7対1が目標数をはるかに超えて増えているのが分かります.
医療提供体制の改革イメージは,図表18の真ん中の図のように,
映画『トランスフォーマー』のようにカシンカシンと変身してもら
わなければならないのですが,診療報酬による誘導では難しいこと
を示唆しています.

　そして図表19のように,医療提供体制改革の目指すべき方向性
は,医療ニーズに地域差があるのだから,地域の状況に見合った形
で医療計画を作ってもらい,そして中央(国)ではなく地方・地域
でやってもらう方がいいのではないか,というストーリーが作られ
ていきました.

図表19　地域ごとに異なる医療提供体制の実情

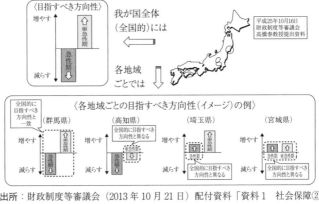

出所：財政制度等審議会(2013年10月21日)配付資料「資料1　社会保障②
　　　(平成26年度予算編成の課題等)」28頁.

　こうした政策背景の中で専門調査会に期待されていたのは,提供
体制の改革に資する「あるべき医療介護の姿」の精緻化でした.そ
こで具体的にとられた方法は次のようなものでした.

　まず,1日当たりの医療資源投入量を入院後経過日数順にプロッ

図表20 医療資源投入量（中央値）の推移

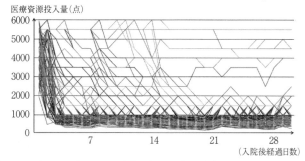

（入院患者数上位255のDPCの推移を重ね合わせたもの）

○各DPCごとに1日当たりの医療資源投入量（中央値）を入院後経過日数順にプロットしたものを同一平面に重ね合わせたもの
○患者数上位255のDPCについてのプロット（平成23年度「患者調査」）
○中央値は，1000点以上の場合，500点刻み，1000点未満の場合，50点刻みで集計

出所：第3回医療・介護情報の活用による改革の推進に関する専門調査会（2014年12月24日）配布資料「資料1 地域医療構想ガイドラインの検討状況について」7頁.

トして，1日当たりの医療資源投入量が，図表20のように日数と関係している特徴をおさえます.

次に，これまで何度も図示されていた高度急性期，急性期，回復期，在宅等を図表21のようにカテゴライズして，それぞれの区分を点数で分けます.

そして図表22の方法で人数に換算して各医療機能の医療需要を試算し，これを基に必要病床数に換算する.

そうして総計された医療機能別必要病床数の推計結果が，図表15になります.

図表23の左の【現状：2013年】は，医療施設調査による134.7万床であり，その隣は，2014年7月時点での病床機能報告の結果です（未報告・未集計病床数があるため現状の134.7万床と一致しない）.

図表 21　病床の機能別分類の境界点（C1 ～ C3）について

	医療資源投入量	基本的考え方	患者像の例
高度急性期	C1 3,000 点	救命救急病棟や ICU，HCU で実施するような重症者に対する診療密度が特に高い治療（一般病棟等で実施する治療を含む。）から，一般的な標準治療へ移行する段階における医療資源投入量	・心不全に対して非侵襲的人工呼吸器による呼吸補助を行い，肺動脈圧測定カテーテルや心エコー，血液検査，レントゲン等で綿密な評価を行いながら，利尿剤等による治療を実施している状態．まもなく呼吸器から離脱出来そうで，検査や評価の頻度も下げていけそうである． [例] 非侵襲的人工呼吸器＋心エコー・心電図＋観血的肺動脈圧測定＋胸部レントゲン＋点滴管理＋薬剤＋血液検査
急性期 回復期	C2 600 点	急性期における治療が終了し，医療資源投入量が一定程度落ち着いた段階における医療資源投入量	・急性胆管炎に対し，緊急で内視鏡的胆道ドレナージを行った．引き続き，抗菌薬治療を行い，全身状態は改善し，血液検査を実施した． ・尿路感染症に対し，抗菌薬治療を行っている．熱が下がり，全身状態は回復しつつあり，食事を摂ることが出来ている． [参考] NDB のレセプトデータ及び DPC データから，「医療資源投入量がおおよそ横ばいとなって，落ち着く段階」の平均資源投入量を計算． ※具体的には，DPC の入院期間Ⅱ及び入院期間Ⅲにおける全疾患の平均資源投入量を，入院期間Ⅱ及び入院期間Ⅲのそれぞれの患者数で加重平均．その後，NDB のレセプトデータも加えて，さらに補正．
在宅等	C3 225 点	在宅等においても実施できる医療やリハビリテーションの密度における医療資源投入量 ○境界点に達してから退院調整等を行う期間の医療需要を見込み，175点で区分．	・誤嚥性肺炎に対する抗菌薬療法は終了し，全身状態は安定しているが，経口摂取が不安定で補液が必要．喀痰が多いため吸引を行っている． ・大腸がんの手術後，経過は良好であったが，腸閉塞となり，絶飲食とし，補液およびイレウス管によるドレナージを行っている． [例] 補液＋点滴管理＋ドレーン

出所：医療・介護情報の活用による改革の推進に関する専門調査会（2015 年 6 月 15 日）「第 1次報告〜医療機能別病床数の推計及び地域医療構想の策定に当たって」38 頁.

図表 22　推計方法（高度急性期，急性期，回復期の医療需要について）

○DPC データについて，疾患ごとに，当該疾患の全患者の 1 日当たりの医療資源投入量を入院経過日数順に並べて，C1〜C3 の基準に該当する患者数（人・日）を計算し，合計．

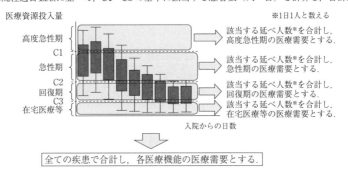

出所：医療・介護情報の活用による改革の推進に関する専門調査会（2015 年 6 月 15 日）「第 1 次報告〜医療機能別病床数の推計及び地域医療構想の策定に当たって」39 頁.

図表 23　2025 年の医療機能別必要病床数の推計結果（全国ベースの積上げ）

○今後も少子高齢化の進展が見込まれる中，患者の視点に立って，どの地域の患者も，その状態像に即した適切な医療を適切な場所で受けられることを目指すもの．このためには，医療機関の病床を医療ニーズの内容に応じて機能分化しながら，切れ目のない医療・介護を提供することにより，限られた医療資源を効率的に活用することが重要．
（→「病院完結型」の医療から，地域全体で治し，支える「地域完結型」の医療への転換の一環）

○地域住民の安心を確保しながら改革を円滑に進める観点から，今後，10 年程度かけて，介護施設や高齢者住宅を含めた在宅医療等の医療・介護のネットワークの構築と併行して推進．

⇨・地域医療介護総合確保基金を活用した取組等を着実に進め，回復期の充実や医療・介護のネットワークの構築を行うとともに，

　・慢性期の医療・介護ニーズに対応していくため，全ての方が，その状態に応じて，適切な場所で適切な医療・介護を受けられるよう，必要な検討を行うなど，国・地方が一体となって取り組むことが重要．

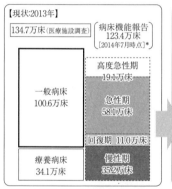
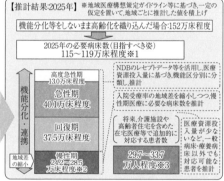

＊未報告・未集計病床数などがあり，現状の病床数（134.7万床）とは一致しない．なお，今回の病床機能報告は，各医療機関が定性的な基準を参考に医療機能を選択したものであり，今回の推計における機能区分の考え方によるものではない．

※1　パターンA：115万床程度，パターンB：118万床程度，パターンC：119万床程度
※2　パターンA：24.2万床程度，パターンB：27.5万床程度，パターンC：28.5万床程度
※3　パターンA：33.7万人程度，パターンB：30.6万人程度，パターンC：29.7万人程度

出所：医療・介護情報の活用による改革の推進に関する専門調査会（2015 年 6 月 15 日）「第 1 次報告～医療機能別病床数の推計及び地域医療構想の策定に当たって」21 頁.

これを，2025 年の人口様態のもとでは，図 23 の右のような形にする．

　ここで，図表 23 の右端に「将来，介護施設や高齢者住宅を含め

た在宅医療等で追加的に対応する患者数」として「29.7万人から33.7万人」があります．ここで，「在宅医療等」という言葉の正確な意味を理解してもらいたいと思います．

　医療介護の情報活用による専門調査会の第1次報告には，次の文章があります．

　　　特に，療養病床については，今後の高齢化の進展による医療ニーズの増大に対応するためにも，現行の療養病床以外でも対応可能な患者は，将来的には，介護施設や高齢者住宅を含めた在宅医療等（居宅，特別養護老人ホーム，養護老人ホーム，軽費老人ホーム，有料老人ホーム，介護老人保健施設，その他医療を受ける者が療養生活を営むことができる場所であって，現在の病院・診療所以外の場所において提供される医療を指し，現在の療養病床以外でも対応可能な患者の受け皿となることも想定．以下同じ．），すなわち，地域で治し，支える「地域完結型」医療の基盤となる医療・介護のネットワーク，さらには地域包括ケアシステムの構築によって対応していくことが必要である（『第1次報告』9頁）．

　つまりは，「在宅医療等」というのは，高齢者のための高層住宅の1階に診療所，訪問看護ステーション，訪問介護事業所を設置して，24時間いつでも対応できるようにすれば，病院から在宅への目的は達成できていることになります．そして，随分と前から言われている「病院から在宅へ」というのは，正確に言えば，「病院から在宅等へ」として理解してもらわなければならないわけです．

　ところでしばしば，人びとは在宅での死亡を求めておらず，病院での死亡を希望しているという話が紹介され，はたしてそこまでして，在宅を進める必要があるのかという声もあります．この件につ

図表 24　死亡場所別, 死亡者数の年次推移と将来推計

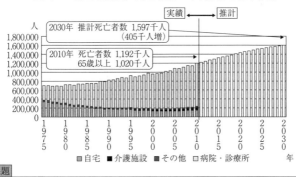

出所：第 198 回中央社会保険医療協議会総会（2011 年 10 月 5 日）「資料（総-2）」5 頁.

きましては, 図表 24 にみるように, 今後見込まれる死亡数の増加に, いまの医療施設数では対応できそうにないということも考える必要があるかもしれません.

「死亡難民」という言葉が使われることもありますが, そうした問題が起こらないようにするということも含めて, 地域包括ケアの重要性が言われているとも言えます. 今の状況で, 病床の総数を増やすこともできそうにありません. したがって,「在宅医療等」での看取りを増やす方法を考えざるを得ず, そのために,「介護施設や高齢者住宅を含めた在宅医療等で追加的に対応」していく道を選択しているとも言えます.

都道府県単位への医療政策再編の動き

専門調査会の第 1 次報告で出した 2025 年の青写真は, 全国統一版であって, 先述の図表 19（54 頁）でみたように, 急性期を増やさなければならないところもあれば減らした方がいいところもあ

ります．そうした地域特性を考えてもらうために，国民会議の報告書の中では，「ご当地医療」という言葉が使われています．

　　今般の国民会議の議論を通じて，地域により人口動態ひいては医療・介護需要のピークの時期や程度が大きく異なり，医療・介護資源の現状の地域差も大きい実態が浮かび上がり，医療・介護の在り方を地域ごとに考えていく「ご当地医療」の必要性が改めて確認された（『国民会議報告書』25頁）．

　そして今，国は，推計方法を含むガイドラインを作成し，2015年3月には各都道府県に発出していて，各都道府県で地域医療構想を作ってもらっている段階にあります――策定期間は2015年4月〜2018年3月ですが，2016年半ばまでが望ましいとされています．そして第1次報告にありますように，「地域医療構想の策定に当たり，地域の医療ニーズの実態に即した将来推計が行われること，さらには地域医療構想のような中長期的なビジョンに沿って政策が推し進められていくことは，医療機関にとっても，経営上の見通しを立てる上で有用である」（専門調査会『第1次報告』4頁）ことが期待されています．

　ところで，図表10（36頁）の出所に書いているように，図表10の医療介護改革のタイムスケジュールは，全国知事会・地域医療研究会の幹事県である奈良県の医療政策部がつくった資料です．実に見事な資料だと思います．

　全国知事会では，2016年5月に「地域医療研究会」が作られて，全国知事会の方で地域医療構想の成功に向けて前向きに取り組もうという話になっています．こうした動きが出てくることも期待され

ていたことが，2013 年の国民会議のとき，国民健康保険を市町村から都道府県にと提案されていた大きな理由でした．制度の改革をきっかけに，都道府県が育つ——医療提供体制のマネジメントは市町村単位では難しく，それができる潜在的可能性を持つ都道府県に国保を移すべきだと考えられていました．

　図表 10（36 頁）に描かれているように医療保険改正関連法の中で国民健康保険法が改正されましたので，国保の都道府県化による財政運営が 2018 年度より始まります．そこまでの動きを，過去にさかのぼって考えてみれば，日本の医療政策というものは，歴史的に先行して生まれた企業単位の医療保険にカバーされていない人たちを，地域保険の対象にしながら拡大していくことにより 1961 年に国民皆保険を実現したわけですが，ある時点から，医療政策の単位を都道府県単位に再編させていく動きが出てきました．そうした動きを図表 25 にまとめています．そして 2015 年の改正国保法における国民健康保険の都道府県化は，そうした流れに沿ったものと評価することができます．今後，都道府県に期待されている，今は潜在的な保険者としての可能性が顕在化するよう，都道府県が強い自

図表 25　都道府県単位への医療政策再編の動き

1985 年	第一次医療法改正
	・地域医療計画の策定（1989 年 3 月までに全都道府県で完了）
2006 年	医療制度改革関連法
	・都道府県単位の保険財政共同安定化事業（2006 年 10 月より）
	・広域連合単位の後期高齢者医療制度（2008 年 4 月より）
	・全国 1 つの政府管掌健康保険から 47 都道府県の協会けんぽへ（2008 年 10 月より）
2014 年	医療介護総合確保推進法
	・地域医療構想の策定（2015 年 4 月〜 2018 年 3 月であるが，2016 年半ばまでが望ましい）
2015 年	医療保険制度改革関連法案
	・国民健康保険の保険者，都道府県化（2018 年 4 月より）

出所：筆者作成．

覚を持って，医療介護の一体改革が県の行政の中では最も優先順位の高い事業として取り組んでもらえるようになることが大いに期待されているところです．

第4章　地域医療構想と地域包括ケア
　　　という車の両輪

　現在の政策は，地域医療構想と地域包括ケアという両輪で進められています．この両輪で進められている政策が今までと根本的に違うのは，政策の細部まで中央（国）で決めるわけではないということです．中央はある程度の方針を出して，そこから先は地域の当事者たちが，客観的なデータに基づき「協議の場」でしっかりと協議して，ご当地の体制を決めてもらいたいということです．この「協議の場」という言葉は，2014年医療介護総合確保推進法の中で用いられていたものでした．そして後に，「地域医療構想調整会議」という名称になっていきます——協議の場というファジーな名前の方が後々よかったのに……ちなみに，医療法の中では「協議の場」となっています．

　さて，協議の場，つまりは地域医療構想調整会議は原則2次医療圏ごとに設けられ，病床数と病床機能に関する協議が行われます．でも，協議の場でやってはいけないことはどこにも決められていないんですよね．この会議には，その地域の医療関係者が——医療法第30条の14には「診療に関する学識経験者の団体その他の医療関係者，医療保険者その他の関係者」とあります——みんなで集まる

のですから，みんなで様々な医療情報を共有することはできます
——ちょっと参考資料をというような資料を配付して．僕は協議の
場，いやいや地域医療構想調整会議の場で，今後「医療・介護情報
の活用による改革の推進に関する専門調査会」が分析を進めていく
であろう診断・治療方法の地域差や，都道府県が進めていくであろ
う診断・治療方法などの県内での地域差，さらには専門調査会がや
らないかもしれない今後 20 年，30 年先の地域での患者数の試算な
どをみんなで共有していけば良いと思います．ひょっとするとそう
したルートからの方が，地域医療のあり方を変えていくことになる
のかもしれません．協議の場は，そうした大きな可能性を秘めたも
のだと思います．

　ちなみに，僕は第 7 回医療・介護情報の活用による改革の推進に
関する専門調査会（2016 年 3 月 23 日）で，「この地域包括ケアと地
域医療構想という形で医療・介護全体を改革していくというのは，
これまでの行政手法とちょっと違う．今までの行政手法はこちらか
ら基準を示して，それに合わせてやっていただくというものだった
が，地域包括ケアと地域医療構想を組み合わせた両輪でやっていく
ということは，最後の最後までこちら側で決めるわけではなくて，
地域で決めてくださいという，かなり今までと違う手法である」と
発言をしています．そのあたりは，2016 年 3 月の『日経デジタル』
でのインタビューでも強調しているので，ここでは，それを紹介し
ておこうと思います．

ご当地医療構築へ地域住民も積極的な参加を

　　　　　　「ご当地医療構築へ地域住民も積極的な参加を」
　　　　　　　　　『医出づる国　明日を拓く(1)』
　　　　　　　　　　　　　　　『日経デジタル』2016 年 3 月 25 日

　今，日本の医療政策は 2008 年の社会保障国民会議，13 年の社会保障
制度改革国民会議がまとめた報告書に沿って動いている．その柱は，高
齢化を踏まえ，病院中心の医療から「地域で治し・支える医療」へ転換
することだ．これに伴い，各地域はその特性に合わせた医療・介護体制
を整えることが求められているのだが，どう対応すればよいか戸惑う地
域も多い．地域に合った医療（ご当地医療）はどうつくっていけばよい
のか．両国民会議で医療・介護分野の議論をリードした権丈善一・慶応
大教授に聞いた．

　　——「ご当地医療」は各地域がそれぞれ独自に考えれば，それでい
いのでしょうか．

　「医療や介護，予防，生活支援などのサービスが一体となって切れ目
なく提供される地域包括ケアというネットワーク構築の方法は，その地
域での長い歴史の中で築かれてきた人間のつながりも関係してくるから，
各地域で独自に考えてもらうしかないと思う」

　「しかし提供体制の量的な問題となると，それぞれ勝手にでは済まな
くなる．各医療圏で医療資源がすべて完結していれば問題はないが，実
際は国庫が日本全国に流れ，県の負担も県内の医療圏をいくつかまたい
でいる．地域による医師不足・偏在もある．そんな状況の中で，ある地
域が他の地域よりも多くの医療資源を使用するのならば，その理由を求
められるだろうし，それは公共政策としておかしくないのではないか」

　「提供体制の改革は，どの地域の患者もその状態像に即した適切な医療を適切な場所で受けられることを目指すために行われているもの．各地域の提供体制の量を考える際の基準は当然，患者の数となる．そしてそれは，人口や高齢化の度合いの影響を受ける．ゆえに地域の医療を考えるときの基準はまず人口と年齢構成になる．人口動態を踏まえると，医療や介護需要のピーク時期は地域によって大きく異なる」

　——人口動態に合った，望ましい医療・介護の姿とはどのようなものでしょうか．

　「08年の社会保障国民会議で確認された日本医療の問題点は，『日本は諸外国に比べ人口当たり病床数が多い一方で病床当たりの医療職員が少なく，密度の低い医療になって長い入院期間をもたらしている．そして急性期治療が終わった患者を受け入れる入院機能や住み慣れた地域・自宅で暮らし続けたいというニーズに応える在宅医療や在宅介護が十分でない』というもの」

　「その国民会議では解決の方向性も示唆している．それは，『医療の機能分化を進めるとともに急性期医療を中心に人的・物的資源を集中投入し，後を引き継ぐ回復期などの医療や介護サービスの充実によって総体としての入院期間をできるだけ短くして早期の家庭復帰・社会復帰を実現し，同時に在宅医療・在宅介護を大幅に充実させ，地域での包括的なケアシステムを構築して，医療から介護までの提供体制間のネットワークを構築することにより，利用者・患者のQOL（生活の質）の向上を目指す』という方向．このような地域の医療ニーズに合った医療提供体制をつくることが医療の効率化であり，医療の機能分化・重点化が図られ，それらがしっかりと連携しているのが望ましい姿となる」

　——昨年，政府の専門調査会がこの望ましい姿に沿って人口予測に基づいた 25 年の必要病床数を推計したところ，今よりも最大で 20 万床ほど減らす必要があるとの結果が出て，医療界に衝撃が走りました．

　「日本全体の総数で見て病床が減るとか維持されるとかいう議論をしてどれほどの意味があるのか疑問もある．それぞれの地域で見れば，病床が余るところもあれば，足りないところも出てくる．特に療養病床（主に高齢患者が長期療養するための病床）のあり方が，病床数のあり方全体に大きな影響を与えることになるので，専門調査会は 15 年 3 月に療養病床の地域差について分析している．それによれば，高齢者の単身世帯割合が高ければ，療養病床の利用率が高くなるとの相関が少し見られた以外は，本来は療養病床数と代替的であってよいはずの地域の高齢者住宅や福祉施設の数などとは相関が見られなかった．この結果から専門調査会は，各地域における療養病床数を調整するには，高齢者の単身世帯割合を加味することは認めている」

　「ということは，高齢者の単身世帯割合以外の理由で療養病床が多い地域があれば，納得できる理由を示してもらわなければならないことになる．それができない場合は，病床の調整は求められるだろうし，そのための受け皿として高齢者住宅や福祉施設の充実を図ると共に，地域で受けとめるという地域包括ケアづくりの一層の努力を進めるなどの対応が必要になるだろう．一方で政府も，どうして医療・介護にこれほどの地域差が生まれるのかの分析をもっと進めるべきだ」

　——この専門調査会の推計も参考に，各都道府県は，関係者と協議しながら 25 年をめどとした地域ごとの医療・介護提供体制の目標値（地域医療構想と介護保険事業支援計画）をつくっていくわけですが，場合に

よっては当事者が身を切るような，本当に意味のある構想がつくれるのか不安視する向きもあります．

　「今までにないことをやろうとするのだから，どこも手探りだろう．でもこれまでは，医療関係者や行政，保険者（健康保険の運営者），市民など全員で話し合うという場がなかった．そこに制度上でそのような協議の場を設けた意義は大きいのではないだろうか」

　「患者のために，地域住民のために，前向きにやっていこうと動くところ，地域内で競争よりも協調の方が良いと考えて工夫するところも出てくるだろう．患者のため，地域住民のために守られているプロフェッショナル・フリーダムというのは，そういう働きもしてくれるものだと思う．元東大総長で元日本医学会会長の森亘先生は『現在，医師，あるいはその集団である医療機関には大きな裁量権が認められております．こうした裁量権は，それが良識をもって行使されるならば末永く医師，あるいは医療機関のものであり続けるでありましょう．しかし，もしそれらが良識を欠く行使の下に置かれるならば，やがてそうした裁量権はだれかに取り上げられてしまうことが明白であります』と話されている」

　「また，社会保障制度改革国民会議に出席した日本医師会の横倉義武会長は『まず初めに，抜本的な医療改革をしていかなければいけないということは多分共通した認識だと思っております．（中略）私は固く信じたいのでありますが，医師たる者，医師になった時に，ある意味で自分の人生は国民の健康を守るためにささげるという決意で私個人は医師になっている．多くの医師もそうであると思っている』と発言されていた．しっかり考えている医師たちもたくさんいる．そうした人たちに僕は今，『賽（さい）は投げられた，次はあなた達の番だ』と話している」

——医療の提供体制と言えば，病床だけでなく，肝心の医師や看護師が必要です．地方の医師不足は深刻で，いくら理想的な医療提供体制の姿を描いても画竜点睛（がりょうてんせい）を欠く，となりませんか．

「そこも今，政府の医療従事者の需給に関する検討会，特に医師需給分科会で，検討している．各地で策定される地域医療構想を基にすれば，各地で必要とされるおおよその医師や看護師数を算定できる．これまでは医療従事者の配置は市場に任せながら，医師を増やしてきたわけだが，それでは，地域，診療科間の偏在問題は解決できなかった．今までの市場に任せた方法では，しかも大学医局の医師派遣機能が弱体化しているなかでは，もうやっていけないと思う」

「13 年の国民会議の報告書にも書いてある通り，『適切な場で適切な医療を提供できる人材が確保できるよう，職能団体には計画的にそのような人材を養成・研修することを考えていく責務』があるはずだ．ユニバーサルサービスとしての医療を国民に提供する義務を負う政府も，同じ責務を負っていることを自覚してもらいたい．この会議に提出された日本医師会・全国医学部長病院長会議の『医師偏在解消策検討合同委員会』の報告書（2015 年）には，『この課題解決のためには，医師自らが新たな規制をかけられることも受け入れなければならない』とある．事態はそういう段階にある．国立長寿医療研究センター名誉総長の大島伸一先生の国民会議での発言だが，『職能団体は腹をくくって前に進む．国ももちろんそれを全面的に支援する，全体で総力戦のような形でもってやっていくという形をとらない限り，今の問題は多分クリアできない』というのはその通りだと思う．職能団体もそれ相応の覚悟を固めつつあるともいえる」

　——地域で暮らすわたしたち住民は「ご当地医療」にどうかかわって
いけばよいでしょうか.

　「13年の国民会議の報告書には,『ともすれば《いつでも, 好きなと
ころで》と極めて広く解釈されることもあったフリーアクセスを, 今や
疲弊おびただしい医療現場を守るためにも《必要な時に必要な医療にア
クセスできる》という意味に理解していく必要がある. そして, この意
味でのフリーアクセスを守るためには, 緩やかなゲートキーパー機能を
備えた《かかりつけ医》の普及は必須であり, そのためには, まず医療
を利用するすべての国民の協力と,《望ましい医療》に対する国民の意
識の変化が必要となる』とある」

　「それを受けて, 14年6月の医療法改正で,『国民は, 良質かつ適切
な医療の効率的な提供に資するよう, 医療提供施設相互間の機能の分担
及び業務の連携の重要性についての理解を深め, 医療提供施設の機能
に応じ, 医療に関する選択を適切に行い, 医療を適切に受けるよう努め
なければならない』と, 患者の責務が規定された. 限りある医療資源の
効率的な利用に協力してもらいたいということなのだろう. 大病院にい
つでも行けることをかけがえのない価値と考えるのではなく, 身近なか
かりつけ医にいつでも相談ができること, その上で大病院へのアクセス
もしっかりと開かれている医療の方が本当は良い医療, 望ましい医療な
のだということへの理解も深めてもらいたい」

　——頼りになるかかりつけ医が近所にいるかなど, 地域の医療・介護
に不安を持つ人も多いようです.

　「13年8月に日本医師会・四病院団体協議会が合同提言として『医療

提供体制のあり方』を厚生労働相に渡していて，そこでは，かかりつけ医を『自己の診療時間以外も患者にとって最善の医療が継続されるように』努力する存在であると規定している．速やかにそういう体制になってもらえるよう，みなで期待し応援したい」

「また，地域包括ケアというのは医療・介護，生活基盤に顔の見える関係であるネットワークを張り巡らすことだから，そのネットワークをどのように構築するかについては，問題意識をもってアイデアを持った人たちが手を挙げて，どんどん積極的に進めてくれればいい．地域包括ケアは，国からの指示を待って受け身で築かれていくものではなく，とにかく普通の市民も含めて，みんなが積極的に関わって，自分のできることをやって築いていくものだと思ってもらえればよいのではないだろうか」

賽は投げられた，に込めた考え方

さて，僕は，「賽は投げられた」という講演を，2014 年 8 月 19 日に日本医師会で行っています．2013 年 8 月の『社会保障制度改革国民会議報告書』を受けてその年の末 12 月にプログラム法が成立し，そしてそこから医療法が 2014 年 6 月に変わり，続いて医療保険法が 2015 年 5 月に変わりというような状況の下，ある程度のところまで改革の枠組みはでき上がってきました．次は医療関係者，当事者の方々にご判断いただいて，決断してもらい，決めていただかなければなりません．だから，日医で「賽は投げられた．次はあなたたちの番」という講演をしているんですね．

その講演の内容は，僕が 2015 年 12 月 31 日の大晦日に出した，『医療介護の一体改革と財政』という本の第 1 講に収めていますの

で，お手すきの方がいらっしゃれば，僕がどういうことを意図して，次はあなたたちの番だと話していたのかをご確認いただければと思います．

ジャンプ 知識補給・日医の公約としての地域医療の再興と
プライマリ・ケア教育　334 頁へ

第5章　競争から協調へ

社会保障制度改革国民会議におけるプレゼンテーション

　2013 年 4 月 19 日，僕は第 9 回社会保障制度改革国民会議で報告をしました．そのプレゼンのタイトルは，「国民の医療介護ニーズに適合した提供体制改革への道筋——医療は競争よりも協調を」でした[20]．その中に，次の 3 枚のスライドがありました．

舞鶴市の事例

少ない医師が分散して患者を奪い合う状況

・舞鶴市内

　－国家公務員共済連合組合，独立行政法人・国立病院機構，舞鶴赤十
　　字病院，市立舞鶴市民病院

・市長の私的諮問機関「舞鶴地域医療あり方検討委員会」——2007 年
　当時

　－医師不足，労働環境悪化の悪循環

20　「第 9 回社会保障制度改革国民会議」（2013 年 4 月 19 日）資料 3-2　権丈委員提
　　出資料 http://www.kantei.go.jp/jp/singi/kokuminkaigi/dai9/siryou3_2.pdf よりダ
　　ウンロードできます．

・統合案を提案
- 医師を集中させて勤務医の負担を減らし，医師減少に歯止めをかける．一定の手術件数がある病院で技術を磨きたい医師を呼び込みやすい環境も目指す
・壁を乗り切ることはできず

解決の方向性は

・過当競争から病院経営を救う道は
・非営利を厳正化して地域独占を許容
- 高度急性期医療は，大学病院．国立病院，公的病院（日赤・済生会・共済・厚生連等）及び自治体病院が担っている場合が多い．これらの運営主体がそれぞれに独立したままで機能分担しようとしても，経営上の利害がぶつかるためうまくいかない．
- このため，地域の中で，複数の病院がグループ化し，病床や診療科の設定，医療機器の設置，人事，医療事務，仕入れ等を統合して行うことができる環境を作る．

・新型医療法人（たとえば，非営利ホールディングカンパニー）の枠組みを創設し，地元の要請に基づきそこに参画する場合には，国立病院や公的病院は本部から切り離されることを法律的に担保する．
・このような新型医療法人は，地域の中の中小民間病院や診療所，介護事業所等との共存を前提とし，地域連携パスや紹介・逆紹介の推進に努めることとする．

　僕がこの頃に参考としていた文献の中に，厚生労働省の武田俊彦さんの「これからの医療介護システム──今後の医療・まちづくりの総合展開と関連法人見直しの必要性」もありました[21]．そのなかにホールディングという言葉が出てきます．そこで僕は，高度急性

期病院の過当競争地域である京都府舞鶴市の例をあげて，「高度急性期医療」を担う「大学病院，国立病院．公的病院及び自治体病院」をグループ化するための「新型医療法人（たとえば，非営利ホールディングカンパニー）の枠組み」を創設し，それに消費税を財源とする公費を投入することを提起しました．国民会議において増田寛也さんは，「医療法人制度（及び社会福祉法人制度）の経営統合を促進する制度」として「ホールディングカンパニー型の法人類型の創設」を提案していました．その後，国民会議で議論を経て，2013 年 8 月にまとめられた報告書では，次のように表現されています．

　　医療法人等の間の競合を避け，地域における医療・介護サービスのネットワーク化を図るためには，当事者間の競争よりも協調が必要であり，その際，医療法人等が容易に再編・統合できるよう制度の見直しを行うことが重要である．

　　このため，医療法人制度・社会福祉法人制度について，非営利性や公共性の堅持を前提としつつ，機能の分化・連携の推進に資するよう，例えばホールディングカンパニーの枠組みのような法人間の合併や権利の移転等を速やかに行うことができる道を開くための制度改正を検討する必要がある．

　　複数の医療法人がグループ化すれば，病床や診療科の設定，医療機器の設置，人事，医療事務，仕入れ等を統合して行うことができ，医療資源の適正な配置・効率的な活用を期待することができる（『国民会議報告書』28 頁）．

21　『老いる都市と医療を再生する――まちなか集積医療の実現策の提示』NIRA 研究報告書（2012. 1）に所収．

非営利ホールディングカンパニーから
地域医療連携推進法人へ

　国民会議から3か月ほど経った2013年11月には，厚生労働省に「医療法人の事業展開等に関する検討会」が立ち上げられています．この検討会が進められている最中の2014年1月22日に，安倍総理はスイスのダボス会議での基調講演の中で，「米メイヨー・クリニックのような巨大ヘルスケア提供機関を作るための持ち株会社制度などを通じて医療分野の発展を促す」と論じていました．メイヨー・クリニックは，1846年に設立された，アメリカ・ミシガン州にある職員数約6万人，事業規模約9,000億円，70の医療機関と連携関係を結ぶ巨大な医療グループです．そのような，巨大な医療機関を創設するという首相の意図に呼応して，2014年6月24日の閣議決定「『日本再興戦略』改訂2014」では，「複数の医療法人や社会福祉法人等を社員総会等を通じて統括し，一体的な経営を可能とする『非営利ホールディングカンパニー型法人制度（仮称）』を創設する」とされました．再興戦略で想定されているホールディングカンパニーは，メイヨー・クリニックに代表されるアメリカ型の「医療産業集積の核となりうるメガ非営利事業体（IHN）」を視野に入れていたと考えられます．

　しかしそうした巨大ヘルスケア提供機関は，僕が国民会議で提案していたことなどとはまったく関係がないものでした．ちょうどその頃の2014年4月半ばに『医療経営白書』の編集部から原稿依頼が来て，疲れていたのでお断りしたのですが，それから1か月後の5月末にも原稿依頼が再びやってきました――「権丈先生に，ぜひ「巻頭言」のご執筆をお願いできないかと思い，再度，ご連絡させていただきました．今回の本書テーマを「競争から協調へ――病・

医院経営の新時代到来」とするにあたり，やはりどうしても，先生の原稿を掲載させていただきたく，お願い申し上げる次第でございます」と．これは仕方がないと思って引き受けて書いた文章が次になります．

　この文章の中で言いたかったのは，国民の医療介護ニーズに適合した提供体制改革の話，地域住民の QOL を高めるための医療提供体制再編の話が，どうして成長戦略などに位置づけられているのか？　ということでした．医療というサービスの経済特性を考えると，こうした医療改革の話が成長戦略の話に結びつけられると，危険でさえあります．そうした思いを込めて書いた箇所は，次の文章の中で太字にしておきます．医療の持つ強い経済特性は，これを市場に任せておくと，いくらでも生活者から生活費を吸い上げることができるように働きます．

『医療経営白書〈2014-2015 年版〉』2014 年 9 月号
「競争から協調へ──病・医院経営の新時代到来」

医療は「競争から協調へ」──医療施設整備が量的飽和を迎える時代の医療経営の方向性
社会保障制度改革国民会議での発案
　用語が多義的（polysemy）となると，その言葉をめぐってどうしても論争的（polemic）となってしまう．多くの意味を持つ言葉は，それにかかわるステイクホルダーや研究者，そして一部の府省が自分に好都合な解釈に引きつけてその用語を用いるため，必然，論争的となるのである．論争を落ち着かせたり，はじめから論争が起こらないようにするためには，意味をより高次で表現する言葉を示しておく必要があり，そうした

意図を込めて，社会保障制度改革国民会議（以下，国民会議）で医療介
護を議論した際に私が提出した資料の副題に「競争よりも協調を」と記
していた．すなわち「国民の医療介護ニーズに適合した提供体制改革へ
の道筋——医療は競争よりも協調を」．

　国民会議の報告書では，「競争よりも協調」という言葉は次のような
場面で登場している．

　　医療法人制度・社会福祉法人制度の見直し

　　　医療法人等の間の競合を避け，地域における医療・介護サービス
　　のネットワーク化を図るためには，当事者間の競争よりも協調が必
　　要であり，その際，医療法人等が容易に再編・統合できるよう制度
　　の見直しを行うことが重要である．

　　　このため，医療法人制度・社会福祉法人制度について，非営利
　　性や公共性の堅持を前提としつつ，機能の分化・連携の推進に資
　　するよう，たとえばホールディングカンパニーの枠組みのような法
　　人間の合併や権利の移転等をすみやかに行うことができる道を開く
　　ための制度改正を検討する必要がある．

　　　複数の医療法人がグループ化すれば，病床や診療科の設定，医
　　療機器の設置，人事，医療事務，仕入れ等を統合して行うことがで
　　き，医療資源の適正な配置・効率的な活用を期待することができる．

　実はこのあたり，国民会議報告書の起草者として，私は次の下書きを
持っていた．しかし，文章が説明的過ぎて政府の文章としては不向きで
あったため，上記のように変えていったという経緯がある．

　　　日本は歴史的に民間が運営する医療提供者間の競争意識をテコ
　　として施設の量的拡張を進めてきたが，医療施設の整備がある程度

飽和点を迎えた後，競争は過当競争に入ってしまい弊害の方が目立つようになっている．施設の整備が量的に整備された段階でも，今までのような競争を続けていけば，「囚人のジレンマ」──協調すれば皆にとって良い結果になることが分かっているにもかかわらず，皆が自身の目の前の利益を優先している状況下では互いに裏切り合って逆に損をしてしまうジレンマ──に陥って，提供者皆が辛い状態に陥ることになる．こうした状況を脱するには，当事者間の競争よりも協調が求められる．

　起草文の下書きの文章から最終的な報告書に変える過程で，「競争よりも協調」の意味も少々多義的になり，そのために，改革の方向性を巡って論争的になってしまった感がある．そこで，なぜ日本の医療では競争よりも協調が必要と考えていたのかを，この機会に述べておこうと思う．

競争よりも協調が必要であるとなる理由

　まず，日本は，「医療提供者間の競争意識をテコとして施設の量的拡張を進めてきたが，医療施設の整備がある程度飽和点を迎えた」段階であることを議論の始点としよう．

　社会保障制度改革国民会議での私の報告（2013 年 4 月 19 日）では，施設の量的拡張が進んだ結果，むしろ医療圏全体としては病床が飽和，もしくは機能重複が強く問題視されるに至っている京都府舞鶴市の事例を紹介している．舞鶴市では国家公務員共済連合組合，独立行政法人・国立病院機構，舞鶴赤十字病院，市立舞鶴市民病院が重複する診療科等の下で競合し，医師不足，労働環境悪化の悪循環に陥っていた．そのために，市長が 4 病院の統合を提案したのだが，その案は挫折する．だが，過当競争から病院経営を救う道としての統合は無理のない提案であ

った.

　舞鶴市に限らず，高度急性期医療は，大学病院，国立病院，自治体病院，および日赤・済生会・共済・厚生連等の公的病院が担っている場合が多い．これらの運営主体がそれぞれに独立したままで機能分担しようとしても，経営上の利害がぶつかるためにうまくいかない．このため，地域の中で，複数の病院がグループ化し，病床や診療科の設定，医療機器の設置，人事，医療事務，仕入れなどを統合して，さらには，地域医療と高度医療を相互に学ぶことができるような人材育成環境の整備を行うなど，互いに協調できる環境を作る．そこに地域の民間病院も協調的に参加する.

　こうした協調の手段として新型医療法人の枠組みを創設する．この新型医療法人を類推してもらうために，「例えば」という言葉に続けて非営利ホールディングカンパニーという用語を用いていたのであるが，ホールディングカンパニーが資本関係での支配を連想させるのであれば，この言葉は必ずしも使う必要はない．上記のとおり，「例えばホールディングカンパニーの枠組み」と呼んでいるだけであり，「法人間の合併や権利の移転等をすみやかに行うことができる道」が開かれるのであれば，より適切な呼び名を考えた方がいいとも思う．大切なことは，ここで創設される新型医療法人は，地域住民が共有する社会的共通資本であるという認識の確認である．このような新型医療法人のもと，地域の中の官民，中小民間病院や診療所，介護事業所等が協力し，理念の共有，地域連携パスや紹介・逆紹介の推進に努める．そういうイメージを，「競争よりも協調を」のスローガンのもとに描いていた.

医療の経済特性とガバナンスの基本

　医療は，供給者と利用者の間の交渉上の地歩（バーゲニング・ポジション）に強い不均衡があるという経済特性を持つため，医療システムに関

わる病院，医療保険などを営利企業に任せることはあってはならない．
これに営利企業を強く関わらせると，病院，医療保険を所有する資本が，
交渉上の地歩の優位性を利用して国民から資金を吸い上げることを目的
とし，極めて合目的的かつ効率的なシステムが容易に構築されてしまう．
　しかもいったん出来上がった問題の多いそのシステムの解体が，すぐ
に大きな課題として認識されるようになる．ところが，ひとたび出来上
がった強靱なシステムはなかなか解体することができないために，永遠
の課題として社会は抱えていくことになる．この国をそうした方向に進
めてはならず，したがって，ここで想定している新型医療法人は，自由
競争的な規制改革論議とはまったく異なるものであることは言うまでも
ない．

ご当地の社会的共通資本構築の理念として「競争よりも協調を」
　今後進むべき方向は，国民会議の報告書にもあるように「ご当地医
療」の構築である．地域住民が共有する社会的共通資本としての医療が，
住民第一の視点に立って安定的に「そこにある」という目的を具体化す
るために，国公立，公的病院は，本部よりも地域の民間病院・診療所と
の共存を優先する姿も想定していた．そしてなによりも避けなければな
らない事態は，全国的な大型病院による医療法人の買収である．目下，
個々の医療法人の体力が低下する中で目に見えない形で買収が進行して
いる．新しい体制ができあがる前に虫食いで進む買収が進んでしまえば，
協調を基にする地域医療秩序構築の機会を失う．
　加えてここで言う新型医療法人は，まちのインフラづくりも含めた全
体的取り組みも必要となり，そうした社会的共通資本という一種の「公
共財」の構築には，個々の医療機関が乗り越えるべき壁を低くする意味
も込めて基金で財政支援されるとともに，非営利を厳正化しつつも資金
調達の自由度を高めるというイメージもあった．

　そして昨年の国民会議の報告書は，医療の定義を QOL の維持向上と再定義して，医療と介護の垣根を外した特徴も持つ．したがって，新型医療法人は，既存の社会福祉法人と一体的なネットワークを持つ地域包括ケアを整備する主体として存在することが理想となる．各地域で，理念の共有，救急患者の受け入れルールの設定，退院支援・退院調整ルールの設定，在宅における医療・介護の連携ルールの設定等を行う新型医療法人──こうなると非営利ホールディングカンパニーと呼んだ方が便利なのだが──のなかで共通マニュアルを作成し，土地を共同利用でき，資金も融通できるような仕組みを考えていく必要も出てこよう．医療と介護の間でも，競争よりも協調が強く求められているのである．

　以前，医療者の集まりで講演をした時，私の話を聞いた主催者は最後に，フロアーにいる病・医院経営者に「ノーガードの殴り合いは止めましょう」と呼びかけられていた．一歩間違えるとそうなる．そうした怖れのある時代の医療改革の理念として，特に強き側にある人たちに「競争よりも協調を」という言葉を心に留めておいてもらえればと思う．

　時は同じ頃，第 6 回「医療法人の事業展開等に関する検討会」（2014 年 9 月 10 日）において座長の田中滋さんがホールディングカンパニーという言葉への違和感を表明されました．その後，「地域医療連携型医療法人」という名称に落ち着きそうになるのですが，第 8 回会議（11 月 27 日）に再び座長から「次の点から，私はこの新しい法人を地域医療連携型医療法人とするのには賛成しかねます．理由は，全ての医療法人は地域連携を行うべきだからです．地域連携型という名前をここがとってしまうと，ほかの法人は地域連携しなくてもいいのかとか，していない法人というとんでもない誤解を与えてしまうので，本来，医療法人は全て，あるいは 99% は地域医療連携を行うべき存在です」との意見が出されます．そして第 9

図表26　地域医療連携推進法人の効果・メリットのイメージ

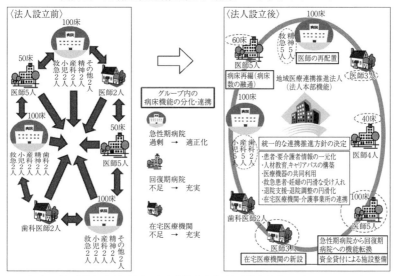

出所：厚生労働省医政局総務課作成資料「地域医療連携推進法人の創設について」.

回会議（2015年1月39日）に，事務局から「この目的が地域医療
の連携の推進だという趣旨ですので，若干長いですが，今，申し上
げた趣旨をそのまま名称という形で，地域医療連携推進法人という
形で考えてはいかがかということで，仮称という形ですが，これを
前提として，用意をさせていただいています」との説明があり，こ
の名称に落ち着いていきます．

　そして，地域医療連携推進法人の設立の趣旨は，「医療機関相互
間の機能の分担及び業務の連携を推進し，地域医療構想を達成する
ための1つの選択肢として，地域医療連携推進法人の認定制度を創
設する．これにより，競争よりも協調を進め，地域において質が高
く効率的な医療提供体制を確保する」と，明確に「地域医療構想を

達成するための1つの選択肢」と位置づけられました．この位置づけにより，「地域で医療機関を開設する複数の医療法人その他の非営利法人を参加法人とすることを必須とする」というように，地域医療構想の達成と，地域的にも法人格的にも整合性を持つ機関のみが参加法人として認められる形にまとめられました．そして目下，少なからぬ地域から関心が示されています．その中には，過去には激しい競争を展開していた医療機関同士がこの制度の利用を考えている例もあるようです．もっとも，関心を示す段階から実行に移される段階までには相当の距離があると思いますが，この制度が，地域医療の質の向上に資するひとつの選択肢として育っていく工夫が，これからも続けられていくことを願っています．

第6章　医療・介護費用は誰がどの
ようにして賄っているのか？

なぜ，この国では社会保険という制度に
頼らざるを得ないのか

　医療や介護を保障する制度を設計する上でどうしても視野に入れなければならないことは，次の図表27で示されているように，医療も介護も高齢者の方がより多く使うという，当たり前のことです．

　このグラフは，左から読んで，たとえば，75歳以上の人口は総人口の12%を占めているのですが，75歳以上の人たちは介護給付費の88%，総医療費の35%を使っているというように読みます．同じく，65歳以上は25%の人口で介護給付費の98%，総医療費の半分以上の58%を使っています．

　高齢者の多くは退職世代であって，そうした退職世代の人たち全体ではどの程度の負担能力があるのでしょうか．大資産家もたしかにいるにはいるのですけど，はたして退職世代は，自分たちの医療費や介護費用を賄うための社会保険の保険料を払うことができるのでしょうか？　この問題は，次のように問うことも可能です．つまり，人間は生きていれば，当然，年をとりますし，最後は死すべき，モータルな運命にあるものです．そうした世の中で，高齢期に支出

図表27　年齢階層でどのように医療・介護が使われているか

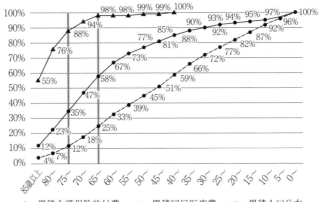

資料：厚生労働省『平成25年度国民医療費』，『平成26年度介護給付費実態
　　　調査報告』．
注：介護給付費は予防給付とサービス給付を含む．
　　40-64歳は一括して計上されているため，5等分して，40-44歳，45-49歳，
　　50-54歳，55-59歳，60-64歳に振り分けている．
出所：筆者作成．

　が集中する医療や介護の費用を，あなた自身の高齢期にずしんと負
担する制度──つまり高齢者のみが負担する制度──って，良策だ
と思いますか？　僕なら，高齢期に消費が集中するような医療や介
護の費用は，若いうちから負担しておいて，生涯の消費支出を平準
化（consumption smoothing）するという案を提案したくなるんです
よね．まぁ，僕が今さら提案しなくても，現にそうした制度が，日
本ではすでに準備されているわけですけど．でも，「高齢者」や
「退職世代」が負担するとか，「現役世代」・「勤労世代」が負担する
という言葉を使っていると，医療保険制度や介護保険制度，そして，
実は年金制度の意味を，勘違いして捉えられかねません──だから
僕の本では，時々，普通の人だったら「高齢者」「退職世代」「現役

86

世代」「勤労世代」と書くところを，「高齢期」「退職期」「現役期」「勤労期」と書いておくというイタズラをすることがあるかもしれませんので，あしからず……

ジャンプ 知識補給・高齢者って何歳から？──高齢先進国日本が示す
年金の受給開始年齢自由選択制　349頁へ

　さて，こうした問題を考えると，老いも若きも国民全員に医療を保障していくためには，ついつい，高齢者医療は税で賄うべきであると言いたくもなるわけです．しかしですね，この国で，税で賄うべきであるという論が，責任のある論になり得るでしょうかね．

　この国で，「その制度は税で行うべきである」っと論じるのは，表現としては美しくはありますけど，まぁ，その論者が，国民の健康を守り，国の財政を守る──つまりはその制度の持続可能性を守るという強い責任感を意識して論じているとは受け止められないのではないでしょうか．次などは，どう思いますか？

　　　医療保険制度は社会保障制度の根幹である．しかも保険料率は世
　　　界的に極めて高率であり，これ以上引き上げる余地がない．この際，
　　　保険給付費について相当程度の国庫負担をすべき旨を明らかにする
　　　必要がある．

　こうした内容の政府の報告書は，今も昔も枚挙に遑がありません．そしてこの文章は，今から60年ほど前，1955年6月3日の衆議院社会労働委員会に提出された資料にあります．昔から支払側と診療側が集まれば，国庫負担の引き上げを求めて，はい終わり．そうした審議会とかには，国庫の担当者である財務省の（直接的な）代表

はいないので，欠席裁判ですね．運がよければ国庫負担が増えることもありました．しかし，この国では，制度を長期運営していくなかでは，国庫負担は制度の不安定要因になってしまいます．

　日本の税というのは情けないほどに財源を調達する力が弱いです．社会保障の制度設計をする際には，税や社会保険という財源の持つ「財源調達力」を視野に入れるものという話は，前著『ちょっと気になる社会保障　V3』の第4章「社会保険と税」で論じています（権丈（2020）58頁　図表23参照）．そして同著には，「社会保障を守り，国民の生活を守るために，財務省の中で税を取り扱う主税局ガンバレ！」（126頁）と，財源調査を担当する財務省にエールを送ってもいます．それは，僕たち社会保障の研究者から見れば，もうちょっとガンバッテくれないだろうかという思いがあるからですね．

　次の図表28をみてください．1998年には，国税収入は社会保険料に追い抜かれています．この国で，税に強く依存した社会保障制度を唱え続けるということの意味と帰結を，少しばかり考えてもらえればと思います．もちろん，税を財源とする制度を強く求めて政治活動をするのもありだと思います．そして，強く激しく政治に働きかければその願いはある程度かなうかもしれません．でも日本の政治家は，その財源を税によって調達することはしてくれないんです．つまりは赤字国債頼み．

　そうなると，僕らが税を財源とした社会保障制度を求めるということは，残念ながら赤字国債を出すことを政治家に求めていることにも近い話になってしまいます．この国で税財源を求めるということは，やはり，どこか無責任さと背中合わせであると批判されることは否めません．

　『ちょっと気になる社会保障　V3』にも書いていることですが，

図表 28　税と社会保険料の財源調達力

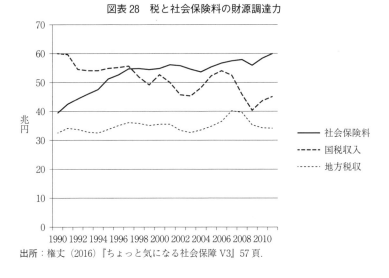

出所：権丈（2016）『ちょっと気になる社会保障 V3』57 頁.

　給付は財源がなければ安定的ではあり得ません．社会保険料というのは一種の目的税——使途を特定して徴収される税金——とみることもでき，「目的税は給付の硬直性を招く」という批判が財政学における伝統的な評価ですけど，給付が硬直的であるからこそ，権利性のある給付を守ることができるわけです．そして社会保障給付を守るためには，社会保険料の財源調達力の高さに頼らざるをえない状況でもあります．こうしたことは，消費税を導入し，上げるのに，何十年間も政治が七転八倒している姿を見ることができる一方で，リーマン・ショックの時も東日本大震災の年も，年金保険料，医療保険料も，介護保険料も上がっている様子をみれば想像できると思います．

　そうした日本的特性を見越した人たちは，日本での社会保障の制度設計を，なるべく社会保険の形で行っておこうと考えてきました．

しかしながら，「好事魔多し」とでも言いましょうか，社会保険を軸にして社会保障制度を設計していく上では，税でやるのとはまた違った，やっかいな問題が生まれることになります．その典型は，人口構造と産業構造というふたつの構造変化に社会保険制度を対応させていくという難題です．

少子高齢化と保険料
──現役被保険者の間での財政調整額の算定方法

　医療費や介護費用の一定割合を固定して，こっちは高齢者世代が──いや，**高齢期**に──負担し，こっちは現役世代が──同じく，**現役期**に──負担するというようにしておくと，少子高齢化が進んでいけば，現役世代（**現役期**）の負担がどんどんと重くなっていきます．

　そうした事態を避けるために，医療や介護では，勤労世代（**勤労期**）と高齢者世代（**高齢期**）との間の負担のバランスを崩さないように（パーフェクトとは言わないまでも）工夫がなされています．介護を例にして，その具体的な方法をみてみましょう──後発の制度である介護保険制度というのは，いろいろな意味で結構良い工夫がなされているんですよね．

　介護保険制度が導入された 2000 年から，次の図表 29 にみるように，財源は保険料：公費（市町村：都道府県：国）＝50%：50%（12.5%：12.5%：25%）となっていました．このうち，少子高齢化の問題を考えなければならないのは，保険料の負担のあり方です．

　介護保険では，公的年金とは違って，高齢者（**高齢期**）も被保険者です．そうした高齢世代の被保険者と，現役世代の被保険者の間での負担は，どのようにして決められているのか──というのが，

図表29 社会保障財源の全体像

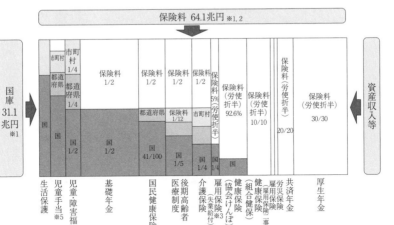

※1 保険料，国庫，地方負担の額は平成26年当初予算ベース．※2 保険料は事業主拠出金を含む．※3 雇用保険（失業給付）については，当分の間，国庫負担額（1/4）の55％に相当する額を負担．※4 児童・障害福祉のうち，児童入所施設等の措置費の負担割合は，原則として，国1/2，都道府県・指定都市・中核市・児童相談所設置市1/2等となっている．※5 児童手当については，平成26年度当初予算ベースの割合を示したもの．

出所：厚生労働省作成．

ここのポイントになります．

　結論から言いますと，少子高齢化が進もうがどうしようが，高齢者も現役世代も，1人当たりの負担額は同じになるようにしているということです．そうすると，高齢者の割合が高くなれば，介護費用総額の中での高齢世代の負担割合は高くなり，現役世代の負担割合は小さくなります．と同時に，高齢化が進むと，自動的に高齢者が負担する割合が増加していきます．

　介護保険料の負担割合は，2015年で65歳以上の世代からなる第1号被保険者と40歳から64歳までの第2号被保険者の負担割合は22：28です．この比率は，全国の第1号被保険者の総数と第2号

図表 30　介護保険給付費の負担割合

| | 保険料負担（50%） | | 公費負担（50%） | | |
	第 1 号被保険者 （65 歳以上の人）	第 2 号被保険者 （40 歳以上 65 歳未満の人）	国	都道府県	市町村
2000 年 4 月〜	17%	33%	25%	12.5%	12.5%
2003 年 4 月〜	18%	32%	25%	12.5%	12.5%
2006 年 4 月〜	19%	31%	25%	12.5%	12.5%
2009 年 4 月〜	20%	30%	25%	12.5%	12.5%
2012 年 4 月〜	21%	29%	25%	12.5%	12.5%
2015 年 4 月〜	22%	28%	25%	12.5%	12.5%

出所：厚生労働省老健局作成.

被保険者の総数の割合によって定められていて 3 年に 1 度見直すことになっています．この負担割合の推移をみたのが図表 30 です．この仕組み，なかなか良くできていると思いませんか．

産業構造の変化と財政調整

　さて，この国では，できる限り社会保険という（日本の税よりは）強い財源調達力を持つ制度に，ある面頼らざるを得ないという，けっこう残念な特徴があります．そしてそうした社会保険制度では，医療や介護を多く利用する高齢者に要する費用を，若い人たちが加入する複数の社会保険からなんとかして財政調整を通じて支援しなければならないという状況が生まれ，その際，高齢者と若人の負担が，少子高齢化という構造変化の中で，一方に不利が偏らないようにしておく工夫が必要になります．そうした工夫の仕方を，介護と後期高齢者医療制度を例にみてみました．ここで今，高齢者のために若人が負担することになった費用総額を「財政調整必要額」と呼ぶことにしておきます．そうすると，次に必要となってくるのは，この財政調整必要額を，若人の間で，誰が（どの社会保険が）どのように負担するのかを考える仕組みと，その仕組みの産業構造の変

化への対応のあり方の工夫になります．

　日本の社会保険制度は，被用者保険が先行して成立し，その後，皆保険・皆年金の成立によって，被用者でない人たちの制度が準備されるというように，被用者と，農業者，自営業者をはじめとした，被用者でない人たちの制度が分離したかたちで設計されました．理由は，『ちょっと気になる社会保障』の知識補給「日本の年金の負担と給付の構造」に書いてますように，「農業者などの所得の捕捉率──税務署が所得を把握している割合──が，実はあまり正確ではなく，その上，保険料を賦課するベースを，賃金で給料を支払う会社員などと統一するのが難しいからです」．したがって，医療も年金も，先行して形成される被用者のための保険制度と，その後に国民皆保険・皆年金を意識して形成される農業者・自営業者そして無業者のための国民健康保険，国民年金というように，大きく分けて2種類の社会保険が作られました．

　そうは言っても，時間の経過とともに産業構造は随分と変化するのは必然でして，1960年代には全就業者の30%台を占めていた第1次産業は縮小し，第2次，第3次産業で働く被用者とその家族の規模は増大していきました．したがって，日本の皆保険，皆年金政策は，人口の構成割合が，図表31のように変化していくことへの対応を求められる運命にあったわけです．

　そうなると，次のように，職域の被用者保険の被保険者とそれ以外の保険──医療では地域保険と呼ばれます──の人口構成は，次の図表32のようになります．

　産業別に分かれた社会保険は，産業化の進行の中で，このような問題に直面するのは，当たり前と言えば当たり前です──なにも問題が顕在化して，気づいてビックリする話ではありません．

図表31　皆保険・皆年金政策の宿命

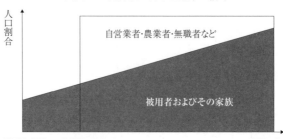

出所：筆者作成.

図表32　産業構造の変化による被保険者の人口構成の行き着く先

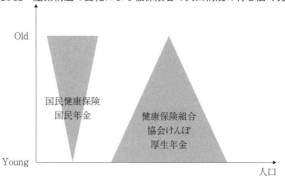

出所：筆者作成.

　医療も年金も高齢者への給付——高齢期での給付の受け取り——が多いのですから，所得が低いために財政力が弱く，人口ピラミッドも逆三角形になってしまった保険は，財政的に支えられなくなります．あなたなら，この問題の解決を，会社の上司から任せられたり，学校の先生から問われたら，どういう方法を考えますか？

　日本では，次のような解決策をとりました．

　まず，財政調整をする必要額（先に「財政調整必要額」と呼んだ額で，たとえば65歳以上の高齢者に要する医療費や，基礎年金の総額）を，すべての被保険者数で割って，1人当たりの負担額を算定します．そして，その1人当たり負担額を自分の保険集団の被保険者数に掛け合わせて，自分の保険者の総負担額を算定するわけです．

　このように，財政調整必要額を被保険者総数で割るわけですから，これは加入者数に応じた頭割りで算定される「加入者割」と呼ばれているものでありまして，そうした加入者割で負担すると，所得の補足率や保険料賦課ベースの問題などは，財政調整の障害にはなりません．

　ここで次のステップに入りましょう．

　財政調整必要額を加入者割で調整すると言っても，そこから先は2種類の方法があります．というのも，被用者の医療保険は，1,400個ほどの健保組合と47都道府県ごとの協会けんぽがあります．そこに加入者割で算定された1人当たりの額に，自分の所の被保険者数を掛けるとどのようなことが起こると思いますか？

　前節で，介護保険の第1号被保険者（65歳以上の人たち）も第2号被保険者（40歳から64歳の人たち）も1人当たり保険料の負担は同じになるように調整されることを説明しました．次には，各医療保険者が自分の所の被保険者数に応じて，負担を引き受けることになります．そして，その個々の保険者の中では，一本の保険料率を被保険者の所得に掛けて，所得の高い人が多く負担し低い人は低く負担するという応能負担が実行されることになりますね．でもその方法では，所得の高い健保組合は保険料率が低くなり，所得の低い健保組合や協会けんぽの保険料率は高くなってしまいます．そうした被用者保険の間での保険料率の格差を調整して，すべての保険者

に一本の保険料率を適用する方法を，「総報酬割」と呼びます．それは，次のように，保険料率を算定する際に，総報酬で割るからです．

総報酬割での保険料率＝

被用者保険が分担する財政調整必要額／

被用者保険における総報酬

図表33に，加入者割と総報酬割のイメージを描いていますけど，みなさん，どっちが良いと思いますか？

図表34には，財政調整のふたつの方法である加入者割と総報酬割が，それぞれどの制度の中に組み込まれているのかを図示しています．

図表35は，図表34を少し詳しくして，表にまとめたものです．

年金は，2015年10月まで，民間サラリーマン向けの厚生年金と公務員向けの共済年金がありました．その段階での基礎年金への拠出金の負担のあり方は加入者割の性格を持っていたのですが（権丈（2006 III巻）551-553頁），2015年10月の被用者年金一元化以降は，公務員も民間被用者も，一本の比例保険料率が課される総報酬割になりました．後期高齢者医療制度への若人からの支援金も2017年度から総報酬割になります．今まだ加入者割のままであるのは，介護と前期高齢者医療制度になります[22]．

2013年の『社会保障制度改革国民会議』の報告書では，このあたりに関して，次のように書かれています．

　　医療・介護給付費の増加圧力が高まる中で国民皆保険を維持するということは，国民すべての人々のニーズに応じて利用できるよう

---

22 介護保険は，平成29年改革の中で，総報酬割が導入されることになりました．

図表33　加入者割から総報酬割への改革のイメージ

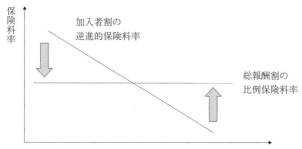

出所：初出は「勿凝学問275　高齢者医療制度の財源調達，その後一部
　　　導入された総報酬割」（2009年12月29日）．

図表34　財政調整のふたつの方法──加入者割，総報酬割と日本の社会保険

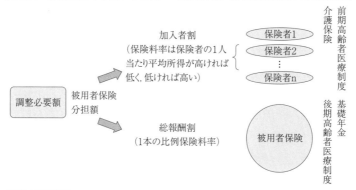

出所：筆者作成．

図表35　介護，医療，年金における財政調整の対象と被用者保険の中での負担方法

	財政調整対象	被用者保険の中での負担方法
介護	介護保険給付費総額	加入者割
医療	前期高齢者医療費総額	加入者割
	後期高齢者医療制度の約4割（若人負担分）	2018年度より総報酬割
年金	基礎年金	2015年10月の被用者年金一元化前は加入者割
		被用者年金一元化以降は総報酬割

出所：筆者作成．

準備しておくことが望ましい公的サービスが国民経済の中で規模の厚みが増すということである．ゆえに負担面では，保険料・税の徴収と給付段階の両側面において，これまで以上に能力に応じた負担の在り方，負担の公平性が強く求められることになる（『国民会議報告書』24頁）．

さらに具体的には，次のような文章も……．

　後期高齢者支援金に対する負担方法について，健康保険法等の一部改正により被用者保険者が負担する支援金の3分の1を各被用者保険者の総報酬に応じた負担とすること（総報酬割）を2013（平成25）年度から2年間延長する措置が講じられているが，支援金の3分の2については加入者数に応じたものとなっており，そのために負担能力が低い被用者保険者の負担が相対的に重くなっていて，健保組合の中でも3倍程度の保険料率の格差がある．この支援金負担について，2015（平成27）年度からは被用者保険者間の負担の按分方法を全面的に総報酬割とし，被用者保険者間，すなわち協会けんぽと健保組合，さらには共済組合の保険料負担の平準化を目指すべきである．この負担に関する公平化措置により，総数約1,400の健保組合の4割弱の健保組合の負担が軽減され，健保組合の中での保険料率格差も相当に縮小することにもなる（『国民会議報告書』34頁）．

　ここに，「総数約1,400の健保組合の4割弱の健保組合の負担が軽減され，健保組合の中での保険料率格差も相当に縮小することにもなる」と書いてあることは，先の図表33を見ればわかりますよね．と言っても，世の中というのは世にも奇妙な物語があるもので，

総報酬割にすれば確実に保険料率が下がる協会けんぽの人たちが，総報酬割に反対したりもします．そこは，次の知識補給をお楽しみください．

ジャンプ/// 知識補給・どうして，協会けんぽが総報酬割に反対するんだろうか？　310頁へ

　さて，上述の総報酬割を提言する『社会保障制度改革国民会議報告書』を受けて，後期高齢者医療制度は，2015年5月に医療保険制度改革関連法の改正がなされ（図表9（30頁），図表10（36頁）参照），総報酬割になりました．

第7章 制度と歴史と政治

韓国からみた日本

　第6章で，この国では，「被用者保険が先行して成立し，その後，皆保険・皆年金の成立によって，被用者でない人たちの制度が準備」（93頁）されたと書きました．医療を保障するというのは，昔から労務管理になかなか効果がありまして，日本では，大企業を中心に健康保険組合というかたちで，古くから企業単位の医療保険が成立していました．公共政策としての医療保障制度を作ろうとする時に，国はこの制度を利用したんですね（1927年に健康保険法が成立した時に，健康保険組合を持っていない中小企業の労働者を対象として国が保険者となった政府管掌健康保険が作られたことは，極めて日本的特徴ではあります）．だから，健保組合は，今も1,400個ほどあります．このように，既存の企業単位の健康保険組合を活用した医療保障制度整備の方法を，今，組合主義と呼ぶことにしましょう．そして組合というのは，組合の外の人への所得の再分配をとても嫌がります——そんなの組合本来の仕事じゃないっ！　と．

　こうした組合主義をとっていた日本の様子をみていた韓国からの情報は興味深いので紹介しておきます．僕の大学院にいた韓国から

の留学生の崔眞榮君が，訳してくれました．

第5次保健社会委員会国会会議録（1981年）

民主韓国党の発言

　「現行医療保険制度に関して質問します．現在，我が国の医療保険は日本の制度を導入，踏襲していると知っています．……（日本のような）医療保険多元化は保険料負担および保険給付において制度間に格差を招来し，保険財政の危機分散制限によって，黒字組合または赤字組合の財政調整を不可避にし，富益富，貧益貧という結果をもたらしただけでなく，社会階層の形成によって国民合和の阻害要因になっています．

　このように日本は医療保険において完全に失敗した国の代表的ケースです．

　そしてすでに，これを改善するために財政調整法案を国会に提出する等，強力な推進をしていますが，制度間の根が深く集団間の理解が相反することになり，政治的な理由等で，今や統合整備が不能な状態に至っていると言われています．

　現在我々は，このような日本の現況をよく知っている以上，日本の前轍を絶対に踏んではいけないと思います．」

　いやはや，日本の組合主義，散々な言われようですね．「富益富，貧益貧」というのは，「富者は益々富み，貧者は益々貧する」という意味らしいです．

　でっ，みなさんは韓国からみた日本の組合主義の評価と，自分たちのお金を他の人のために持っていくなよぉという日本の健保組合の言い分のどちらが正しいと思いますか？　正しい正しくないというと難しいかもしれないですね．では，どっちが好きですか？　第

三者の立場からみて，どっちの立場を支持しますか？

組合主義とみんなで助け，支え合うという社会保障の理念の衝突

　組合主義をとっている限り，少子高齢化の進行や産業構造の変化に対応して，財政調整を行わざるを得ません．高齢者（高齢期）の給付を切り離して税で賄うという道は，この国での税の財源調達力を考えると，残念ながらかなり無責任としか言い様がないものがありますので，あまりお薦めできません．しかし，韓国の国会で論じられているように，組合主義は「富益富，貧益貧という結果をもたらしただけでなく，社会階層の形成によって国民合和の阻害要因」となっているとしたらどう考えればいいでしょうかね．制度というのは歴史的経路に結構依存して生まれてくるものです．そして，そうして生まれた制度というのは，歴史的過程の中で，ひとつの政治のあり方を形作っていきます．そうして作られた政治のあり方は，今度は制度の動きに影響を与えることになります．

　と言っても，僕は授業では，社会保障は助け合い，支え合い，連帯という理念がベースにあると言っているんですけどね．みなさんは，組合主義と社会連帯，どっちが大切だと思いますか？

ジャンプ 知識補給・医療保険と保険者の政治　311 頁へ

　僕は，権丈（2015 VI巻）にも書いていますように，企業単位の健保組合は，図表25「都道府県単位への医療政策再編の動き」（61頁）の延長線に位置するものとして，県単位の協会けんぽに統合することにより県単位の総報酬割にするのが良いと思っています．でもその実現は，相当に難しいだろうとも思っています．このあたり，次

のように書いています——ちなみに，僕は慶應健保の理事を十数年間やっていまして，たぶん，僕は，これほど長く健保組合を運営した経験を持つこの国唯一の社会保障研究者だと思います．

　もっとも，健保の理事を十数年やっていて，実際に健保の運営に携わっている立場から見ますと，はたして保険者機能とは何なのかという疑問もあります．医療では種々の理由により需給者間の交渉上の地歩（バーゲニング・ポジション）はどうしても医療提供サイドに有利になり，結果，供給者が持つことになる強い市場支配力への拮抗力として保険者機能の存在は不可欠です．しかしその重責を，「企業単位の医療保険」が果たすことができるのか．

　データ解析を通じた多くの医療経済研究，国際比較を通じた多くの医療経済研究の双方から，保険者機能の必要性が言われてもいます．だけど，そうした研究が想定している保険者の単位は，はたして企業を単位としたものなのか．現在，強化することが必要であると広く目されている「保険者機能」という言葉と，健保組合が使う「保険者機能」という言葉は，実は同音異義語なのではないか．国民会議報告書で「都道府県の役割強化と国民健康保険の保険者の都道府県移行」（27頁）を論じているのは，こうした背景のもとに本来の意味での「保険者機能」の強化を期してのことです．

……

　健保連が嫌がる言葉というのが，どうも「彼らは一枚岩ではない」ということのようです．2008年から2009年にかけて開かれていた「高齢者医療制度に関する検討会」で委員として私がそうした発言をすると，健保連はムキになっていました．でも，保険料率に3倍程度の差がある健保連が，一枚岩でいられるはずがないです．そこをつかれた健保連がムキになるというのは，健保連＝高所得健保組合という証拠だと思いま

す．健保連の政治行動は高所得健保組合のためになされているのでした
ら，われわれは低所得健保組合のために，と言いますか，国民会議の報
告書にもありますように，負担の公平化のために，やはり健保連執行部
を批判せざるをえなくなります．

権丈（2015 Ⅵ巻）363-364 頁

　会社で働く被用者の保険，雇用者保険の一元化は，今の都道府県単
位の協会けんぽへの一元化ならば，技術的に可能である．そうした被用
者保険一元化で犠牲になることがあるとすれば，健保組合が自らの存在
意義を言う際の保険者機能と呼ばれるものになるであろう．しかしなが
ら，はたして企業単位の医療保険において，そうした保険者機能はどれ
ほど働いているのか．健保組合間の保険料率の格差が3倍程度存在す
ることを肯定しうるほどに，各保険者の保険者機能は働いているのだろ
うか．有権者の1票の格差については，1であることが理想であるとは
なかなか考えにくいが，格差が，ある一定の水準を超えると問題視され
るようになる．医療保険料のあり方も似たような問題を抱えており，は
たして，日本の被用者のあいだの医療保険料率の格差については，許容
される範囲に収まっているのか，多くの人が，各保険者の保険者として
の努力によって保険料率に現状の格差が生まれていると，本当に納得し
ているのか．問われているのは，そういう問題である．

権丈（2015 Ⅵ巻）423-424 頁

　このあたり，どうも僕は，2005 年の段階で，保険者機能という
幻想と書いてしまっているようですね——たしかあれは，『週刊社
会保障』の夏休み特大号「社会保障読本」の中だったと思いますの
で，次の知識補給で紹介しておきます．

ジャンプ⤴️ 知識補給・2005 年に「医療サービスの経済特性と保険者機能 という幻想」と書いてしまっている⁉　313 頁へ

　ちなみに，なぜ，後期高齢者医療制度の支援金で総報酬割が実現できたのか？　それはもちろん，長年にわたる政策当局からの健保組合への説得が功を奏したということもできます．そして最後は，総報酬割で浮く協会けんぽへの国庫負担を国民健康保険にまわすことにしたために，市町村と都道府県という自治体の大連合が総報酬割を強く支持したためであるとも言われています．そのあたりは，次にみるように，社会保障制度改革国民会議が動かしていくことになります．

　　国民健康保険の財政的な構造問題を放置したまま，国民健康保険の保険者を都道府県としたとしても，多額の赤字を都道府県に背負わせるだけである．したがって，抜本的な財政基盤の強化を通じて国民健康保険の財政的な構造問題の解決が図られることが，国民健康保険の保険者を都道府県に移行する前提条件となる．その財源については，後述する後期高齢者支援金に対する負担方法を全面総報酬割にすることにより生ずる財源をも考慮に入れるべきである（『国民会議報告書』33 頁）．

　この報告書文面が生まれてくる経緯に関心のある方は，権丈（2015 Ⅵ巻）418-425 頁に書いている「国民健康保険の都道府県化と被用者保険のあり方」をご笑覧くださいませ．

第8章 リスク構造調整の動きが国民健康保険にまでおよぶ2018年度

なぜ，リスク構造調整というような言葉が世の中に存在するのか？

　人口や産業という社会構造の変化に社会保険を対応させていく問題を考える上では，リスク構造調整という言葉を覚えておいてもらった方がいいかもしれません．日本語で言えば難しく聞こえますけど，英語では，Risk Equalization です．ここでは，逆にどうして，リスク構造調整というような言葉が英語でも——そしてドイツ語でもオランダ語でも——あるのかを考えてみましょうか．その理由は，日本と同じような問題に他国も直面してきたからなんですね．

　医療保険の展開の歴史は，医療保障で税方式をとった国を除いて，先進国ではだいたい同じような経路をたどります．まず，企業が福利厚生の観点から，従業員向けに医療を保障する制度を作ります．そして国が，先行して作られた企業や産業単位の健康保険を活用しながら——つまり，数多くの保険者の存在を前提としながら，そうした健康保険から漏れている人たちを対象として医療保障の範囲を拡大していきます．そうすると，前章で説明したような，複数の医療保険制度からなる多元的な医療保障制度ができるわけでして，そ

うした国は，その多元的医療保障制度を，人口構造の転換と産業構造の転換に対応させなければならなくなるという大問題に直面していくことになります．

　そこでまずとられる策というのが，比較的若い人が多く・所得の高く豊かな保険者（日本では組合健保や共済保険）も協力しやすい，加入者割という頭割りで負担額を算出する財政調整です．でも，高齢化と産業構造の変化が進んでいけば，加入者割では，比較的に高齢者が多く・所得の低い保険者（日本ではかつての政管健保・今の協会けんぽや国民健康保険）が行き詰まります．そうした中で加入者割の次にとられる手法が，リスク構造調整という方法です．第 6 章で加入者割から総報酬割への改革の話をしました．あの総報酬割という方法も，保険者間の所得の違いというリスクを構造的に調整するひとつの方法とみることもできます．

　公的な医療保険や介護保険の財政収支に影響を与えるリスクは，低所得と高齢者加入率です．大企業中心の組合健保と中小企業を対象とした協会けんぽでは，加入者 1 人当たり平均所得は違います．1,400 の組合数を超す組合健保の中でも，超大企業と普通の企業では所得が違ってきます．そして年齢と医療費の関係について言えば，次の図表 36 にみるように，全人口を対象とした平均 1 人当たり医療費指数を 1 とすれば，65-69 歳で 1.5，75-79 歳では 2.5 に上っています．

　第 6 章で話をした総報酬割による財政調整というのは，所得リスクに対する調整の意味を持っています．つまり 1 本の保険料率を，1 人当たり平均所得が高い保険者にも，それが低い保険者にも適用するわけですから，所得の低さからくる保険者のリスクは，保険者の間で均等化（equalize）されているわけです．

図表 36　年齢階級別 1 人当たり国民医療費指数
（全人口平均 1 人当たり国民医療費＝ 1）

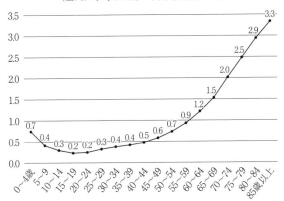

注：全人口平均 1 人当たり医療費＝総国民医療費／全人口.
資料：厚生労働省「国民医療費」.
出所：筆者作成.

　もうひとつの高齢者比率に関しては，次のような方法で，リスク
を均等化することができます．

　1983 年に始まった老人保健制度で導入され，今は前期高齢者医
療制度で使われている高齢者加入率に関するリスク構造調整とは，
つまりは，各保険者の加入者数や高齢者加入率などが異なっている
にもかかわらず，65 歳から 74 歳の高齢者を対象とした前期高齢者
医療制度に支払う加入者 1 人当たり支援金は，すべての保険者の間
で同額にするという方法です．

　こうしたリスク構造調整は，ドイツの疾病保険で行われているよ
うに，年齢を 5 歳階級に刻んだり，男女に分けたり，被保険者本人
とその家族に細分化したりして行うことができます．

リスク構造調整を組み込んだ画期的な
国民健康保険制度改革

　日本では，1983 年からの老人保健制度でこの方式がとられ，2008 年からの前期高齢者医療制度が引き継ぎました．そして，協会けんぽは 2009 年より，加入者の年齢・所得構成を調整した上で，都道府県ごとに決めるように 10 年をかけて徐々に改めています．さらには，また違った方法でのリスク構造調整が，2018 年度から国民健康保険に導入されることになります．それが，図表 9「今進められている医療改革」（30 頁）における 2015 年 6 月の医療保険制度関係改革法のひとつの大きな成果でした．

　この医療保険改革は，次の図表 37 の右側にある「改革後の姿」の説明にあるように，2018 年度から，国民健康保険の保険者が市町村から都道府県に移り，都道府県に財政運営責任を持ってもらうこと，その狙いは，提供体制と財政の双方に責任発揮に下線がひかれているように提供体制の改革に資する意図に基づいて行われたも

図表 37　国保制度改革の概要（運営の在り方の見直し）

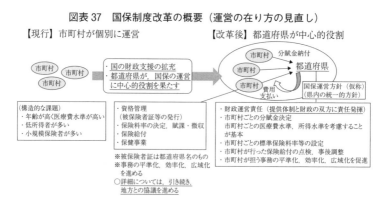

出所：厚生労働省社会保障審議会第 94 回医療保険部会資料 1「国保改革の施行に向けた検討状況について」（平成 28 年 3 月 24 日）7 頁.

のです――第2章参照.

　それに加えて, 保険制度のあり方としても, 「保険料率の決定の仕組み」と「財政支援」に関してかなり大胆な改革を行っています.

　図表37 にみるように, 国保の保険者が市町村から都道府県に変わっても, 資格管理 (被保険者証の発行), 保険料率の決定, 賦課・徴収, 保険給付, 保険事業の責任は市町村に留まったままなので, 何も変わらないように見えます. しかし国保保険料の賦課, 徴収の仕組みは次の図表38 のように, 従来, それぞれの市町村で閉じていた仕組みに大きな改革がなされました.

図表38　国保保険料の賦課, 徴収の仕組み (イメージ図)

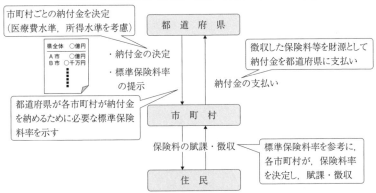

出所：厚生労働省社会保障審議会第 94 回医療保険部会資料 1「国保改革の施行に向けた検討状況について」(平成 28 年 1 月 29 日) 12 頁.

　仕組みとしては, 都道府県は, 市町村ごとの標準保険料率を提示します (図表37, 38 参照). 都道府県が, 市町村ごとの納付金を決定する際, 「年齢構成の差異を調整した医療費水準」を元に算定することになっていますし, 都道府県の裁量に基づいて, 納付金の算定に際して都道府県内では市町村ごとの医療費水準を反映しないこ

とも認められています．このことは，これまで都道府県の中で市町村の数だけあった保険者を，都道府県単位のひとつの保険者にしてしまうことを意味しますので，究極のリスク構造調整，つまりは国保の都道府県単位への一元化ということになります．

　また，都道府県が納付金を算定する際には，市町村の所得水準を反映するようにもなります．これは，市町村を横断して能力に応じた負担を行うことですので，所得面におけるリスク調整を意味することになります．そして都道府県の中には，たとえば奈良県のように「同じ所得・世帯構成であれば，県内のどこに住んでも保険料水準が同じ」を目指しているところもあります．

　こうして，これまで協会けんぽ，前期高齢者医療制度，後期高齢者医療制度と進められてきたリスク構造調整導入の動きは，この度，ようやく国民健康保険にも適用されることになったわけです．こうした動きは，第 3 章図表 25（61 頁）にまとめていた，医療政策の政策単位が，都道府県単位に再編されていく中で進められてきたとも言えます．

　他に，2015 年医療保険制度改革関連法案に関して言えば，国民健康保険への財政支援の拡充があります．その規模 3,400 億円で，現在の国保の保険料総額の 1 割に相当する額になっています——このうちの 1,700 億円は，後期高齢者医療制度への支援金に総報酬割の適用で浮いた額が充当されます．

リスク構造調整の展開を健保組合サイドからみれば

　言うまでもなく，年齢が高く医療費水準が高い・低所得者が多いというリスクを構造的に抱える国民健康保険を守ることができるかどうかが，国民皆保険を守ることができるかどうかのカギとなりま

す．2015 年の医療保険制度改革関連法における，国民健康保険に対するリスク構造調整の導入，財政支援の拡大がなされることは，国民健康保険の持続可能性を高めることに寄与し，ひいては国民皆保険の持続可能性を高める改革であったと思います．

　しかしながら，他面，リスクの調整というのは財政調整のことですから，所得が低く高齢化率が高い保険者（国民健康保険）の持続可能性の高まりは，所得が高く高齢化率が低い保険者（組合健保）からの所得の移転のおかげとも言えます——今回の件では具体的には，被用者保険に総報酬割を適用することによって浮いた協会けんぽへの国庫負担 1,700 億円を国民健康保険に移転したわけですね．

　僕らが，リスク構造調整の拡大の歴史と評価している公的医療保険をめぐる四半世紀の動きは，所得が高く高齢化率が低い組合健保の人たちは，政治闘争における敗北の歴史と受け止めているのかもしれません．でも，社会保障というのは，生きるのに厳しく冷たい市場経済の中で，ほっとする存在としての助け合いの制度でして，この制度に，高所得の組合健保は積極的に協力した方が，広く世論の支持を得て，永く存続していくことができるようにも思えるんですけどね．

第9章 医療のマンパワー総数と
偏在問題

医療従事者の需給に関する検討会・医師需給分科会

　病院やベッドがあっても，医者をはじめとした医療従事者がいなくては，いかんともしがたいものがあります．そうした地域医療構想の医療従事者配置版が，「医療従事者の需給に関する検討会」で議論されています．医師に限った「医師需給分科会」というのがあり，ここも今までとはかなり違う動きがあります．

　今までの将来の医師需要は，入院受療率と外来受療率を用いて，そこに人口の年齢構成の変化を反映させて試算するということをやっていました．しかし，今回は，新しくできる地域医療構想と整合性を持つ形で必要医師数を試算するという方法をとっています．つまり，地域医療構想から，この地域には高度急性期，急性期，回復期，慢性期の各病床がそれぞれ何床必要になるというようなことがあがってきます．そして，これらカテゴリーの病床には何人の医師が配置されているかというデータを求めて，全国規模でのこれらカテゴリーの病床数の将来の試算結果をベースに，その病床数に見合った形で医師の数を算定していくという方法で行われています．将来のあるべき医療像を織り込んだ医師の需要推計ということです．

これは，第3章「あるべき医療介護の試算方法の進化」で説明した，2008年に医療費の将来見通しを出した社会保障国民会議の医療費試算方法の転換に匹敵する，大きな手法の転換です．2008年より前の医療費の将来試算は，年齢階級別医療費をベースにして，人口構成の将来の変化を反映させるという方法で行っていましたが，第3章で説明したように，2008年の国民会議の時に，あるべき医療，あるべき介護という姿を先に描き，つまり，「あるべき医療はこうだ」，「あるべき介護はこうだ」という姿を先決して，そこに単価を掛けることによって総医療費，総介護費用がいくらになるという方法に切り替えたわけです．そしてあの試算の中ですでに，考え得る「あるべき医療」に合わせた必要医師数というものを算出してもいました．

あの試算の特徴は，医師，看護師の業務の見直しを，次のように織り込んでいたことです．

> 医師については，他の職種との役割分担により，B1シナリオでは10%，B2・B3シナリオでは20%業務量が減ることを見込んだ（平成19年度厚生労働科学研究「質効率向上と職業間連携を目指した病棟マネジメントの研究」を踏まえて計算）．看護職員については，医師の業務を分担する分と，他の職員に分担してもらう分とが相殺すると仮定した（「社会保障国民会議における検討に資するために行う医療・介護費用のシミュレーション（本体資料）」29頁）．

「社会保障国民会議における検討に資するために行う医療・介護費用のシミュレーション（参考資料）」の中では，日本の医師の業務見直しの必要性について平成19年12月28日付け厚生労働省医政

局長通知「医師及び医療関係職と事務職員等との間等での役割分担の推進について」において，「医師でなくても対応可能な業務を医師が行っていることが病院勤務医の厳しい勤務環境の一因」であることが指摘されていました．また，看護師の業務見直しの必要性についても，先の（参考資料）の中で「諸外国における看護師の新たな業務と役割」（厚生労働科学研究 2001 年度）に基づいて看護師の業務に関する日米，日仏比較が示されていました．

　今回は，試算方法の角度を変えて，あるべき医療の姿として地域医療構想を用いる方法で——地域医療構想があるべき医療なのかどうかというところは，またいろいろあるわけですけれども——，とにかくあるべき医療というものを描き，そこに必要となる医師数を配置するという形で計算するという世界に進んでいます（図表 39）.

図表 39　一般病床，療養病床当たり医師数

○一般病床及び療養病床における「医療需要当たり医師数」については，高度急性期,急性期,回復期，慢性期の 4 つの医療機能ごとに設定.
○「一般病床及び療養病床において，臨床に従事する医師数」を高度急性期,急性期,回復期,慢性期の 4 つの医療機能に按分し，4 つの医療機能ごとの病床数で除することで，4 つの医療機能ごとの「医療需要当たり医師数」を推計する.
○高度急性期，急性期，回復期，慢性期の 4 つの医療機能に按分する方法については，現状の病床機能報告制度を活用する方法を用いる.

	病床機能報告制度の具体的な活用方法	
高度急性期	全ての病棟が「高度急性期」と報告した病院※の医師数÷当該病院の病床数	①
急性期	全ての病棟が「急性期」と報告した病院※の医師数÷当該病院の病床数	②
回復期	全ての病棟が「回復期」と報告した病院の医師数÷当該病院の病床数	③
慢性期	全ての病棟が「慢性期」と報告した病院の医師数÷当数病院の病床数	④

※ 大学附属病院を除く

⇒結果の比　①：②：③：④ =4.8：2.7：1.5：1.0（④慢性期を 1.0 とした場合）

出所：第 4 回医師需給分科会（2016 年 3 月 27 日）「資料 1　医師の需給推計について」20 頁.

　医師需給分科会でやっている今回の試算では，次の図表 40 にみるように，たとえば今の労働時間はあまりにも長く，これを減らし

図表 40　需要の推計において勘案した事項

・次の項目について幅を持って推計（詳細は後述）

	考え方	上位	中位	下位
①労働時間の適正化の見込み方	高度急性期・急性期に従事する医師の労働時間の適正化をどの程度見込で推計するか（「勤務医の就労実態と意識に関する調査」（平成 24 年）等における労働時間を基に算出）	56.6 時間 → 45.7 時間	56.6 時間 → 51.1 時間	56.6 時間 → 53.9 時間
②精神病床の入院需要の年次推移	「患者調査」や「社会医療診療行為別調査」に基づき，近年の受療動向の推移（変化率）をど の程度踏まえて推計するか	近年の入院受療率の推移（変化率）の幅を 0.9-1.1 倍にして延伸（中位推計は，1.0 倍）		
③外来需要の年次推移	「患者調査」や「社会医療診療行為別調査」に基づき，近年の受療動向の推移（変化率）をど の程度踏まえて推計するか	近年の外来受療率の推移（変化率）の幅を 0.9-1.1 倍にして延伸（中位推計は，1.0 倍）		

出所：第 4 回医師需給分科会（2016 年 3 月 31 日）「資料 1　医師の需給推計について」23 頁.

たらどうだろうかという，3 種類の労働時間の調整ケースを想定して，最も労働時間を減らしていくケースでは医師数の需要は相当大きくなり——というような試算結果が得られているわけです.

　たとえば，図表 40 において，労働時間の適正化の見込が最も大きい上位推計の場合は，将来の労働時間について図表 41 の仮定が置かれています.

図表 41　労働時間の適正化の見込（上位推計）

＜週当たり勤務時間の状況＞ （時間）

	直近
病院全体	53.2
病院（精神病床除く）	53.9
うち，高度急性期・急性期	**56.6**
うち，回復期・慢性期	45.7
病院（精神病床）	45.0
診療所	45.8
介護老人保健施設	38.5

他の病院・診療所と同レベル（加重平均 45.7 時間）まで低下

（時間）

将来
(45.7)
(45.7)
45.7 （医師が 1.24 倍必要）
直近値と同じ値を用いる

注：各データの出所，各病床・施設のカテゴリーの詳細は，第 4 回医師需給分科会（2016 年 3 月 31 日）「資料 1　医師の需給推計について」24 頁を参照.

出所：第 4 回医師需給分科会（2016 年 3 月 31 日）「資料 1　医師の需給推計について」24 頁.

　女性の医師が増えてくることや医師の高齢化をどう考えていけば
いいかといったところも，図表42の※※にあるように，女性や高
齢医師の労働時間は標準的な労働時間の何割ぐらいとすればいいだ
ろうかといった形で，0.8を掛けていく方法で計算しています．

図表42　医師の需給推計の結果について

医師需給は，中位推計においては，2024年（平成36年）頃に，上位推計においては，2033
年（平成45年）頃に均衡すると推計される．なお，いずれの場合も需給が均衡した後は，
将来人口の減少により，医師の需要は減少すると考えられる．
　供給推計　今後の医学部定員を平成28年度の9,262人として推計．
　需要推計　（上位推計）様々な前提・仮定（※）のうち，最も医師の需要推計が大きくな
　　　　　　　　　　　る組み合わせで行った推計
　　　　　　（下位推計）様々な前提・仮定（※）のうち，最も医師の需要推計が小さくな
　　　　　　　　　　　る組み合わせで行った推計
　※精神病床の入院受療率，外来医療の受療率，労働時間について幅を持って推計
　※※女性医師，高齢医師，研修医については，それぞれ働き方等を考慮し，30～50歳代
　　　の男性医師を1とした場合に，女性医師0.8，高齢医師0.8，研修医1年目0.3，研修
　　　医2年目0.5として推計

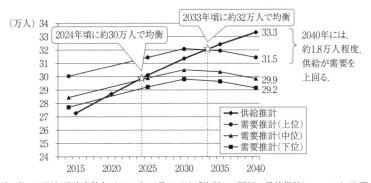

出所：第4回医師需給分科会（2016年3月31日）「資料1　医師の需給推計について」42頁．

　そうした試算方法の進化，およびその試算結果を受けて，僕が会
議の中で何度も言っているのは，次のようなことです．

　いろいろな地域で地域医療構想が出揃うとします．「高度急性期の病床が何床」というのが出ます．そこに何人の医者が必要になるのかは，全国平均の値を当てはめていく．そうすると，今は全国平均まで届いていないというところも当然ある．今までは——これは医師需給分科会に参加されている神野正博先生のお言葉ですけれども——バケツに水を入れていき，バケツから溢れたところが地方にまわっていくというような状況でしたので，バケツから溢れ出る水を待つ地方は，バケツの中の水とは豊富さが違う．

　これまで僕は，そうしたバケツに水という方式を「医師の配置を市場に任せた方式」という表現をしていたわけでして，こうした方式でやっていきますと，「もう十分だ」というグループと「まだまだ足りない」というグループの対立が永遠に続いていきます．現行のやり方，いわゆるinstitutionとしての現行の制度は，双方から不満が出続ける，そういう制度になっています．

　しかしさすがに今回は，医師需要の試算方法の転換とともに，この偏在問題あたりはなんとかしなければならなくなっているんですね．

　ですから，医師需給分科会でやっているこのあたりは，かなり重要な役割を持ってくる，医療政策の中で重要なパーツになるわけです．このあたりは，第3章にある，『日経デジタル』インタビューの中で，「これまでは医療従事者の配置は市場に任せながら，医師を増やしてきたわけだが，それでは，地域，診療科間の偏在問題は解決できなかった．……職能団体はそれ相応の覚悟を固めつつある」（69頁）と話しているところです．

　そこで話しているように，日本医師会・全国医学部長病院長会議が，「医師自らが新たな規制をかけられることも受け入れなければ

ならない」（69 頁）と自ら言っている意味はきわめて大きいです．
医師偏在をめぐる医療関係者たちの問題意識も，以前とは随分と変
わってきていることを感じます．

医師養成をとりまく環境

　医師の地域偏在問題を解くひとつの方法として，医学部入学時の
地域枠という話があります．でも，地域枠といってもいろいろなも
のがあります．どういう地域枠が良いのかを考える際にご理解いた
だきたいことがあります．

　ケンブリッジ大学のハジュン・チャンという経済学者が，2010
年に出した『世界経済を破綻させる 23 の嘘』という本に，彼の出
身国韓国の医学部進学熱について書いた文章があります．

　「2003 年に行われた調査によると，理系の最優秀大学受験生トッ
プ 2% 以内のほぼ 5 人に 4 人が医学部進学を望んでいた．また，こ
こ数年間の非公式データでは，韓国の 27 の医学部中，最も入りや
すいところでも，最難関の工学部よりも合格するのが難しかった．
まさに断トツの超人気学部である．興味深いのは，医学部は韓国で
は昔から人気が高い学部だが，現在のこの超人気ぶりは最近になっ
てからのことという点である．おおむね 21 世紀になってからの現
象と言ってよい．一体なぜそんなことに？[23]」．いや，本当に，なぜ，
そんなことに？　という感じですね．

　こうした韓国での医学部進学熱の高まりは，この 10 年くらいに
起こったことで，雇用の不安定化，つまり 97 年のアジア金融危機
のところから「国が危ない」という状況になる――国が危ないとい
うことになってくると，親はどういうふうに子供を育てていくかと

23　ハジュン・チャン／田村源二訳（2010）『世界経済を破綻させる 23 の嘘』296 頁.

いう親心も考えていくと，大体分かるかなと思います．

　僕は2007年，日本でちょうど医師不足だとか地域医療が崩壊したとかいろいろなことが言われていたころに，学生に「ちょっと予備校に行って偏差値を調べてきてくれ」と言って調べてもらいました．

　僕は地方の医学部の卒業生が大学に残らなくなり，地域医療崩壊が急に言われるようになったのは，たぶん，医学部の偏差値が急に上がったことが背景にあるんだろうと思ったんですね．そこで，ゼミにいる2浪の学生に，「お前，予備校，得意だよなっ？」というと，「そりゃぁ，もちろんですよっ」と答えるから，私立医学部の偏差値を90年から時系列で調べてくれと頼んで，予備校に行ってもらいました．そこで作ったのが図表43です．1990年には偏差値が最も低いと45くらいで私立の医学部に行けたようです．最も高いところはずっと慶應大学ですね．ところが90年代に最も低いと

図表43　私立大学医学部の偏差値の推移

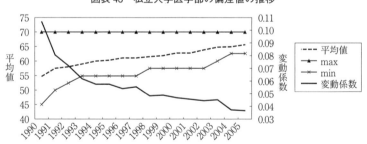

注：医学部設置の私立大学全29校のうち，産業医科大学を除く28校を対象．
　　センター試験を加味する産業医科大学のデータは国公立大学医学部の個所に記載されている．

出所：河合塾／全国進学情報センター『90年度　大学入試研究会資料』．
　　　河合塾／全国進学情報センター『大学入試研究会資料　大学入試結果追跡』各年版．
　　　権丈（2007増補版）『医療政策は選挙で変える』38頁．

ころの偏差値がどんどん上がっていって，偏差値の散らばりを示す
変動係数は，どんどんと小さくなっていきました．

　こうしたことがなぜ起こったのか．2016 年 3 月 31 日の第 4 回医
師需給分科会で僕は次のような発言をしています．

　私は以前，医学部の偏差値を調べたことがあります．どうして地域医
療の崩壊などという問題が起こってくるのかと思って調べてみたわけで
すけれども，1990 年代に医学部の偏差値がものすごく上がっている．
これは 90 年にバブルが崩壊して，日本のエリート層がたたかれていく
中で，親が子供をどう育てていこうかというようなことになっていくと，
やはり手に職をという感じになっていくのだろうと思う．1997 年に金融
危機を経験した韓国も，それ以降，国がなくなって子供が生きていける
ように，労働市場が不安定な社会でも子供が生きていけるようにという
形で医学部偏重が起こってきます．そういう環境変化が起こった中で，
1973 年の一県一医大構想の大学入学のところをずっと自由化していると，
地方のほうは 10 月ぐらいまで運動会をやっていますので，都心の進学
校に入試の段階で負けていきます．大学入試の側面でこうした大きな構
造変化が起こっている中では，地域枠といっても地元出身者の地域枠で
ないと，これは機能しないというのを私はもう 10 年近く前から言って
いる．一県一医大が構想された 73 年とは社会構造が大きく変わってお
りますので，一県一医大構想の医学部入試のところを自由化していると，
かつては想像していなかった問題が生じてきたことになるので，文部科
学省は少し考えてもらいたい．

　90 年代末から 2000 年代になると，高校や予備校は，広告で東大，
早慶合格者何人ではなく，医学部何人と謳うようになります．そし
て都心の進学校の卒業生は，地方の医学部に，合宿自動車免許を取

得しに行くような気持ちで入学し，免許をとったら都心に戻る．これでは，一県一医大構想の理念はたまったものではなく，地域医療は崩壊します．そういうことが起こっているだろうと予測して，医学部偏差値の推移を調べたわけです．

僕は，「地域枠」が必要だというこうしたグラフを作っていた頃から言っていましたけど，それは「地元枠」という意味での地域枠です．医学部卒業後の定着率を高めるためには，医学部のある地元の高校の校区とか2次医療圏ごとに地域枠を設けることです．そうすれば，奨学金も家計補助的なものに節約できる上に，定着率を高めることができます．逆に，医師不足が強く言われていた2007年あたり以降，どうして増員のための奨学金の地域枠ができたのかの方が不思議です．いつか，そうした対応がなされた経緯を調べたいとも思っています．

次の図表44は，2007年当時のセンター試験での難易度順に右側から大学数を並べたものです．医学部は揃って難易度が半端ではありません．私ども経済・商・経営学系は，医学系の随分と左側にい

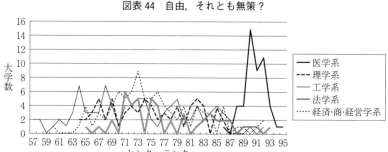

図表 44　自由，それとも無策？

注：代々木ゼミナール「入試難易度ランキング」
出所：権丈（2007 増補版）『医療政策は選挙で変える』37 頁.

るわけで，実に悲しい状況にあるわけですけれども（笑），こうした事態は正常なのかどうか，国を運営していくという公共政策を考えていく上では，やはり考えてもらわなければなりません.

　この時の，第5回医師需給分科会（2016年4月20日）で，僕は，「90年代から，急激に医学部の進学熱が高まっていき，偏差値が異常に高くなっていったために，医療以外の他の領域は大丈夫なのかという，マンパワーの質の問題も起こっております.他の所に医学部を諦めた人たちばかりが行って，工学系とかいろいろな所は本当にそれで大丈夫なのかというような社会全体のマンパワー配分上の質の問題も，医師の量の問題と同じように生じてきます」と発言しています.医学部にこんなにテストで優秀な人たちがこれほどまでに必要なのかというふうには，僕は発言していません.それは医療関係者の方々に判断してもらいたい.医師養成の制度設計には，そうした側面も視野に入れて，いろいろと工夫していただきたいというのが，僕からの切なる願いであります.

　そう言えば，雑誌『選択』の2016年6月号に，「東大理Ⅰの凋落が止まらない──優秀な人材は医学部に行く時代」という記事がありました.その記事は，次の文章からはじまります.

　東京大学工学部の地盤沈下が進んでいる.日本の産業界の低迷に呼応して，理系最高峰だった「東大理Ⅰ（理科一類，工学部の前期教養課程）」の魅力が急速に色あせているためだ.優秀な受験生を医学部に奪われて，次代を担う研究者や，日本企業の屋台骨を支えるような人材の確保が年々難しくなっている.

　僕は，「成長戦略」などという怪しい言葉というか，毎年同じよ

うなことを経産省が作文にしている話は相手にしていないんですけど，工学部が凋落していく今のこの傾向は，けっこう危ないと思っています——つまり，第1章で述べた国際的な独占的競争市場における日本ブランドの価値の衰退につながると心配しています．地域医療の持続可能性を高めるための地元枠の大幅増は，風が吹けば桶屋が儲かる話のように，工学部の凋落に歯止めをかけ，そして，めぐりめぐって，地域医療にも，日本の成長を支える技術力にも良い結果をもたらすとも思っています．そのメカニズム，分かりますか？

ジャンプ 知識補給・医師偏在を解決する政策技術　316 頁へ

ジャンプ 知識補給・医師偏在と医学部進学熱の本質
　　　——まずは「地元枠」の拡充を　323 頁へ

医療環境をとりまく社会性

　本当に医療環境というのは社会性を持っています．たとえば医師不足が強く言われていた頃に僕が何をやっていたかというと，まず，「医療事故」というキーワードで新聞を検索します．次に，「医師不足」で新聞のヒット数を検索する．そうすると，次の図表45 に見るように医療事故のヒット件数の急増が先行して，タイムラグを持って医師不足のヒット件数が増加してきます．

　僕は，人口当たりの医師数は毎年毎年増えているのに，どうしてある日突然，医師不足が大騒ぎになるんだという問を立ててこうした作業をやっていったわけです．そしておそらく，1999 年に横浜市立大学医学部附属病院で患者取り違え事件が起こり，新聞が「医療事故」報道を毎日のように書き続けた後に，医療の仕事の内容が

図表 45　朝日，日経，毎日，読売 4 紙キーワードヒット件数

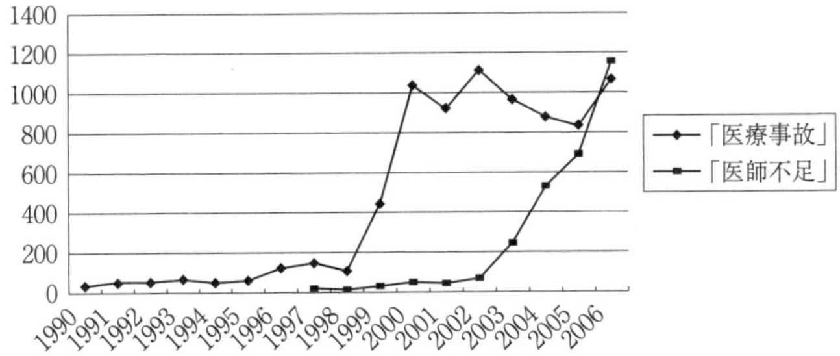

注：2006 年は 2006 年 11 月 3 日現在.
出所：権丈（2007 増補版）『医療政策は選挙で変える』40 頁.

変わっていますね．その原因は，医師と患者の間の信頼関係が，医療事故報道，いわば医療バッシング報道によって毀損されたことにあるのだろうとみていました．たとえば，僕たちで言えば，僕と学生の間にしっかりとした信頼関係があれば，学生の成績を「Dにする」と言っても，「先生がDと言うのならば仕方がない」ということになると思うのですが，もし信頼関係が崩れて，「どうしてDなんだ」「納得がいかない」と日々言われるようになったら，これは仕事量が 5 倍にも 6 倍にもなりますよね．1999 年にはじまる医療事故報道をきっかけに，そういうことが起こってきているのではなかろうかと推測していたわけです．ちょうどその頃，病院の中で「患者さま」という言葉も使われるようになったとも記憶しています．

　医療には結果の不確実性がどうしても伴います．しかし，医療事故が起こった，その時，「不確実性」を理解しないままにメディアは報道して，医師，看護師，病院を一方的に責めました．国民はメディアの報道を受け止めました．そして，医師不信を募らせた国民の声が次のようなかたちで出てくることになります．次は，2000

年11月のある新聞記事からです.

　　一般社会では, 人の命を奪おうものならそれ相当の処罰を受ける. 命を奪われた人の家族のことを思えば至極当然のことだ. それなのに, 医療事故を犯した医師たちは大した罪を問われないまま平然と医療業務を続けている.

　　私たちには, 自分や家族の命を預けるのに信頼できる医師を正しく判断して選ぶだけの手段がない. せめて, 過ちを犯した医師らの名前はすべて公表すべきだと思う.

　そして, 新医師臨床研修制度が2004年に導入される前に,「医師不足」の新聞ヒット件数が増えはじめている. だからこういう社会性もしっかりと考えていかなければいけないのが医療政策なんですね.

医療における専門職規範, そして公共政策と
プロフェッショナル・フリーダム

　医療というのは, 政策を考えていくのは本当に難しいです. 医療にはどうしても, 普通では考えられないような, 経済学上の特性があります. 随分と以前に書いているんですけれども,「みかんをください」と果物屋に行って「いや, あなたがほしいのはメロンですよ」と言われて「ありがとうございました」というマーケットは普通ないです. 医療というのは, 医師と患者間の情報が非対称的で, その上, 診療効果は確率的かつ個別性が強いですから, 経済学者が普通の経済学を適用した制度設計というのは, 大体うまくいきません. このあたりのところは, フュックスという僕の本にはしばしば出てくる医療経済学者の言葉が参考になります. 彼は,「多くの政

策アナリストは専門職規範を不当にも無視し，市場と政府規制のどちらが利益があるかという論争に明け暮れてきた．医療技術が複雑でダイナミックな特性を持つこと，および患者の医師受診の多くが極めて個人的かつ情緒的側面を持つことを考慮すると，競争と規制のどちらも，あるいは両者の混合も，医療の社会的規制のための適切な基礎とはなりえない．私は専門職規範が決定的に重要な第3の要素だと考えている[24]」とも言っています．

第5章で紹介した『日経デジタル』のインタビューでは，「患者のために，地域住民のために，前向きにやっていこうと動くところや，地域内で競争よりも協調の方がよいと考えて工夫するところも出てくるだろう．患者や地域住民のために守られているプロフェッショナル・フリーダムというのは，そういう働きもしてくれるはずだ」と話していて，私の考え方には，先に話しました「賽は投げられた，次はあなた達の番」という言葉にもありますように，しばしば，そうした医師の専門職規範を期待した側面が出てきます．その上で，僕は，次のような発言を，2016年4月20日の医療従事者の需給に関する検討会・医師需給分科会合同会議で行うことにもなります．

　　総量と偏在の問題は，独立ではありません．偏在の問題を限りなく解決していくとすると，総量の問題を大分抑えることができます．この問題は，トレードオフといいますか，非常に重要な問題を抱えております．偏在の問題をはじめ，医療政策は公共政策ですので，いろいろなものが公共政策の目的に従属していくと私は思います．

24　Fuchs（2000）／二木立訳（2000）「医療経済学の将来」『医療経済学研究』Vol. 8, 95頁.

医療政策というのは公共政策です．これまでは，プロフェッショナル・フリーダム，プロフェッショナル・オートノミーという言葉が，何のために守られているのか，目的を遂行するためにプロフェッショナル・オートノミーはどうあるべきなのかということを考えなさすぎでした．これらの言葉の用い方に誤りがあり，それが昔ながらの医療政策における公共政策上の問題を未解決のまま，もしくは問題を拡大している状況に陥らせているのではないでしょうかね．

再び，医師総数について

第6回医師需給分科会（2016年5月19日）で，僕は，次のような発言をしていますね．

　　人口減少の中で医師をどんどん増やしていくのはなかなか難しいものがありますので，総医師数を節約しながら，各地域，各診療科に適正配置が行われるように準備していくということかと思う．

ここで，簡単な数字を紹介しておきます．2016年医学部入学定員は 9,262 人．同年の推計出生数 976,979 人．2016年の出生千人当たり医学部入学定員は 9.48 人．

ところで，日本の人口千人当たり臨床医師数は，2.3 人（2011年）で，ドイツ 4.1 人（2013年），フランス 3.3 人（2013年），イギリス 2.8 人（2013年），アメリカ 2.6 人（2013年）．

目の前の利害関係を超越して将来のことを見越しながら議論されるべきことがどのようなことか，みなさんも一緒に考えて下さいませ．

第10章 高齢障害者向け介護保険と 若年障害者向けの障害者福祉

介護保険法第一条にみる介護保険とは

　医療保険の仕組みは，若い人も病院に行ったことがあるためでしょうけど，わりと学生たちもすぐに理解してくれてます．でも，介護保険となると，自分で利用申請をしたことのある人は，たぶん皆無──うすらぼんやりとしかイメージできないというのが実情のようです．そこでまずは，介護保険は誰を給付の対象としているのかということについて話をはじめてみましょう．

　2016 年に『介護保険制度史』という本が出ました．この本の序章の最初に「高齢障害者」という言葉が出てきます．介護保険を理解するには，この言葉をキーワードとするのがいいかもしれません．そして，介護保険法には，次のようにその目的が書かれています．

　　　第一条　この法律は，加齢に伴って生ずる心身の変化に起因する疾病等により要介護状態となり，入浴，排せつ，食事等の介護，機能訓練並びに看護及び療養上の管理その他の医療を要する者等について，これらの者が尊厳を保持し，その有する能力に応じ自立した日常生活を営むことができるよう，必要な保健医療サービス及び福祉

サービスに係る給付を行うため，国民の共同連帯の理念に基づき介護保険制度を設け，その行う保険給付等に関して必要な事項を定め，もって国民の保健医療の向上及び福祉の増進を図ることを目的とする．

この条文の中でのキーワードは，「加齢に伴って生ずる」と「これらの者が尊厳を保持し，その有する能力に応じ自立した日常生活を営むことができるよう」でしょうか．この法律の意味することは，高齢障害者の尊厳の保持と自立支援という意味になると思います．

でも，障害者は，高齢に限ったことではありません．しかし，障害者の増加は，高齢障害者の増加によっているのは事実です．

次の図表 46 は，年齢階層別障害者数（概数）で，身体障害者，知的障害者，精神障害者の順番に示しています．

そして，『障害者白書（平成 28 年版)』（192 頁）によると，身体障

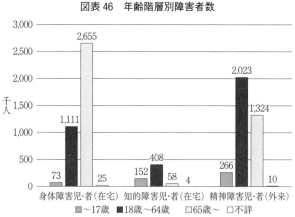

図表 46　年齢階層別障害者数

注：身体障害児・者，知的障害児・者は 2011 年，精神障害児・者は 2015 年.
出所：『障害者白書 平成 28 年版』参考資料図 2 〜図 3（196-197 頁）より筆者作成.

害，知的障害，精神障害の 3 区分で障害者数の概数をみれば，身体障害者 393 万 7 千人，知的障害者 74 万 1 千人，精神障害者 392 万 4 千人となっています．これを人口千人当たりの人数で見ると，身体障害者は 31 人，知的障害者は 6 人，精神障害者は 31 人となり，複数の障害を併せ持つ人もいるため，単純な合計にはならないものの，国民のおよそ人口千人当たり 68 人が何らかの障害を有していることになります．

介護保険と障害者福祉の関係

　この国の障害者政策では，次の図表 47 のように 65 歳未満と 65 歳以上では，サービスを給付する制度が違います．図表 47 では注 1 に書かれているように 40 歳から 65 歳の年齢層でも「特定疾病」の場合には介護保険からの給付が行われるように描かれています．特定疾病とは，末期がん，関節リウマチ，初老期における認知症などで，これら疾病を原因として要介護，要支援状態になった場合は介護保険からは給付が行われます．しかし，たとえば 40 歳から 65 歳の人が交通事故で障害を持った場合は，介護保険からの給付ではなく障害者福祉からの給付になります——もちろん，その人が 65 歳以上でしたら介護保険から給付を受けます．

　どうしてこういうことになったのでしょうか？

　高齢障害者を給付対象とした制度を設計する際に，財源を税で賄う税方式ではなく，社会保険料で賄う社会保険方式でやろうということになります．その気持ちは分からないではないです．だってこの国で税に頼った制度を設計するということは，ニアリーイクォール，赤字財政に頼った制度になるということを意味してしまいますし，制度発足後の財源の調達が極めて難渋することも予測できます

図表 47　介護保険と障害者福祉の適用関係

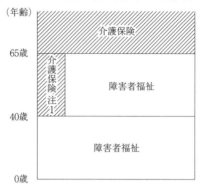

注1：特定疾病に起因する要介護状態の場合，介護
　　　保険の適用とする．
　　　この図は要介護状態となった場合に介護サー
　　　ビスを提供する制度の適用関係の概念図．
出所：増田雅暢（2016）『介護保険の検証』146 頁．

から．残念ながら，この国って，そういうお国柄なんです．そこで，高齢者介護は，保険方式でやろうということに，早々に決まります．

　では，次に，誰を被保険者とするべきか？──つまり，誰に保険料を払ってもらうかということになるわけですね．その時，40 歳以上ということにして，保険料を払った人にはなんらかの介護給付があることを目に見える形にするために，彼らには「心身の病的加齢現象との医学的関係があると考えられる」疾病のうち，介護保険から給付されることと整合性をもつ条件をみたす疾病を選定して，これを「特定疾病」と名づけ，この特定疾病の場合のみ，（障害者福祉からではなく）介護保険から給付を行うということに決まったようです．

ジャンプ 知識補給・介護保険における「特定疾病」　329 頁へ

　大人の世界というのは，なんだか，面倒な世界ですね．どうせこ
の国では増税することはなかなかできないと，国の政治家を見切っ
て社会保険料を主財源とする社会保険方式でやると決めたのならば，
公的年金と同じように 20 歳以上を対象とした介護保険を設計し，
その性格を長期保険と理解しておけばいいと思うんですけどね——
医療保険と一緒に保険料を徴収するという条件つきですけど．それ
になんなら，若い時の保険料拠出期間の履歴に応じて，高齢期の自
己負担率に差を設けるような工夫をすることによって，介護保険の
長期保険化を図るというのもありかもしれませんね．公的年金保険
も受給は高齢期に偏っているんですけど，若年期から保険料を払う
仕組みにして，自分の高齢期での消費（支出）を平準化し（con-
sumption smoothing），その保険料拠出履歴に基づいて年金額に差を
設けているんですよね．

　うんっ？　分からなくなったかな？　このあたりは第 12 章にあ
る「年金と医療介護の類似性」でもう 1 回触れますので，また後か
ら考えてみましょうかね．

第11章　最近の介護保険改革の意味

介護保険における居宅空間と「在宅医療等」という
政策用語の意味

　ここでは最近の介護保険改革の意味を説明したいのですけど，その前にまず，高齢障害者を対象とした介護保険の概要を，さらりと解説することからはじめましょう．介護保険って，けっこう，用語が簡単なようで，理解しづらいんですよ．

　さて，介護保険は 2000 年 4 月に施行されました．

　次の図表 48 にみるように，介護保険は，社会福祉制度と医療保険・老人保健制度が提供していたサービスを継承しています．そして介護保険には 5 種類の給付があります．このうち「居宅」は介護

図表 48　介護保険制度成立以前のシステムと 5 種類の介護保険給付

社会福祉制度
　　特別養護老人ホーム入所
　　在宅介護サービスの提供

医療保険・老人保健制度
　　老人病院入院
　　老人保健施設入所

介護保険制度の 5 種類の給付
　　施設サービス
　　居宅サービス
　　地域密着型サービス
　　居宅介護支援
　　介護予防支援

出所：筆者作成．

保険法の中では，自宅以外の多様な居住形態も含めた用語として用いられています．また，介護保険における「施設」とは，「介護老人福祉施設」（特別養護老人ホーム），「介護老人保健施設」，「介護療養型医療施設」という介護保険創設の前から存在していた施設に限定されています（これらは，介護保険3施設と言われています）．

　したがって，介護保険の給付対象者が居住している空間は，次の図表49のようになります．

図表49　介護保険給付対象者の居住空間

介護保険における居住空間と在宅医療等の対象範囲

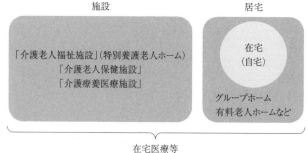

注：第3章58頁における「在宅医療等」の定義参照．
出所：筆者作成．

　介護の世界における「居宅」という言葉や，医療の世界における「在宅医療等」という言葉については，わりと正確に理解しておいた方がいいと思います．日本の医療では，病院から在宅へというスローガンが掲げられていますけど，なにも病院から退院した人が全員「自宅」にというスローガンではないんですね．そのことは，第3章（58頁）で説明していた話です．

　病院から在宅への「在宅」というのは，正確には，「在宅医療等」

であって，介護保険における「施設＋居宅」を含むことになります．
第3章でも言ったように，高齢者のための高層住宅の1階に診療所，
訪問看護ステーション，訪問介護事業所を設置して，24時間いつ
でも対応できるようにすれば，病院から在宅への目的は達成できて
いることになります．問題は，こうした体制，あるいはもっと大き
な話をすれば，そうした街づくりを誰が責任をもって整備していく
のか⁉　ということであって，これは，療養病床の数をどうするか
ということに関して大問題をかかえているわけです[25]．

なぜだか難しい，介護保険用語

　ところで，介護保険の理解を難しくしているのは，給付されるサ
ービスの名前では，内容を想像するのが難しい言葉があることでは
ないかと僕は疑っています——医療の場合は最初から医学用語を理
解することについては諦めがつくのですが，介護の場合はそうはい
かず，何，この日本語？　っと，理解できないネーミングそのもの
に苛立ちを感じたりするのではないでしょうか．

　図表48と次頁の図表50にある5種類の給付内容にしても，施設
サービスと居宅サービスは，まぁ，この名前はサービスの内容なん
だろうなと，なんとなく想像ができると思います．しかし，「地域
密着型サービス」とはなんぞや？　ですね．

25　医療サイドからみると介護施設の増加は，「病院完結型医療」から「地域完結型
医療」への転換を促すことになります．しかし介護サイドからみると，施設増設の
権限は都道府県にあり，施設の増設を認めると，県や市町村の負担は増えるし，保
険料が高くなって議会運営は難しくなる．さらには，施設を充実させると，施設を
目指して他地域から入居者が流入し，なお一層介護費用が増加します．このうち，
他地域からの流入問題を避けるために，介護保険では，「住所地特例」を設け，施
設に入所して住民票が移っても，移る前の市町村が給付費を負担する制度を設けて
います——話は，いつも込み入っているものですね．

図表 50　5 種類の介護給付の内容

介護給付で行うサービス
施設サービス
介護老人福祉施設
介護老人保健施設
介護療養型医療施設
居宅サービス
訪問サービス
通所サービス
短期入所サービス
特定施設入居者生活介護
特定福祉用具販売
福祉用具貸与
地域密着型サービス
夜間対応型訪問介護
巡回型の訪問介護
認知症対応型共同生活介護
小規模多機能型居宅介護
など
居宅介護支援（ケアマネジメント）
介護予防支援（介護予防ケアマネジメント）

出所：筆者作成.

　地域密着型サービスは，2005 年の介護保険改正時に導入された制度です．介護保険の保険者は市町村なのに施設や事業者の指定や許可を都道府県知事が行っているのは，サービスが市町村域を超えて広域的に提供されるからです．しかし，サービスによっては，利用者に身近な市町村の域内で提供されることが適当なものもあります．代表的なのは，夜間対応型訪問介護，巡回型の訪問介護や認知症対応型共同生活介護（グループホーム）などで，これらを地域密着型サービスとして，2006 年 4 月から，市町村長が指定を行うこととなりました．原則としてその市町村の住民しか利用できません．指定基準や介護報酬も全国画一的なものではなく，その市町村の実情に応じて変えることができます．

　他に，介護になじみのない人を悩ませるのは，この地域密着型サービスの中にある「小規模多機能型居宅介護」というものでしょうか．小さくて機能が多いものなのはなぁんだという，なぞなぞ？のようなネーミングです．

　厚生労働省の説明によると，「小規模多機能型居宅介護は，利用者が可能な限り自立した日常生活を送ることができるよう，利用者の選択に応じて，施設への「通い」を中心として，短期間の「宿泊」や利用者の自宅への「訪問」を組み合わせ，家庭的な環境と地域住民との交流の下で日常生活上の支援や機能訓練を行います」とあります．つまり，通い（デイサービス），「宿泊」（ショートステイ），訪問（ホームヘルプサービス）の3つを合わせた多機能で，家庭的な環境で地域住民との交流ができる規模ということで小規模ということのようではあります．

　まぁ，言葉をそのまま丸暗記できるタイプの人ならばこうした説明で十分なのかもしれないのですが，世の中には物事を理解するためにはイメージが必要という人もいると思います．そうした人向けに説明を補足しておきますと，小規模多機能型居宅介護というのは，認知症ケアの先駆者たちが，古民家などを活用しながら展開してきた「託老所」が前身である介護サービスのことです．しかもそうした介護サービスを提供してくれる人たちは，顔なじみの人たち——「託老所」は，大規模老人施設とは違い，介護や支援を必要としている高齢者に既存の民家等でサービスを提供することにより，気心の知れた仲間同士と家庭的な雰囲気で過ごすことができるというものでした．大規模老人施設の整備が進む時代の中で，一方では，「託老所」でのケアを行う事業所が増えていっていたんですね．

　介護や支援が必要な高齢者にとって，気を遣わず，信頼関係が構

築されやすい，小規模の「託老所」は理想的な形態でした．特に，要介護者の半数を占めるといわれる認知症高齢者にとっては，住み慣れた地域で，できるかぎり環境を変えずにケアを受けることができるということが大切です．そうした理由から，「託老所」が実践してきた，住み慣れた地域と小規模ならではの家庭的な雰囲気にこだわったケアは，2005年の介護保険制度改革の時に法制度化される運びとなりました．介護保険では，こうした，実践が先行して，後に，制度化がついてくるというケースがあります．

　介護保険の中の小規模多機能型居宅介護は，具体的には，「通う」こともできれば，状況に応じて「泊まる」ことも「訪問してもらう」こともできます．介護者も要介護者も顔なじみの人となるように，利用数の上限は，登録者＝29名と定められていて，もちろん，サービスの質を保証するために必要となる人員配置基準もあり――いや，社会サービスの質の保証というのは「人員配置基準」でなされると考えた方が分かりやすいのですけど――，それは，次のようになっています．

・管理者＝1名（兼務可）
・介護従業者＝3：1（訪問対応の職員はこのうちから）
・介護従業者のうち1名以上を看護職員（非常勤可）
・深夜は状況に応じ夜勤または宿直＋訪問対応できる者（オンコール可）
・計画作成担当者＝介護支援専門員（兼務可）

　こうした要件をみたしている小規模多機能型居宅介護を提供する際には，図表51の介護報酬単位数をベースにした金額を受け取ることになります．ここで，「単位」となっているのは，介護では（医

図表 51　小規模多機能型居宅介護の介護報酬単位数

介護度	単位数
要支援 1	3,403 単位
要支援 2	6,877 単位
要介護 1	10,320 単位
要介護 2	15,167 単位
要介護 3	22,062 単位
要介護 4	24,350 単位
要介護 5	26,849 単位

出所：厚生労働省資料.

図表 52　介護報酬の地域割増（加算）区分について

		小規模多機能型居宅介護
1 級地	東京 23 区	11.10 円
2 級地	横浜市等	10.88 円
3 級地	千葉市等	10.83 円
4 級地	神戸市等	10.66 円
5 級地	福岡市	10.55 円
6 級地	静岡市等	10.33 円
7 級地	札幌市等	10.17 円
その他		10.00 円

出所：厚生労働省資料.

療と違い），図表 52 のように地域によって価格が異なっているからです．

　もしあなたが，要介護 3 で，事業所が東京 23 区にある小規模多機能型居宅介護を利用する際には，22,062 単位 × 11.10 円 = 244,888.2 円の 1 割の 24,488 円（小数点以下は四捨五入）を負担することになり，札幌市にあるサービスを利用する際には，22,062 単位 × 10.17 円 = 224,370.54 円の 1 割の 22,437 円を負担することになります（小数点以下は切り捨ての事業所もありますが）．

　このように，介護報酬，およびその 1 割となる利用者負担には，事業を運営していく際の費用の違いを反映した地域差があるのですけど，医療の診療報酬にはそうした地域差はありません．その結果，何が起こるのか？　を考えることは少しばかり面白いわけでして，医療の診療報酬に地域差が設けられていないことは，第 9 章で論じた医師の地域偏在問題を緩和しているのではないかという説もありまして，僕もそう思います——その理由，分かりますか？

介護保険における傾斜生産方式的改革

　ここでは，2014 年成立の医療介護総合確保推進法の中で行われ

た介護に関する改革を理解するためのテクニカルタームについて説明しておきます．これを要約すれば，保険料，公費を節約するために，自立支援を行う政策効果が高い領域が選択され，そこに財源をはじめとした資源を集中する改革ということもできます——戦後すぐ，財政余力が極めて乏しい時に，鉄鋼，石炭を選択して，資材・資金を重点的に集中した「傾斜生産方式」のようなものでしょうか．いまの介護保険財政を取り巻く環境は，保険料を上げるのもつらい，自己負担を上げるのもつらい，さらに言えば，現行では給付費への5割の公費負担（国：都道府県：市町村 = 25：12.5：12.5）があるのですが，増税には消極的な政府にそれ以上の負担を期待するのが最もつらい——戦後の八方塞がりの財政事情に似たようなものがあります．

　医療介護総合確保推進法の介護保険関係には，次の内容が書き込まれています．

　　3．地域包括ケアシステムの構築と費用負担の公平化（介護保険関係法）
　　①在宅医療・介護連携の推進などの地域支援事業の充実とあわせ，全国一律の予防給付（訪問介護・通所介護）を地域支援事業に移行し，多様化
　　※地域支援事業：介護保険財源で市町村が取り組む事業
　　②特別養護老人ホームについて，在宅での生活が困難な中重度の要介護者を支える機能に重点化
　　③低所得者の保険料軽減を拡充
　　④一定以上の所得のある利用者の自己負担を2割へ引上げ（ただし，月額上限あり）

⑤低所得の施設利用者の食費・居住費を補填する「補足給付」の要件に資産などを追加

出所：http://www.mhlw.go.jp/topics/bukyoku/soumu/houritu/dl/186-06.pdf

①から⑤について解説をしておきます．

①「全国一律の予防給付（訪問介護・通所介護）を地域支援事業に移行」というのは，『社会保障制度改革国民会議報告書』の次の文章に対応したものです．

地域支援事業については，地域包括ケアの一翼を担うにふさわしい質を備えた効率的な事業（地域包括推進事業（仮称））として再構築するとともに，要支援者に対する介護予防給付について，市町村が地域の実情に応じ，住民主体の取組等を積極的に活用しながら柔軟かつ効率的にサービスを提供できるよう，受け皿を確保しながら新たな地域包括推進事業（仮称）に段階的に移行させていくべきである（『国民会議報告書』29頁）．

介護保険給付の要支援を，地域支援事業に変えることについては，『国民会議報告書』に対する批判として，けっこう，メディアで取り上げられていました．批判された理由も分からないでもないですけどね．

要支援で受けられるサービスは，介護保険が創設されるまでは，高齢者福祉のサービスとして受けられていたものです．もし，このサービスを，2000年に介護保険が発足した時に適用から外されて，利用できなくなった人が出てくるとなると，混乱が起こるのは必至でした．この混乱を避けるために，介護保険の「要介護状態区分」

に「要介護状態とならないための予防的なサービスを提供する」という名目で「要支援」という軽度者に対する区分が設けられました．要介護者の自立支援を制度創設の目的とした介護保険からみれば，要支援はいずれ介護保険の趣旨に沿ったものに変えられることが想定されていたようなものでした．そして，そうした転換がなされれば，その時は混乱が起こります．その混乱が，介護保険創設の2000年から，地域支援事業に完全移行される2017年度まで先送りされていたとも言えます．

　医療介護総合確保推進法では，介護の必要度が少ない軽度の高齢者向けサービスの一部を，全国一律から市町村独自のものに切り替えることが定められました．そうした移行の際には，ボランティアやNPOなどによるサービス提供も活用して効率化を目指すことになります．多くの市町村は2017年4月までに事業を始めることができるように，準備を進めているところです．

　この改革では，すでに，先進的な事業を展開する市町村もいくつか出てきています．当面の移行期には，混乱が生じるかもしれませんが，この改革そのものは，介護保険以前の高齢者福祉時代の支援のあり方を，介護保険法第1条に掲げる「自立支援」に沿うサービスに切り替えるためには必要だったと思います．2016年の夏，日本経済新聞の社説でこの話が取り上げられていたので，紹介しておきます．

社説「医療・介護の効率化へ自治体は奮起を」
　　　　　　　　　　　　　『日本経済新聞』2016年8月20日
　奈良県生駒市は，独自の介護予防事業をすでに始めている．筋力を鍛える教室をのぞくと，トレーニング機器を使う人も，指導する人も高齢

者であることに驚く．指導しているのはこの教室の卒業生だ．経験者だ
からきめ細かい指導ができ，自分自身の活力維持にもなる．教わる側の
高齢者も「頑張れば，指導できるぐらい元気になれる」と張り合いが出
る．

　これらの事業によって高齢者に占める介護が必要な人の割合が下がっ
てきた．市の担当者は「市職員が本気を出せば，地域を変えていくこと
もできる」と意気込む．

　全国にはほかにも先進的な取り組みをする市町村がある．これらも参
考に，全自治体が知恵を絞り，競い合ってもらいたい．

　高齢者には医療と介護が共に必要だ．両者を一体として効率的に提供
するため，都道府県と市町村の連携も強化してほしい．

　②「特別養護老人ホームについて，在宅での生活が困難な中重度
の要介護者を支える機能に重点化」は，特別養護老人ホームの新規
入所者を，原則，要介護3以上に限定（既入所者は除く）するとい
う形で法制化されました．

　もちろん，そうした利用者制限なんかせずに施設を増やせば，要
介護2の人も要介護1の人も入居できるようにはなります．しかし
ながら，自治体にとっては，施設数そのものをコントロールするこ
とくらいしか介護給付費を抑える手段はないわけでして，自治体に
とって，今後施設をどんどんと増やすということはあり得ません．
特に市町村にとっては，施設が増えて介護給付費が伸び，第1号被
保険者の保険料が上がるのは，政治的に難しいものをもたらします．
そうなれば，要介護度が低い人たちには，要介護度が高い人たちに
介護施設の優先利用を認めてもらうくらいしか方法がなかったのだ
と思います．

　③「低所得者の保険料軽減を拡充」は，今後，介護保険は，どんなに給付費の抑制を図っていっても，長期的には利用者である後期高齢者の数は増えるし，その人たちの平均年齢も高くなっていくために，保険料が上がっていくことへの対応です．そうした事態に備えて，消費税の増税分のうちから財源を獲得し，給付費の 5 割の公費に加えて別枠で公費を投入することにより，低所得者の保険料の軽減割合を拡大するということで，法律は成立しました．

　ただしですね，この場合の「低所得者」の判定は，市町村民税の課税状況を基に行われます．そうなると，後で述べる⑤の補足給付問題のなかで論じる，本当に市町村民税の非課税者は負担能力が低い人なのか？　という難しさがあります．詳しくは⑤の説明をみてください．

　④「一定以上の所得のある利用者の自己負担を 2 割へ引上げ」について言いますと，生活事故に遭った人が高所得者だからといって，介護保険の受給時に高い自己負担率になるというのは，社会保険の論理の中では素直に受け入れることは難しいところもあります．しかしこれは反対しづらい状況もありました．今では，高齢者向けの医療保険制度——前期高齢者医療制度，後期高齢者医療制度の両方——では，現役並み所得者に関しては，そうでない人たちよりは高い自己負担率になっていまして，介護だけ，それはダメだよっと言うのもきつい状況なんですね．そして，負担限度額も医療保険の既にある制度にそろえるというのは，一定の説得力をもっています．

　したがって，『社会保障制度改革国民会議』の報告書では，次のように書かれることになります．

4　介護保険制度改革

……「範囲の適正化等による介護サービスの効率化及び重点化を図る」ことについては，上記2(4)で述べた予防給付の見直しのほか，利用者負担等の見直しが必要である．介護保険制度では利用者負担割合が所得水準に関係なく一律であるが，制度の持続可能性や公平性の視点から，一定以上の所得のある利用者負担は，引き上げるべきである（『国民会議報告書』37頁）．

　こうした文言が制度に反映される際には，どこを一定以上の所得者とみなすかというところが問題になるわけですが，次の図表53にみるように，かなり慎重な検討を経ているとも言えます．

図表53　一定以上所得者の利用者負担の見直し

負担割合の引き上げ
○保険料の上昇を可能な限り抑えつつ，制度の持続可能性を高めるため，これまで一律1割に据え置いている利用者負担について，相対的に負担能力のある一定以上の所得の方の自己負担割合を2割とする．ただし，月額上限があるため，見直し対象者の負担が必ず2倍になるわけではない．
○自己負担2割とする水準は，モデル年金や平均的消費支出の水準を上回り，かつ負担可能な水準として，被保険者の上位20%に該当する合計所得金額160万円以上の者（単身で年金収入のみの場合，280万円以上）を基本として政令で定める．
○利用者の所得分布は，被保険者全体の所得分布と比較して低いため，被保険者の上位20%に相当する基準を設定したとしても，実際に影響を受けるのは，在宅サービスの利用者のうち15%程度，特養入所者の5%程度と推計．

自己負担2割とする水準（単身で年金収入のみの場合）
　※年金収入の場合：合計所得金額＝年金収入額−公的年金等控除（基本的に120万円）

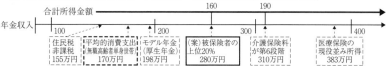

出所：厚生労働省「一定以上所得者の利用者負担関係」より．

　結局，④「一定以上の所得のある利用者の自己負担を2割へ引上げ（ただし，月額上限あり）」についての処置は妥当．そして妥当であるゆえに，財源削減効果は微少．ならば初めからやらなくても良かったのではないかということにもなるのですが，そのあたりは微妙というところでしょうか．

　⑤「低所得の施設利用者の食費・居住費を補填する「補足給付」の要件に資産などを追加」における，「補足給付」とは，低所得者に対する施設における食費，居住費の負担軽減の仕組みのことです．この点については，僕が2013年4月19日に，社会保障制度改革国民会議でプレゼンテーションした際の資料の一部を紹介させてもらいたいと思います．

　少し説明しますと，先に，「補足給付＝低所得者に対する負担軽減の仕組み」と書きましたけど，図表54に書いているように，低所得者ということが，必ずしも負担能力の低さを表しているのではありません．そのあたりは，『ちょっと気になる社会保障』には，次のような説明があります．

　　　ミーンズテスト（資力調査）はインカムテスト（所得調査）とは異なることを理解してください．所得はフローで，ミーンズテストに含まれる資産はストックという性格をもっていますが，フローを調査しただけでは，その人が扶助原理に基づいて生活の支援を行うべき対象なのかを判断するのには無理があります．なぜならば，所得が低くても資産の多い人はいるからです[26]．

　この文章と次頁の図表54，55に書いている，補足給付制度が抱

26　権丈（2016）45-46頁．

図表 54　第 9 回社会保障制度改革国民会議における権丈提出資料「補足給付」①

その他重要な課題

・『社会保障制度改革推進法』
　—社会保障の機能の充実と給付の重点化及び制度の運営の効率化とを同時に行い，
　　税金や社会保険料を納付する者の立場に立って，負担の増大を抑制しつつ，持
　　続可能な制度を実現すること．
・政策基準上の「低所得者」は，必ずしも「負担能力の低い者」ではない．現行の「低
　所得者」概念は課税所得のみに依拠しており，制度運営の効率化と税・社会保険
　料を納付する立場に立った両観点からの見直しは最重要課題．
・課税所得＝収入－経費－非課税所得－控除
・課税所得で測る「低所得者」と「負担能力の低い者」の間に現存するギャップを
　埋める努力をもっと行うべき．

出所：第 9 回社会保障制度改革国民会議（2013 年 4 月 19 日）資料 3-2　権丈委員提出資料
　　　58 頁．

図表 55　第 9 回社会保障制度改革国民会議における権丈提出資料「補足給付」②

たとえば，介護保険においては

・福祉的性格の強い「補足給付」が，必ずしも「負担能力の低い者」に行われてい
　るわけではなくなってしまっている．

補足給付(低所得者の食費・居住費の負担軽減)の仕組み

○介護保険施設入所時の食費・居住費について，所得に応じた負担限度額を設定．
○標準的な食費・居住費の基準額と負担限度額との差額を補足給付として給付．
○負担軽減の対象は第 1 段階～第 3 段階の者．

		主な対象者
負担軽減の対象となる低所得者	第 1 段階	・生活保護受給者 ・市町村民税世帯非課税の老齢福祉年金受給者
	第 2 段階	・市町村民税世帯非課税であって，課税年金収入額＋合計所得金額が80万円以下
	第 3 段階	・市町村民税世帯非課税であって，利用者負担第2段階該当者以外
	第 4 段階～	・市町村民税本人非課税であって，世帯に課税者がある者 ・市町村民税本人課税者

　　→課税所得のみで決定している．資産や非課税年金があっても給付対象となる．

　・預貯金や不動産などの資産，非課税年金を勘案
　　　　　　　　　　・併せて，配偶者の世帯分離についても見直し

出所：第 9 回社会保障制度改革国民会議（2013 年 4 月 19 日）資料 3-2　権丈委員提出資料．

える欠陥と，解決の方向性は，同じ問題の構造をもっています．そこで，介護保険の補足給付に関しては，今回の改正で「所得や課税対象としての年金収入が低くても，資産のある人，ほかに非課税対象の年金がある人，そして配偶者の所得が高い人などは，補足給付受給の対象にならない」という方向に変更されました．ここで，非課税年金というのは，遺族年金や障害年金のことでした．これまで，同じ年金の中でも非課税である年金があることから，負担の公平性に関する問題が生じたりしていました．例えば次のような側面です．

【ゆうゆうLife】特養費用，年金の種類で差 『産経新聞』

2013/06/06 産経新聞

■同じ月額17万円でも「16万円」と「6万円」の場合

　介護が必要になって，特別養護老人ホーム（特養）に入ったときの費用は本人の所得によって異なる．所得が低ければ，食費・居住費に補助が出て費用が安くなる．ただ，同じ年金額でも，年金の種類によって費用が異なることは比較的，知られておらず，公平性に疑問の声が上がっている．（佐藤好美）

　関東地方に住む小林澄子さん（69）＝仮名＝の80代の姉は特養ホームで暮らしている．東京都内で1人暮らしをしていたが，認知症で周囲から注意を受けるようになり，小林さんが代わりに特養を探した．

　運良く入れた特養のスタッフは親切で，小林さんは施設には何の不満もない．「入所できてほっとしました」と言う．しかし，姉が年金から払う費用には疑問を感じる．姉は生涯独身だったが，同じ年金額でも夫を亡くした人なら，ずっと安い費用で暮らせる，と知ったからだ．

　小林さんは幼い頃，父親を亡くした．母は病弱な弟にかかりきりで，

姉は弟や妹を食べさせるために女学校を辞めて働きに出た．年頃になった姉には縁談もあったが，母親がみんな断ってしまった．小林さんは「母が『幼い妹や弟の面倒も一緒に見る覚悟がありますか』と言って，みんな追い払ってしまったのを幼心に覚えています」．

　結婚を諦め，定年まで働き続けた姉には，同世代の女性には珍しく，月に 17 万円程度の年金収入がある．そのほとんどをホームに入所費として払うが，その後に友人から「夫に死に別れた人なら，もっと安い費用で済むのにね」と言われて驚いた．小林さんはそのとき初めて，生涯独身の人と，夫を亡くした人では同じ年金収入でも月々の負担が異なることを知った．

　姉は今，毎月約 16 万円の入所費用を払っている．しかし，年金額が姉と同じ 17 万円でも，夫を亡くして遺族厚生年金を受ける人なら，雑費込みでも 6 万円程度の負担で済んだはずだ．小林さんは釈然としない．

　「人生には運とか成り行きとかがあるのに，結婚した人は死ぬまで国から庇護（ひご）され，姉はこんな扱いを受けるなんて……．姉さん，苦労したじゃない，未亡人になった人よりも，ひょっとしたら，人生ずっとがんばったかもしれないのに．国は本当におかしいと思います」

■住民税，課税か非課税かが分かれ目　「負担の話，避けずに議論を」

　特養の入所費は所得によって異なり，低所得の人は食費・居住費が減額される．減額対象はおおむね「住民税がかからない人」と考えればいい．減額されれば，月に 13 万円以上かかる新しいタイプの個室特養も，月に 5 万〜 8.5 万円で暮らせる．減額された分は，介護保険から施設に「補足給付」が支給される．

　65 歳以上で住民税がかからないのは，単身なら年金収入が 155 万円までの人．小林さんの姉が対象でないのは，受け取っている年金（国民年金と厚生年金）が約 200 万円あり，住民税を納めているからだ．

　ただ，年金収入が多い人は，みんな同じ額を払うわけではない．受けている年金の種類によっても違い，会社員や公務員だった夫を亡くした妻などで，年金の種類が「国民年金＋遺族年金」なら，年金収入が 200 万円あっても入所費用は減額される．遺族年金は「非課税」なので「所得なし」と見なされ，住民税が課税されないからだ．

　一定以上の年金収入があるのに，課税されない人は少ないのだろうか．厚労省が平成 22 年に行った「遺族年金受給者実態調査」では，65 歳以上で遺族厚生年金を受けている人で 150 万円を超える人は 2 割超．これは年金の 2 階部分だから，一般的にはほかに，自身の国民年金（平均受給額 66 万円）があると予測される．しかも，団塊の世代が 75 歳以上になる平成 37 年には割合も額も増える可能性がある．

　今の制度では年金が一定以上の人も減額になり，金融資産がある人も対象．この結果，「特養の入所者は 4 分の 3 が負担軽減の対象」とされ，「9 割が減額対象」という自治体も．負担は介護保険料にしわ寄せされる．……

　問題は特養の入所費にとどまらない．今後，消費税の増税を機に，介護保険料の軽減が予定される．それも，対象者は「住民税が課税されない人」になりそう．だが，住民税が課税されない人の実像はさまざまだ．

　しかしこの問題が，2014 年の医療介護総合確保推進法に基づく介護保険の改革の中で，遺族年金，障害年金を負担能力に算定することにより，解消されることになりました．

　さて，2014 年の介護保険改革の意味を概観しました．先に述べましたように，戦後の経済政策として採用されていた傾斜生産方式にも似た，財政が極めて厳しい中で選択と集中が進められたということなのだろうと思います．介護保険は，今後，名目給付額の伸び率でみれば，社会保障給付の中では，年金や医療と比べて最も高い

伸び率を示します．ここは皆さんには是非，日頃の頭の体操として，もし財源があればどこを増やすか，それはなぜ？　そして財源がなければどこを減らすか，それはなぜ？　というように，増やすと減らすの両方を考える思考の訓練を始めてもらえればと思います．増やす方向と減らす方向の両方を考えることにより，制度の現状と未来のあり方を第三者の立場から評価する力が養成されるだろうと思います．増やすことばかりに集中したり，減らすことばかりに集中し，後は政治運動による力の問題だという人たちが政策形成に関わってくると，健全な国づくりに取り組んでいる人たちの足を引っ張るだけの存在になりかねません……いや，確実にそうなるだけなんですけどね．

第12章　福祉の普遍化の中での 介護保険[27]

社会保障の歴史的展開

　今でこそ「医療介護の一体改革！」とか言われていますけど，介護保険の前身は老人福祉（高齢者福祉）というものでして，老人福祉は社会福祉の一環で，この社会福祉は社会保険とはまったくと言って良いほどに別物でした．そうした社会福祉が，社会保険に接近してきたように僕らにはみえるのですけど，それってなぜなんでしょうか．そうしたなんの役にも立たなさそうなことを考えるのもなかなかいいもんです．もしかすると，そうした暇つぶしが，今後の介護保険のあるべき姿を考える際のヒントをもたらしてくれるかもしれませんし．

　『ちょっと気になる社会保障　V3』には，次の図表56があり，こう説明していました．

27　この章は，2016年3月卒業のゼミの学生，生江有理沙さんの卒論「障害者の経済的貧困——いま，障害者福祉政策が行うべき改革とは何か」を参考とさせてもらっています．ここに感謝いたします．

図表56　社会保障の歴史的展開概念図——スティグマからの解放の歴史

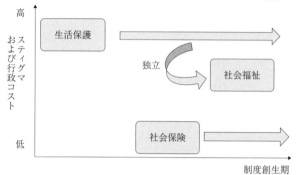

出所：権丈（2020）『ちょっと気になる社会保障　V3』54頁.

> 　税による貧困救済が，自助を基本とする市民社会にあってはどうして
> も扶助原理から抜け出せないできた状態のなかで，税財源の救貧政策と
> は根本的に異なる性質を持つ政策技術として社会保険が誕生することに
> なります．社会保険という制度のもと，自立して生活している人たちの
> 所得の一部を自立して生活している間に拠出してもらう「自助の強制」
> という発想は，市民社会の倫理観の基礎をなす自助の思想になじみやす
> いものでしたから，給付水準が最低保障水準に縛られることもなく，ス
> ティグマを伴う厳しい審査や劣等処遇原則から解放された給付を行うこ
> とができるようになったわけです[28]．

　この説明は，図表56における社会保険についてのものですが，
図表56には，他に生活保護から出る矢印から生まれる社会福祉と
いうのがあります．社会福祉は，現金給付である生活保護では対応
できない生活問題に対応するための現物給付（benefit in kind）——
今では，社会サービスと言った方が理解しやすいでしょうか——を

28　権丈（2016）48頁.

行うために，生活保護制度から独立してきたものです．

　児童福祉，障害者福祉，そして貧困高齢者を対象とする老人福祉
などは，措置という制度で運営されていました．措置制度は，連合
軍最高司令部訓令（SCAPIN：スキャッピンと読みます──Supreme
Command for Allied Powers Instruction Note の略）の第 775 号に基
づく戦災孤児の救済に関する訓令をきっかけとした児童福祉法の制
定から始まったものです．措置制度の英文は welfare placement
system でして，placement fee は斡旋料ですので，措置制度 wel-
fare placement system は，政府が福祉を対象者に斡旋する仕組み
という感じでしょうか．

措置制度

　次の図表 57 をみてください．この措置制度では，住民から相談
を受けた市町村（児童養護施設などは都道府県）は，その案件に関し
て児童福祉，障害者福祉，老人福祉などの必要性を判定し，措置の
対象者が受けるサービスの内容を決定した上で，彼らが利用する受
託事業者を紹介します．そして措置の対象者は受託事業者からサー

図表 57　措置制度における資金，サービスの流れ

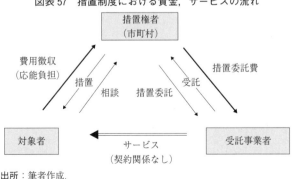

出所：筆者作成．

ビスを受け，市町村は受託事業者に措置委託費を渡すという仕組み
でした．このように，措置制度の下で運営されていた社会福祉は，
生活保護と違い，必ずしも利用者による申請の必要はありません．
市町村がお年寄りを入居施設に入れる「措置」をしていたのです
（今でも身寄りのないお年寄りへの仕組みとして少し残っています）．

　この仕組みは，措置の対象者が低所得者に限られていたわけでは
ありませんけど，施設や財源が限られていた中で，結果的に市町村
は低所得者を優先したりしていたので，社会福祉は低所得者が利用
するものという印象が広まっていまして，生活保護に類するスティ
グマがどうしても伴いました．「福祉の世話にはならない！」など
という言葉は，その頃にできあがり，広まっていったものでしょう．

　そして対人サービスを行っているはずの受託事業者は，役所によ
る受託という意識があったためか，事業者と利用者の間にも，上下
の人間関係が形成されやすいものでした．世の中というのは，どう
もそういうもののようです．社会の仕組みにちょっとした隙があれ
ば，人間関係にはすぐに上と下の意識が作られてしまいますから，
制度を作るときには，よほど気をつけなければなりません．それに，
事業者と利用者の間には「契約関係」はありませんでした．そのた
め，対象者がサービスに不満をもって事業者を変えるというような
ことはできないので，事業者がサービスの質を高めようとするイン
センティブも弱いものでした．また，措置の対象者の費用負担は，
支払能力に応じて利用料が変わる応能負担でして，たまたま保育所
を利用することのできた共働きの中間層の人たちには，かなり高額
の保育料が課されたりもしていました．それでも，彼らはそうした
高額のサービスを利用するしか方法がありませんでした．

福祉の普遍化と高齢者福祉と介護保険

　しかし時は進み，日本人のライフスタイルも変わっていく中，これら措置制度の欠陥が，大きくクローズアップされるようになってきました．

　昔は，専業主婦や家族従業者が普通でしたから，子どもや高齢者の世話をすることのできるお母さんが家にいる場合が多かったのですけど，時代は徐々にそうではなくなっていきます．いま50歳代半ばの僕らが子どもの頃は，母親が働いている子どもたちに，「鍵っ子」という言葉も使われていました．あの頃は，母親が働くというのは，生活が苦しくて仕方なく働きに出ているという感じで受け止められていたのだと思います．

　たとえば『ひみつのアッコちゃん』のお母さんは，1969年という僕たちが小学校に入学した頃にはじまったテレビ第1作目の時は専業主婦でした．ところが，僕らが大学を卒業した後の1988年からの第2作目ではイラストレーターとして働いていました．そして1998年からの第3作目ではバリバリの芸術家というふうに，世の中の「普通」という感覚は随分と変わっていきます．1969年の第1作の時にアッコちゃんのママが働いていたら，パパの所得が低くて貧しいから，ママは働いているんだろうと思われたのではないかと思います．時代の意識は，そういう変化を遂げていきました．

　そうした中，社会福祉が提供していたサービスの潜在的な利用者は増え，社会福祉に対するニーズの多様化も進みました．この動きは「福祉の普遍化」と呼ばれることがあります．そこで一方では，措置制度の対象者たちの方からも，生活保護と性格が近いことから生まれる不満，措置委託事業者の対応への対象者からの不満が募っていきました．また他方では，ちゃんと納税をしているのに，社会

福祉が提供する社会サービスを利用したくても利用できない中間層や，運良く利用できたとしても高額の利用料を払わなければならない中間層からも不満が募ってきました．

　こうした歴史の中で，「社会福祉基礎構造改革」というものが行われることになります．それは，1990年代末から2000年代はじめに行われた改革で，従来の社会福祉制度が提供していた社会サービスを戦後から続く「選別主義」から，中間層をはじめとしたもっと広い層が利用できるという意味での「普遍主義」へと転換が進められていったわけです．

　高齢者福祉制度と医療保険の中で対応されていた高齢者への介護が，介護保険として独立するのは2000年の介護保険からです．高齢障害者を対象とした介護保険では，なによりも，サービス提供者と利用者の間に「契約関係」が成立し，サービス量の拡大が図られるように制度が設計されました．

　しかし，介護保険発足前の制度設計時には，介護保険はさらなる普遍化が考えられていました．その普遍化とは，前身を高齢者福祉とする介護保険は，いずれは若年障害者を対象とした障害者福祉にまで普遍化を進め，介護保険の被保険者を20歳以上として，高齢障害者，若年障害者の両方を対象としたひとつの社会保険になることでした．もちろん，この時，若年障害者には高齢障害者とは異なる固有のニーズがあることは想定されていました．そうした若年障害者ニーズを介護保険の2階に置きながらも，20歳以上の人たちを普遍化された介護保険の被保険者とすることにより，老若を含めた障害者福祉全体の将来の財政基盤を安定化させる——そうした希望を込めて，2000年に施行された介護保険法附則第2条には，次の規定が設けられていました．

> 附則第 2 条　　介護保険制度については，……被保険者及び保険給付を
> 受けられる者の範囲，……を含め，この法律の施行後五年を目途として
> その全般に関して検討が加えられ，その結果に基づき，必要な見直し等
> の措置が講ぜられるべきものとする．

　この附則第 2 条に基づいた「介護保険の普遍化」の議論を，厚生労働省の社会保障審議会介護保険部会は 2003 年 5 月に開始しました．しかしですね，2004 年 7 月の介護保険部会は「介護保険制度の見直しに関する意見」を発表し，「制度創設時からの大きな課題の 1 つである「被保険者・受給者の範囲」の問題については，現時点では一定の結論を得るには至らなかった」という結論を出しました．次いで 9 月以降，被保険者・受給者の範囲に絞った審議を続けましたが，2004 年 12 月にまとめられた「「被保険者・受給者の範囲」の拡大に関する意見」では，制度の普遍化の方向を目指すべきであるという意見が多数であったとする一方，極めて慎重に対処するべきとの意見もあった，と両論併記となっています．一方，厚生労働省の社会保障審議会障害者部会は 2004 年 7 月に，介護保険の普遍化を「現実的な選択肢の 1 つとして広く国民の間で議論されるべき」とするなど，積極的な姿勢をみせていたのですけど，10 月の部会で発表されたグランドデザイン案では介護保険との関係については明示されることはありませんでした．そして 12 月には自民党と公明党の合意により介護保険の普遍化が見送られることが決定しています．この時の政治判断には，2004 年の，今でこそ高く評価されている平成 16 年年金制度改正法のために 7 月の参議院選で与党が惨敗したことなども影響していたようですけど，なにはとも

あれ，介護保険法附則第2条に基づく2005年度改正での介護の普遍化は見送られ，改正法附則第2条として「政府は，介護保険制度の被保険者及び保険給付を受けられる者の範囲について，社会保障に関する制度全般についての一体的な見直しと併せて検討を行い，その結果に基づいて，平成21年度を目途として所要の措置を講ずるものとする」との検討規定が再び設けられて，平成21年度，つまり2009年度改正が目指されることになりました．

　迎えた2009年――この年の8月30日に民主党政権が誕生しています――民主党は，野党の時に，2006年度から施行されていた障害者自立支援法を廃案にすると公約していた政党でした．そして政権交代の総選挙があった2009年8月当時，障害者自立支援法は，この制度で導入されたサービス利用時の応益負担を違憲として国が訴えられている訴訟の最中にありました．この違憲訴訟については，翌年の2010年1月，当時の厚生労働大臣は，原告団・弁護団の訴えを認め，基本合意文書を取り交わして和解しています．こうしためまぐるしい歴史を経て，今に至っているんですね．

　介護保険の普遍化を考えるために，こうした政治の動きを，少し，障害者福祉の観点から眺めてみましょうか．

障害者福祉の普遍化と支援費制度

　若年障害者を対象とした障害者福祉で，措置から契約への離脱が図られたのは，2003年4月施行の支援費制度でした．これは，「しえんぴ」と読みます．

　支援費制度は，身体障害者，知的障害者に限って――つまり精神障害者は対象外――，利用者の自己選択・自己決定を前提としたノーマライゼーションの実現を目指すという鳴り物入りで登場したも

のでした．しかし支援費制度というのは，財政の持続可能性という
面で，かなり大きな欠陥を持っていたようです．

　支援費制度では，国や都道府県の財源面でのこの制度への関わり
方は，前年度に決定する支援費予算に基づいて，「国は，（支援費の
支給に）かかった費用の2分の1の範囲内で補助することができる」
という「裁量的経費」というものでした．この裁量的経費では，予
算で見込まれた費用を超える場合は，市町村のやりくりで賄っても
らうことになります．制度的には，他に「義務的経費」として国が
関わる方法もあり，それは，前年度に立てられた予算を超えて利用
が増えた場合でも，国（この場合は財務省と理解しておいた方が後々
理解しやすいです）は義務として給付額の一定割合を賄うことを規
定する方法です．

　裁量的経費の場合は，予算額を超えると，市町村が責任をもって
全額を賄わなければならなくなります．そうは言っても，もし利用
者が予算を立てた段階での見込みを超えて市町村の負担が急増した
場合，障害者の人たちにも，そして事務を担当してくれる市町村の
人たちにも，障害者福祉を担当する厚生労働省という国側の担当機
関は，それは市町村の問題でしょうと放っておくわけにはいきませ
ん．厚労省は，支援費制度によって障害者福祉も，措置制度から事
業者と利用者が対等な契約制度に変わる，また，在宅サービスを自
由に利用できるようになるのだから施設を出て地域（在宅）で暮ら
すことができると繰り返し宣伝していたわけですから，市町村が混
乱する様子を傍観しておくことは道義的にできるはずがありません．
そして，事態はそうした方向に進んでしまったわけです．

　支援費制度は，在宅サービスを国庫負担2分の1，都道府県4分
の1の裁量的経費としていました．しかし在宅サービスでは，施設

サービスとは異なり，利用者の数をコントロールする術をもっていませんでした．その結果，支援費制度の導入直後から，在宅サービスの利用者は急増どころではなく激増し，その激増の傾向を止めることもできなかったわけです．各市町村でのやりくりが大変だったことはもちろんのこと，市町村が助けを求めた厚労省の内部でも大変なことになりました．今更，在宅で暮らすサービスの財源はもうありませんと言って，厚労省が市町村を突き返すのでは済まされません．

　実際には，厚労省が全省的に，厚労省内部の政策判断で柔軟に縮減できる裁量的経費を，制度を所管する障害保健福祉部に供出したり（要するに，障害者福祉担当が他の部署に財源を求めて頭を下げてまわったり），翌年の制度改正——つまりは，しっかりと歳出をコントロールする仕組みを導入するという条件——を財務省に担保に出し，極めて異例なこととして裁量的経費に補正予算を打ったりして自治体に追加補助をしていました．ちなみに2016年度の厚労省予算の概要ですけど，厚労省予算の96.7%は，国庫から流れてきたお金（現金やサービスに要する費用）を受給者に渡すだけの義務的経費で占められていて，厚労省がなんとか捻出できる余地のある裁量的経費は3.3%しかありません．いつもこの程度しかない厚労省の裁量的経費のなかから，当時，全省的に走りまわって支援費の不足額を捻出していたわけです．

　それでも，（市町村と都道府県で財源が枯渇した結果として）支援費制度で求められる国の補助率が100%にはならないことに加え，省内で資金をやりくりするために施設の整備補助金を減らしたり，支援費制度の施行前に当初予算でも一定程度の努力をしておこうとして，当時，障害者を施設から地域に移行することを推進していた人

たちの拠点的な事業であった地域療育等支援事業（サービスコーディネート事業）を廃止していたりしたことから，入所施設を是とするグループと地域移行を是とする相対立する両グループ（ほぼすべての障害団体）を厚労省は敵にまわし，厚労省のビルが障害者の「人間の鎖」で囲まれるという事態に陥ってしまいました．

障害者自立支援法と介護保険

　大変な混乱に陥った支援費制度は，2003 年 4 月の施行直後から見直しの必要に迫られていて，わずか 3 年後の 2006 年 4 月には障害者自立支援法に切り替えられています（全面実施は同年 10 月）．この時，障害者福祉が参考にしたのは，国庫負担のあり方を義務的経費としていた介護保険でした．

　2000 年施行の介護保険は，直接契約への切り替えによって在宅サービスが大幅に伸びることが予想されたために，①国庫負担の義務的経費化，②定率利用者負担の導入，③要介護認定や区分支給限度額，ケアプランの作成と見直しといった給付適正化の仕組みの導入，などの制度的対応を行っていました．そして，国庫負担の義務的経費化を次の制度改正の必然としていた障害者福祉にも，介護保険と同様の①から③を制度に組み込むことが，国庫負担の責任者である財務省から求められたようです．もちろん，障害者自立支援法の定率利用者負担には，次頁の図表 58 にみるように，支払能力に応じて負担するという，かなり応能負担的な側面が加えられていました．

　しかしながら，この利用者定率負担が政治問題化されていくことになります．障害者団体のいくつかは，障害者自立支援法に猛反発します．そして，先ほども述べた障害者自立支援法違憲訴訟という

図表 58　障害者自立支援法の利用者負担（概念図）

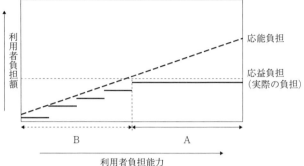

注：実線は障害者自立支援法の利用者負担（実際の負担）を，太い波線は
　　応能負担，細い破線は応益負担を示す．

出所：京極高宣（2009）『福祉サービスの利用者負担』53 頁（京極氏によ
　　　れば「実際の障害者自立支援法の利用者負担は，この図に描かれて
　　　いる応益負担とは異なる．同法の負担は，図のように中高所得者 A
　　　については，原則的にフラットになっているが，低所得者 B につい
　　　ては，所得階層によって，段階的に負担上限等が設定されており，
　　　最も所得が低い階層は負担はゼロである．従来の福祉措置制度など
　　　のようなきめ細かい負担段階が設定されて，負担がなだらかに低下
　　　していくわけではないが，より大まかな段階であれ，原則的には，
　　　低所得者に対してある種の応能負担の原則が適用されていると言っ
　　　てもいいのではないかと思う」53-54 頁）．

のは，障害者自立支援法で導入されたサービス利用時の利用者負担
を違憲とする訴訟で，2008 年 10 月 31 日に全国 8 地裁での第 1 次
一斉提訴からはじまり，最終的に全国 14 地裁で原告は計 71 名とな
る国を被告とする訴訟に発展していきました．

　2009 年 8 月に政権交代を果たした民主党は，2010 年 1 月に，原
告団・弁護団と和解をしました．障害者自立支援法の廃止を公約と
していた民主党が，この訴訟で和解をすることは当然とも言えます．
でも，もし，ここから先は，たらればの話ですけど，もし，国が裁
判で争っていたら，結果はどうなっていたでしょうか．考えてみる

の高齢者は便益を受けている，したがって世代間格差が生まれるという
ロジックをおかしいと思わない人のほうが重症だと思います．

　この文章に，少しでも，ふ〜んっと思われる方がいらっしゃいま
したら，権丈（2017）227頁の知識補給で紹介している，読売新聞
論説委員林真奈美記者のコラム「あってよかった介護保険」や，本
書の知識補給「医療保険と保険者の政治」（311頁）などもご覧く
ださい．

年金と医療介護の類似性

　公的年金は，遺族年金や障害年金もあるけど，メインは高齢期の
生活保障が目的です．そうした高齢期の生活のために，若いときか
ら関わっているのが公的年金保険という社会保険です．医療も似た
ようなもので，第6章でみた図表27（86頁）からも分かるように，
40歳未満の人は総人口の41％で，彼らは15％程度の医療費しか使
っていません．公的介護保険も，高齢期の障害リスク，そしてその
家族をサポートするのが規模的には圧倒的であったとしても，その
ために若いときから関わっていき，公的年金に障害年金があるよう
に，若いときの障害にもしっかりと対応すると考えることもできま
す――もちろん，政策技術的には長期保険である年金と違い，若い
ときに保険料を払わなかった人を高齢期にどうするかという短期保
険ゆえの問題は生まれます．そして，そうした政策技術的な障壁を
盾にして，たとえば，企業サイドが，保険料の負担増につながる介
護保険の普遍化に抵抗を示すのであれば，彼らの要望に応えて？，
第10章135頁で触れたように，介護保険を長期保険とする技術は
ないわけではないとも言えます．つまり，介護保険も公的年金保険

と同様に，保険料の拠出期間の履歴を給付水準に反映させる——高齢期の自己負担率に反映させる——という方法が考えられます．もちろん，こうした方法は次善の策であって，あえて行うべき最善の策ではありません．しかし，企業サイドが介護保険が短期保険であることを盾にして，これまでのように介護保険の普遍化に反対し続けるのであれば，致し方のない政治的妥協の処置のようにも思えるわけです．もっとも，こうした介護保険の長期保険化という次善の策を選択しなくても，第 7 章で説明した組合主義の弊害を取り除くために，第 3 章の図表 25「都道府県単位への医療政策再編の動き」の中の次なる局面として，健保組合を都道府県単位の協会けんぽに統合する方が，僕は良いと思うのですけどね……今後，健保組合は，はたしてどっちの道を選ぶのでしょうか．興味がつきないところです，はい．

　現在の公的年金保険も公的医療保険も，人々の高齢期に集中する支出を賄うための負担が，ある個人に集中したり，人生におけるある年齢期に集中したりすることのないよう，より多くの人により長く関わってもらうように制度設計されたものです．そしてこの国では，かなり残念な特徴ではありますが，税よりも保険財源の方が制度の安定化を図ることができることは，過去においては経験済みで，そして次章以降で論じるように今後はその傾向は一層増していくことが予想されるわけですから，障害者福祉サイドからみても，障害者福祉と介護保険の統合は望ましいことのように思えます．大切なことは，いかにして，社会全体のシステムから当該分野に資源を持ち込んできて，そこで生きている人たちを救い，守るかということです．

第13章 政治経済学からみた終末期医療

　終末期医療——この言葉は，2007年に厚生労働省が作成した「終末期医療の決定プロセスに関するガイドライン」が，2014年に「人生の最終段階における医療の決定プロセスに関するガイドライン」に改称されていることからも分かるように，厚労省は，今は，終末期医療という言葉を使っていません．と言っても，終末期医療という言葉はまだ普通に使われており，たとえば，2016年11月に始まった日本医師会の第XV次生命倫理懇談会への会長からの諮問は「超高齢社会と終末期医療」でした．この章は，この生命倫理懇談会で僕が話した講演録です．僕は，日医の生命倫理懇談会の委員であり，2018年8月に始まった厚生労働省の「人生の最終段階における医療の普及・啓発の在り方に関する検討会」の委員でもあります．そして，2013年8月にまとめられた『社会保障制度改革国民会議報告書』の「医療介護分野の改革」に，QOD（Quality of Death），すなわち死に向かう医療の質という言葉が書かれた時の，その文章の起草委員でもありました．

政治経済学からみた終末期医療

　　　　　於　日本医師会・第 XV 次生命倫理懇談会 2017 年 8 月 19 日

　本日は，政治経済学からみた終末期医療という話をさせていただきます．本会議の第 1 回目に自己紹介しましたように，私は，2013 年の『社会保障制度改革国民会議』の報告書の中の医療介護改革部分を起草いたしました．そこに QOD，つまり Quality of Death という言葉を書きました．あの時，経済学者が終末期医療の話を書き込むとはなにごとだという批判を受けることにもなりました．しかし私は，おおよその人たちが想像する経済学者とは違い，むしろ，医療費の観点のみから終末期医療をみようとする経済学者たちを批判する立場にあります．医療というのはけっこう難しいようで，若いときからこの分野への土地勘を鍛えておかないと，本当は提供体制の問題が大切なのに，医療を，価格理論の応用としての需要サイドからの費用問題としかみることが出来ないみたいなんですね．本日はそうした話を手短にさせていただきます．

社会保障国民会議と QOD

　『社会保障制度改革国民会議』の報告書は 2013 年 8 月にまとめられました．そこに次のような QOD の記述があります．

　　『社会保障制度改革国民会議報告書』（2013 年 8 月 6 日）32 頁
　　・超高齢社会に見合った「地域全体で，治し・支える医療」の射程には，そのときが来たらより納得し満足のできる最期を迎えることのできるように支援すること——すなわち，死すべき運命にある人間の尊厳ある死を視野に入れた「QOD（クォリティ・オブ・デス）を高める医療」——も入ってこよう．「病院完結型」の医

療から「地域完結型」の医療へと転換する中で，人生の最終段階における医療の在り方について，国民的な合意を形成していくことが重要であり，そのためにも，高齢者が病院外で診療や介護を受けることができる体制を整備していく必要がある．

　この記述は，現在，国立長寿医療研究センターの名誉総長である大島伸一先生のご発言に基づいたものです．

　余談になりますが，私は国民会議での議論が山場を迎えていた6月の第14回会議が医療制度のお金の話ばかりで盛り上がる中，医師の代表として参加されていた大島先生，自治医科大学学長の永井良三先生が発言を遠慮されていたので，「医療改革について議論している国民会議で，大島先生とか永井先生がずっと沈黙されているというのは非常に残念でなりません．やはり医療提供体制の改革，医療改革というのは医療関係者である大島先生とか永井先生に参加していただいて初めて意味のある会議だと思います」と発言しています．この発言を受けて，大島先生はQODの話，永井先生はデータによる医療システムの制御という『国民会議報告書』の核となる話をしていただきました．

　そのQODについて，大島先生は，次のように発言されています．

　　・高齢者に対する医療というのは何かというと，いわゆるQODの維持・改善を目指すものです．……そして，もう一つ踏み込んで言えばQODです．Dというのはデスです．死に向かうときの満足度をいかに高めるか．こういう医療が求められてくるのです．……ところが，現実は20世紀型のあり方をずっと踏襲してきて，その延長上にあるものですから，国の政策としては地域包括ケア

とか，あるいは病院から地域へという非常に大きな政策展開をしようとしているにも関わらず，現場がそれにキャッチアップできていない[30].

　「死に向かう時の満足度をいかに高めるか，こういう医療が求められてくる」ということを医療の現場に伝えるために使われた言葉が，QOD でした．そして，この，死に向かう時の医療の質，QOD を国民会議の報告書に書き込む際には，事務局のみなさんがかなり慎重であったことを記憶しています．というのも，政府，行政当局には，終末期の医療について政府として触れることにかなり強いトラウマがあったからです．

終末期医療をめぐる政治経済学的な動きと国のトラウマ

　トラウマの原因となる出来事がピークを迎えるのは，2008 年から 2009 年の後期高齢者医療制度をめぐる騒動，特に「後期高齢者終末期相談支援料」の凍結，廃止という，一種の事件です．この問題は相当に大きな政治的外傷として受け止められたようです．この話を解説するには，この一連のストーリーの起点に位置づけられるべき 2005 年頃の経済財政諮問会議での議論から始めるのが妥当かと思われます．

　2005 年の経済財政諮問会議では，6 月 1 日の有識者議員提出資料に「社会保障給付費の伸び率管理について」がありました．

経済財政諮問会議
2005 年 6 月 1 日有識者議員提出資料
・「社会保障給付費の伸び率管理について」

30　2013 年 6 月 10 日第 14 回社会保障制度改革国民会議議事録より

・④「基本方針2001」以降，多くの改革を実現させてきたが，医療費総額の抑制についての以下の方針は，未だ実現していない．

－「基本方針2001」医療費，特に高齢化の進展に伴って増加する老人医療費については，経済の動向と大きく乖離しないよう，目標となる医療費の伸び率を設定し，その伸びを抑制するための新たな枠組みを構築する．

つまりは，医療費を社会保障費抑制のターゲットとする．医療費の伸び率を管理するためにGDP伸び率のキャップをかける．これは医療政策にとって大変ショッキングな話でした．

そこで，厚労省は，キャップ制だけは困る．医療費抑制は自分たちでできるだけのことはするから，勘弁してもらいたいという方針を固めます．ここで，保険局は，医療費の適正化を積極的に言いはじめました．

次から数枚のスライド（図表61, 62, 63）は，2005年7月29日の医療保険部会に提出された「中長期の医療費適正化効果を目指す方策について」の資料です．その中に，「高齢者医療制度，診療報酬の体系の在り方の見直し」というのがあります．これが，終末期医療と関係することになります．

諮問会議を意識した保険局の試算では，医療費適正化効果は2015年度に約2.8兆円，2025年度には約6.5兆円が見込まれていました．そのうち，終末期医療では，2015年度に約2,000億円減，2025年度に5,000億円減が見込まれていました．

この資料「医療費適正化の方向性（イメージ）」における終末期医療費9,000億円は，医療機関での死亡者数に死亡前1か月の平均医療費を掛けた数字で，在宅医療を進めて平均在院日数を減らせば，終末期医療に関わる公的給付費が減るという想定のもとに計算され

図表 61　医療保険部会（2005 年 7 月 29 日）「中長期の医療費適正化を目指す方策について」

医療制度改革の全体像

医療費適正化に向けての関連施策

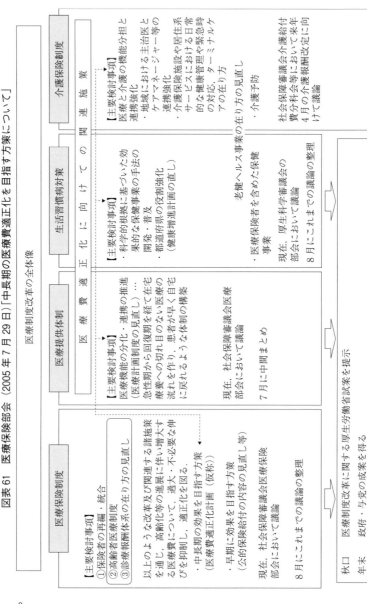

医療保険制度	医療提供体制	生活習慣病対策	介護保険制度

【主要検討事項】
①保険者の再編・統合
②高齢者医療制度
③診療報酬体系の在り方の見直し

以上のような改革及び関連する諸施策を通じて、高齢化等の進展に伴い増大する医療費について、過大・不必要な伸びを抑制し、適正化を図る。
（医療費適正化計画（仮称））

・早期に効果を目指す方策
（公的保険給付の内容の見直し等）

現在、社会保障審議会医療保険部会において議論

8月にこれまでの議論の整理

【主要検討事項】
医療機能の分化・連携の推進
（医療計画制度の見直し）…
急性期から回復期を経て在宅療養への切れ目のない医療の流れを作り、患者が早く自宅に戻れるような体制の構築

現在、社会保障審議会医療部会において議論

7月に中間まとめ

【主要検討事項】
・科学的根拠に基づいた効果的な保健事業の手法の開発・普及
・都道府県の役割強化
（健康増進計画の見直し）

　　老健ヘルス事業の在り方の見直し

・医療保険者を含めた保健事業
・厚生科学審議会の部会において議論

現在、厚生科学審議会部会において議論

8月にこれまでの議論の整理

【主要検討事項】
医療と介護の機能分担と連携強化
・地域における主治医とケアマネージャー等の連携強化
・介護保険施設や居住系サービスにおける日常的な健康管理や緊急時の対応・ターミナルケアの在り方
・介護予防

社会保障審議会介護給付費分科会等において来年4月の介護報酬改定に向けて議論

秋口　医療制度改革に関する厚生労働省試案を提示
年末　政府・与党の成案を得る

出所：第 17 回社会保障審議会医療保険部会（2005 年 7 月 29 日）資料 1

図表 62　医療保険部会（2005 年 7 月 29 日）「医療費適性化効果の試算」

生活習慣病対策の推進，医療機能の分化・連携の推進，平均在院日数の短縮，地域における高齢者の生活機能の重視を一体的かつ計画的に行うことにより，構造的な医療費適性化を進めると，中長期的に以下のような効果が期待できる．

	2015 年度	2025 年度
「給付と負担の見通し」の推計額		
国民医療費（対国民所得比）	49 兆円（11%）	69 兆円（13%）
給付費（対国民所得比）	41 兆円（9%）	59 兆円（11%）
生活習慣病対策の推進（①）	約 1.6 兆円	約 2.8 兆円
平均在院日数の短縮（②）	約 1.7 兆円	約 4.9 兆円
医療費適正化効果総額（①＋②）	約 3.3 兆円	約 7.7 兆円
対国民所得比	0.7%	1.5%
給付費減少総額	約 2.8 兆円	約 6.5 兆円
対国民所得比	0.6%	1.2%

注：粗い試算の結果であり，今後，具体的な方策について更に議論を進める中で，その効果についても併せて精査を行う必要がある．

出所：第 17 回社会保障審議会医療保険部会（2005 年 7 月 29 日）資料 1

ていました．

　こうした方向で，柳澤厚労大臣が，2007 年 5 月 15 日に経済財政諮問会議に「医療・介護サービスの質向上・効率化プログラムについて」を提出することになります．

　その中には，具体的な取組の概要(1)予防重視の観点(2)サービスの質向上・効率化の観点に続いて(3)診療報酬体系の見直しという項目があり，そこには，「後期高齢者の心身の特性に応じた診療報酬の創設」の欄が設けられ，そこに「高齢者医療の現状等を踏まえ，必要かつ適切な医療の確保を前提とした後期高齢者の心身の特性にふさわしい診療報酬体系の確立」がありました．

　このような経緯を経て，2008 年 4 月から高齢者医療制度が施行されました．不幸だったのは 4 月 27 日に衆議院山口 2 区の補欠選挙（自民 山本繁太郎氏 v.s. 民主 平岡秀夫氏）があったことです．こ

図表 63　医療保険部会（2005 年 7 月 29 日）［医療費適正化の方向性（イメージ）
——高額医療の見直しなど医療資源の適正配分を進める］

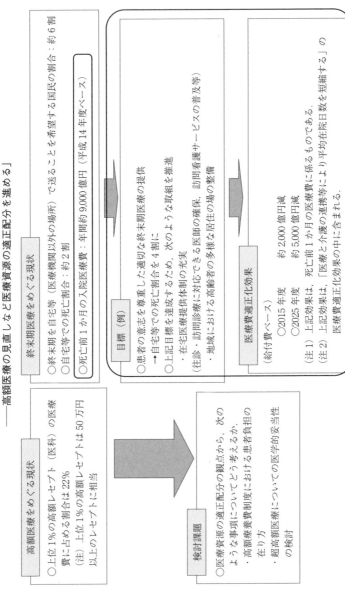

高額医療をめぐる現状
○上位 1% の高額レセプト（医科）の医療費に占める割合は 22%
（注）上位 1% の高額レセプトは 50 万円以上のレセプトに相当

終末期医療をめぐる現状
○終末期を自宅等（医療機関以外の場所）で送ることを希望する国民の割合：約 6 割
○自宅等での死亡割合：約 2 割
○死亡前 1 か月の入院医療費：年間約 9,000 億円（平成 14 年度ベース）

目標（例）
○患者の意志を尊重した適切な終末期医療の提供
　→自宅等での死亡割合を 4 割に
○上記目標を達成するため、次のような取組を推進
　・在宅医療提供体制の充実
　（往診・訪問診療に対応できる医師の確保、訪問看護サービスの普及等）
　・地域における高齢者の多様な居住の場の整備

医療費適正化効果
（給付費ベース）
　○2015 年度　　約 2,000 億円減
　○2025 年度　　約 5,000 億円減
（注 1）上記効果は、死亡前 1 か月の医療費に係るものである。
（注 2）上記効果は、「医療と介護の連携等により平均在院日数を短縮する」の医療費適正化効果の中に含まれる。

検討課題
○医療資源の適正配分の観点から、次のような事項についてどう考えるか。
　・高額療養費制度における患者負担の在り方
　・超高額医療についての医学的妥当性の検討

出所：第 17 回社会保障審議会医療保険部会（2005 年 7 月 29 日）資料 1

図表 64　終末期における医療費について（平成 14 年度）

1 年間の死亡者について死亡前 1 ヶ月間にかかった医療費を年間の終末期医療費とした場合,

1 年間の死亡者数（平成 14 年）98 万人 (2)

　うち, 医療機関での死亡者数 80 万人…①

死亡前 1 ヶ月の平均医療費 112 万円 (1) …②

> ○1 年間にかかる終末期医療費
>
> 　① × ② ＝ 約 9,000 億円

（参考）

(1) 1 件当たり入院医療費（1 ヶ月単位）は, 約 41 万円.

(2) 年間の死亡者数は, 近年, 平均で年 2 万人程度の増加傾向.

　　今後 10 年間は, 年 2 万人を超えるペースで増加すると推計されている.

出所：医療経済研究機構「終末期におけるケアに係わる制度及び政策に関する研究」（平成 12 年 3 月）等を基に, 厚生労働省保険局調査課において推計.

の時, 民主党は後期高齢者医療制度を政争の具として存分に利用して, 廃止キャンペーンを張りました. そうした中, 4 月 27 日の補欠選挙では, 民主党議員が当選します.

　そして, 当時の風評の下では, 悪評高い後期高齢者医療制度の中に,「後期高齢者終末期相談支援料」が含まれていました.

　後期高齢者終末期相談支援料は 2008 年 6 月に一時凍結. 2009 年 8 月 30 日に政権交代の総選挙, そして民主党政権の下で, 2009 年 12 月には中医協で廃止が決まり, 今に至っています. なお, 後期高齢者医療制度そのものについては 2013 年の『社会保障制度改革国民会議』に「後期高齢者医療制度については, 創設から既に 5 年が経過し, 現在では十分定着していると考えられる」と書かれています.

終末期医療費のおおよその規模

　こうした一連の出来事は, 政府に, 強いトラウマとして残っているようです.

昨年 2016 年 6 月の骨太の方針に終末期医療の話がはいりました.

経済財政運営と改革の基本方針 2016

- （人生の最終段階における医療の在り方）
- 人生の最終段階における医療の在り方については，その実態把握を行うとともに，国民的な議論を踏まえながら，地域包括ケアシステムの体制整備を進めつつ，医療従事者の育成研修の全国的な実施や国民への情報提供等により，医療従事者から適切な情報の提供と説明がなされた上で，患者が医療従事者と話し合いを行い，患者本人による決定を基本として人生の最終段階における医療を進めるプロセスの普及を図る.

> 「経済財政運営と改革の基本方針 2017」にも継承

　どうも，今のところは，これを財政的観点で問題にしようというのではないみたいです. もちろん，かつて麻生さんは「現実問題として，今，経費をどこで節減していくかと言えば，もう答えなんぞ多くの方が知っている. ……残存生命期間が何か月だと，それに掛かる金が 1,500 万円だっていうような現実を厚生労働省が一番よく知っている」という，終末期の 1,500 万円の医療費という根拠がよく分からない発言をなされたりと，この発言は 2013 年 1 月 21 日の『社会保障制度改革国民会議』でのもので，私はその場にいたのですけど，そういう考えの方もいらっしゃいまして，諮問会議の議案になんらかの影響力を持たれているのかもしれないのですが，骨太 2016 にまとめられている文章，つまり，「地域包括ケアシステムの体制整備を進めつつ，医療従事者の育成研修の全国的な実施や国民への情報提供等により，医療従事者から適切な情報の提供と説明が

なされた上で，患者が医療従事者と話し合いを行い，患者本人による決定を基本として人生の最終段階における医療を進めるプロセスの普及を図る」という文言は，きわめて真っ当なものであるように読み取れますし，この内容は，骨太 2017 年にも継承されていきます．

　そして昨年，2016 年 10 月 27 日に諮問会議の社会保障 WG で「人生の最終段階における医療の在り方について」の有識者ヒアリングがあったのですが，中身に関しては，先週（2017 年 8 月 3 日開催）の「第 1 回　人生の最終段階における医療の普及・啓発の在り方に関する検討会」で配布された資料にまとめられている以上のことは議論されておらず，取り立てて取り上げるような内容ではありません．

　こうした流れに落ち着いていった原因には，やはり終末期医療費に関して，規模的にはさほど大きくなく，財政問題の対象とするにはなじまないという考えが定着したことがあるように思えます．

　この国で終末期医療費を考える際には，3 つの試算を押さえればいいかと思います．それは 2000 年の医療経済研究機構試算，2005 年の厚労省保険局試算，そして 2007 年の日医総研のワーキンググループ試算です．これらは，終末期医療を 1 か月として試算をしています．何をもって終末期とするのかについては，極めて難しいものがあります．

ジャンプ　知識補給・研究と政策の間にある長い距離—— QALY 概念の経済学説史における位置　343 頁へ

　一部の医療経済学者とかは，効果がなかった医療費を，終末期医療費とみなすと考えて，死亡前半年とか，死亡前 1 年の医療費を「終末期医療費」として試算しているようですが，いつからの医療

図表 65　経済財政諮問会議　経済・財政一体改革推進委員会
社会保障ワーキング・グループにおける委員の発言（関係部分の抜粋）

第 15 回　社会保障ワーキング・グループ（平成 28 年 10 月 27 日）

○　自然な死を迎えたい．あるいは経管栄養や人工呼吸器など侵襲性のある治療は望まないという方が増えているといろいろなところで聞く．そういった人々の意識の状況の調査や把握は非常に重要である．

○　終末期医療は医療費削減のためではなく，QOL を上げるための仕組みづくり．ここでの QOL とは，話し合いや心のケアをしっかりすること．定量的な検証は難しいが，文化づくりが非常に重要．現在は在宅での医療・介護に対して本人や家族に不安感があるが，メディアでも，この不安感を取り除いて QOL を上げていかなくてはいけないという議論が出てきた．このタイミングを捉まえ，経済財政諮問会議においても，ワイズスペンディングなお金の使い方で QOL を上げていく議論をすべき．政策として，この文化づくりをどう支援するのか，またその結果として，どうやって安心して看取る体制を構築するかが議論の方向性として重要．その際，地域性，すなわち地域に任せることが大変重要で，同じ特性にカテゴライズされる地域もあるだろうが，全国レベルで標準化すべきではない．

○　人生の最終段階における医療について，日常の中で話題にしてくことが大事である．例えば，サラリーマンが退職する前に年金セミナーを受ける際，毎年の健診や人間ドックなどのときにも，自身や両親の人生の最終段階に思いをはせる動線があるかもしれない．先ほどご説明いただいた病児保育のように，地減，友達，ご近所とのつながりの中でこのテーマにつなげられる仕組みがあるとよい．「みんなの保健室」のような取組を共有させていただきたい．

○　ご説明いただいたような取組を基礎自治体に対して推進することが重要．また，ACP をどうやって広げていくかや，心のケアや文化性などについて国民運動的に話し合いができる体制をどうつくるかが重要．（略）救急医療での取組もまだ広くは知られていない．文化をつくっていくための国民会議を立ち上げ，どうやって QOL を上げていくかということを中心に議論していくべき．

出所：第 1 回　人生の最終段階における医療の普及・啓発の在り方に関する検討会（2017 年
　　　8 月 3 日）．資料 2

終末期医療費の計算

	対象年と終末期対象月	
医療経済研究機構（2000）『終末期におけるケアに係る制度及び政策に関する研究報告書』	1998 年，死亡前 1 か月	国民医療費の一般診療費（約 23 兆円）のわずか 3.5%，薬局薬剤医療費，入院時食事医療費を加えると 3.0%
厚労省保険局（2005）	2002 年，死亡前 1 か月	終末期医療費 9,000 億円は，国民医療費の一般診療費の 3.8%，医科医療費に対する割合は 3.3%
日医総研 WP（2007）『後期高齢者の死亡前入院医療費の調査・分析』	2006 年，死亡前 1 か月	70 歳以上の死亡前入院医療費は 4,557 億円で同年度の高齢者医療費 13.34 兆円の 3.4%

出所：「『麻生発言』で再考——死亡前医療費は高額で医療費増加の要因か？」『安倍政権の
　　　医療・社会保障改革』勁草書房，2014, 130-133 頁より筆者作成．

図表66　Lynn の「死に至るプロセスの3つのパターン」

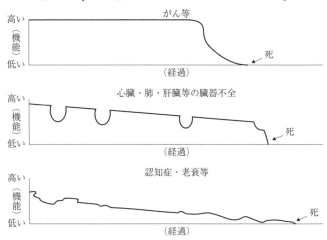

出所：Lynn and Adamson, "Living ell at the End of Life." WP-137, CA: Rand
Corporation 2003. 池上直己『日本の医療と介護』150 頁.

費をそのカテゴリーに入れるべきかということは実はよく分かりま
せん.

　Lynn の死に至る3つのプロセスを考えても，レトロスペクティ
ブにみれば，それぞれは，いわゆる3つのプロセスを経るのでしょ
うが，その瞬間瞬間の医療がはたして効果があるのかどうかは，確
率的な問題でしかない. このあたりは，医療がもつ不確実性，個別
性という特性が極めて重要になってくると思います.

　次は，日本福祉大学の二木立先生の本からの引用で，アメリカの
イェール大学の Gill 教授等は，地域で暮らし当初は障害のなかった
70歳以上の高齢者754人を対象にして，1998年から毎月インタビ
ュー調査等を行うなど，10年以上追跡調査を行ったそうです. そ
して2011年6月末までに死亡した491人（死亡時の平均年齢85.8歳）

の死亡前 1 年間の「日常生活の制限をもたらす症候」の有無を調査・解析し，次の興味ある知見を得ています．

① 死亡の 1 年前から日常生活の制限のあった高齢者は 2 割にすぎない．

② この割合は死亡前 5 か月間まではほぼ一定だが，その後急増する．

③ ただし死亡 1 か月前でも日常生活の制限のない高齢者が 4 割強存在する．

こうした，当初は健康だった高齢者を対象にして，死亡までの 1 年間の経過を月単位で詳細に調査した研究は，これが初めてだそうです．

この追跡調査によると，つまりは，死亡前 1 年では，キュア，治療が必要でなく，ケアのみ，支えることのみを必要とする高齢者というのはさほど多くはなく，死亡の 1 か月前であったとしても，支える医療だけでは十分でないということになります．だから，『社会保障制度改革国民会議』は，「治す医療」から「治し支える医療」を提唱しているわけですね．

では，治し支える医療というのは具体的にどういうことなのか．

次は，『国民会議報告書』において，治し支える医療が書かれている箇所です．

　　　医療はかつての「病院完結型」から，患者の住み慣れた地域や自宅での生活のための医療，地域全体で治し，支える「地域完結型」の医療……に変わらざるを得ない（『国民会議報告書』21 頁）．

この文章は，大島先生の第 15 回社会保障制度改革国民会議（2013

年6月13日）でのご発言をもとにしております．

　　人は必ず老います，必ず死にます．そして，亡くなる前には必ず
　人の世話が必要になります．これは100％例外のないことで，……
　違うのは，その期間が長いか短いかということと，人によってどん
　な世話を受けることができるかというだけです．……医療の側から
　話をするときには，治す医療から，治し支える医療．治す医療とい
　うのは，いつまでたっても技術は進歩しますから，これは絶対に必
　要であることは間違いないですね．支えるというのは何を支えるか
　というと，生活を支えるということです．
　　しかし，考えてみれば，生活を支えるというのは，介護がもとも
　と言っていることであって，こうなると医療の目的と介護の目的で
　何が違うのか．実は一緒なのです．だから，あえてこれから高齢者
　ということを強調して言う場合には，医療の目的も介護の目的も，
　両方の目的がほとんど同じ言葉で語られるような状況に変わります．
　これは医者の側にとってみると，ものすごく大きなパラダイム転換
　なのです．

　「医者にとって……大きなパラダイム転換」，この言葉はとても重
く，病院完結型医療から地域で治し支える地域完結型医療への再編
を考える時，最も難しい転換が医学教育の転換，たとえば死を敗北
とみなすような価値観の転換であることを示唆しています．

QOD を高める医療

　QOD，すなわち死に向かう医療の質を高めるためには，医療と
介護が一体となって，地域包括ケアというネットワークの部分をし
っかりと整備し，患者が信頼する「かかりつけ医」が身近にいて，

そのかかりつけ医と家族と当人が，繰り返し，みなさんご承知の ACP[31]——Advance Care Planning について話し合いながら進めていくことができる体制が準備されないと難しいということになります．ACP については，終末期医療の病態，患者の意識，のみならず家族，介護者の気持ちの推移の不確実性，人生最終段階における意思決定問題の複雑性に対応できるあり得べき最善の方法だと考えられます．

QOD を高める医療

・死に向かうときの満足度をいかに高めるか．こういう医療が求められてくるのです（第 14 回社会保障制度改革国民会議における大島委員の発言（25 年 6 月 10 日））

・患者
・家族
・そして看取りに関わる医療ケアチーム
・ACP（Advance Care Planning）
　－終末期医療の病態，患者の意識，のみならず家族，介護者の気持ちの推移の不確実性，人生最終段階における意思決定問題の複雑性に対応できるあり得べき最善の方法
　　　　　　　　　　　　　　　　　　　　　　　　　　　　　　　by 権丈

　ちなみに，2013 年 8 月 8 日に，日本医師会と四病院団体協議会は共同提言「医療提供体制のあり方」をとりまとめ，この提言は 8 月 19 日に当時の田村厚労大臣に提出されています．この共同提言には，「かかりつけ医機能」という項目があり，そこには 4 つの機能が記されておりまして，本日は，チーム医療，夜間対応に関係するはじめのふたつを紹介しておきます．

31　日本医師会・第 XV 次生命倫理懇談会答申「超高齢社会と終末期医療」（2017 年 11 月）においては，次のように説明されています．「ACP（Advance Care Planning）——将来のケアについてあらかじめ考え，計画するプロセスないしそのプロセスにおける患者の意思決定を支援する活動を指す．一般的には，患者本人，患者の家族，医療・ケア提供者の「話し合いのプロセス」と解釈されており，患者の希望や価値観に沿った，将来の医療・ケアを具体化することを目標にしている．」

「医療提供体制のあり方——日本医師会・四病院団体協議会合同提言」

(2013 年 8 月 8 日)

「かかりつけ医機能」

・かかりつけ医は，日常行う診療においては，患者の生活背景を把握し，適切な診療及び保健指導を行い，自己の専門性を超えて診療や指導を行えない場合には，地域の医師，医療機関等と協力して解決策を提供する．

・かかりつけ医は，自己の診療時間外も患者にとって最善の医療が継続されるよう，地域の医師，医療機関等と必要な情報を共有し，お互いに協力して休日や夜間も患者に対応できる体制を構築する．

終末期医療のガイドラインと国の施策

　これまで，国は 2007 年に，「終末期医療の決定プロセスに関するガイドライン」を作り，それを 2014 年に「人生の最終段階における医療の決定プロセスに関するガイドライン」へと改称しながら，主に，医療提供者の育成研修を行ってきました．日医も「終末期医療のガイドライン 2009」を作成して，会員への教育を行ってきました．そして今，先週の 8 月 3 日に発足しました厚労省の「人生の最終段階における医療の普及・啓発の在り方に関する検討会」では，今度は，国民の啓発に重点を置いた方向に進もうとしています．

QOD と地域で治し支える地域完結型の医療

　私は，年金をはじめとした社会保障全般に関して，永らく，「正確な情報に基づく健全な世論」の形成が必要であると言ってきまし

図表 67　国と日医のガイドライン

2007 年	厚労省「終末期医療の決定プロセスに関するガイドライン」
2009 年	日医「終末期医療のガイドライン 2009」
2014 年	厚労省ガイドライン「人生の最終段階における医療の決定プロセスに関するガイドライン」に改称

2017 年 8 月 3 日
厚労省「人生の最終段階における医療の普及・啓発の在り方に関する検討会」スタート

出所：筆者作成.

た．つまりは，不正確な情報に基づく不健全な世論というものがあるということを言っているわけですが，終末期医療についても同様で，日本では，2006 年の富山県射水市民病院で外科部長が複数の患者の人工呼吸器を外したとして警察の捜査対象となったのをきっかけに作成された 2007 年の厚労省ガイドライン以降，終末期医療の中止における事件はまったく報道されていないところまできていることをはじめ，広く知られるべきことがあると思います．要するに，厚労省のガイドラインに沿った形で，本人，家族，そして看取りに関わる医療ケアチームとの間で繰り返ししっかりと話し合いがなされたもとでは，事件として問題視されない段階にこの国はいる──次の要約は樋口範雄先生の『超高齢社会の法律問題』より．

①終末期医療をどこまで行うかなどは，本人の意思決定に基づくべきである．ただし，家族も支援を行うためにその内容を知ることが大切であり，本人の意思が明確でない場合には，何を本人が望んでいたかを知るために家族の役割がいっそう重要になる．

②医師は単独では判断せず，医療ケアチームでどのような終末期医療を行うかを検討し判断する．患者，家族，医療ケアチームが合意に至るなら，それはその患者にとって最もよい終末期医療だと

図表 68　人生の最終段階における QOD を高める医療

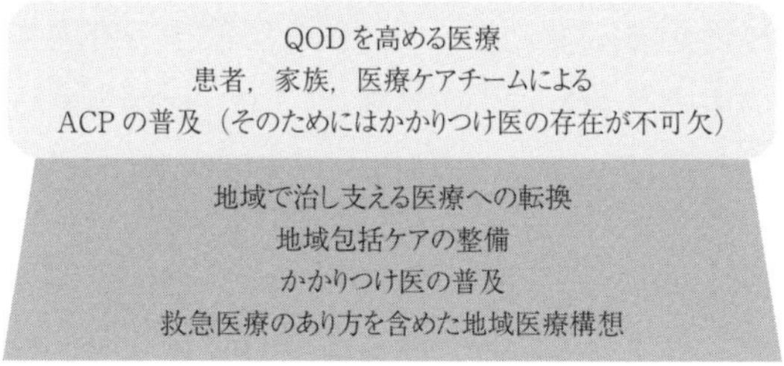

QOD を高める医療
患者，家族，医療ケアチームによる
ACP の普及（そのためにはかかりつけ医の存在が不可欠）

地域で治し支える医療への転換
地域包括ケアの整備
かかりつけ医の普及
救急医療のあり方を含めた地域医療構想

出所：筆者作成.

考えられる.

③緩和ケアの充実を図ることは重要であり，国はその責任を負う.

　昨年，2016 年 11 月の第 1 回生命倫理懇談会で樋口（範雄）先生が報告されていましたように，2016 年 6 月の NHK『特報首都圏』という番組で，昭和大学病院に実際にカメラが入って，「これから人工呼吸器を外します」と，家族も含めて納得してという場面をそのまま映しても，その後だれかが逮捕されているようなこともなければ，もちろん捜査が入るようなこともないわけですね.

　こうした終末期医療の状況は，私がまだ大学院生であった 30 年ほど前に大井玄先生の『終末期医療』に書かれていた状況，つまり延命治療を施すために管（くだ）を巻かれた大井先生のお母さんが，大井先生の手を取ってその手のひらに，指文字で「殺しておくれ」と書かれていたような状況とは一変しているのだと思います.

　そして，何よりも，医療関係者，国民が，ACP の重要性を理解しても，それを担ってくれる医師がいなければ，QOD を高める医療は実現しないことも確実に言えることだと思います. 医療には，「不確実性」，「個別性」という経済特性の他に「情報の非対称性」

という強い特性があります．サービスの利用者と提供者の間に強い
情報の非対称性がある場合，この問題を解決する有力方法は継続的
な人間関係の中で築かれる信頼の構築です．信頼できる「かかりつ
け医」がいなければ，QOD を高める医療は実現できません．

　そしてもちろん，そうした環境が整備された下で，その上に
ACP が広く国民に理解されるようになったとしても，救急医療の
側面では，どうしても不連続な医療が提供される可能性があります．
そうした問題を緩和するためにも，地域医療構想には，救急医療ま
でも含めた議論がなされることが強く期待されているのだと思いま
す．

　社会保障国民会議報告書の起草委員として私は，「地域で治し支
える地域完結型の医療」を実現する医療提供体制への転換を書かせ
ていただきました．超高齢社会における終末期医療を話し合う本会
議に出席している中で，治し支える地域完結型医療の必要性を，改
めて確認させていただきました．

　本日は，ありがとうございました．

[増補時点でのコメント]
日本医師会の生命倫理懇談会の答申は，2017 年 11 月に出され
ました——第 XV 次生命倫理懇談会答申「超高齢社会と終末期
医療」．
答申の中では，次の文章があります．

　　　これから先，85 歳以上が全死亡の 50％を超えるというよ
　　　うな時代に入っていった時，2013 年の『社会保障制度改
　　　革国民会議報告書』で記されたように，死すべき運命にあ
　　　る人間の尊厳ある死を視野に入れた QOD（Quality of

Death）の実現，すなわち，死に向かう患者への医療の質を高めることにより，患者の満足を実現する仕組みづくりが重要である．

第14章 租税財源は，どこに求める べきなんでしょう

—— cool head but warm heart な 財源調達論

ゆたかな社会と付加価値税

　第6章の図表29「社会保障財源の全体像」（91頁）を，ここで もう一度みてもらえますか．社会保障には国庫負担が入っています． そこでここでは，国庫負担の財源をどういう税項目から得るのが良 いのかを考えてみたいと思います．

　今から30数年前の話になりますが，大学2年生の春休みを迎え た僕は，サウナで風呂上がりのお客に飲み物を出すアルバイトをし ていました．いつもお客がいるわけじゃないので，暇な時は本を読 んでいたわけですけど，ある時，店長さんが，「マンガだったら良 いんだけど，そうした本は止めてくれないかねぇ」と．

　その時に読んでいた本はアメリカの経済学者であるガルブレイス の『ゆたかな社会』でした．3年生になる4月には，入ゼミの試験 があって，その時の指定図書とされていたんですね．あれから30 数年経ったこの2016年の春に，伊東光晴さんが『ガルブレイス』 という本を出されました．学生の頃のサウナでのアルバイトを思い 出したものです．

　さて，ガルブレイス——彼が1958年に出版した『ゆたかな社会』

には，次のような文章があります．

　社会的バランスが不完全である限り，売上税の税率を高めることをた
めらうべきではない．売上税は消費財とサービスのすべてをカバーすべ
きである．ゆたかな社会では奢侈品と必需品とを区別するのは無用であ
る．食料と医療をなしですませるわけにいかないのは昔と変わりないが，
それらは支出のうちで最もぜいたくなものでありうるし，また現にそう
であることが多い．

　売上税と社会的バランスの問題との関係は驚くほど直接的である．市
町村は私的財貨の面ではゆたかだが，公共的サービスの面では貧弱であ
る．明瞭な解決は，後者をまかなうために前者に課税することである．
私的財貨をより高価にすることによって，公共的財貨をもっと豊富にす
ることである．映画，テレビ，ラジオ，タバコをより高価にすることに
よって，学校にもっとかねをまわすことができる．石鹸，洗剤，真空掃
除機を買う場合に余計に払うことによって，都市をもっときれいにし，
それらのものをすこししか使わないですむことができる．……食料品は
比較的安いから，それに課税することによって，医療は改善され，より
よい健康状態で食料を享受することができる．

　……生産の増大に伴って売上税の税収が増える．私的財貨に対する欲
望がでっちあげられるにつれて，公共目的のための収入が増えるのだ[32]
(as wants are contrived for private goods, more revenues are provided for
public use)．

　いやはや，さすが名文家，ガルブレイスです．なんだか，今の日

---

[32]　ガルブレイス／鈴木哲太郎訳（2006）『ゆたかな社会　決定版』岩波現代文庫
　363-364頁.

本の消費税に対する，逆進的であるとか，軽減税率を導入すべきであるというような批判に対して，60 年前に，すでに全部答えていますね．ちなみに，ガルブレイスの翻訳では，sales tax が売上税と訳されています．これは今でいう，ヨーロッパの付加価値税，日本での消費税と考えても，まぁ，だいたいいいです．

　ガルブレイスの論には，同じ消費でも意味のある価値の高い消費と，そうでない消費があるという考えが根っこにあります．そうしたことは，消費者の意思決定を神聖不可侵として扱う普通のミクロ経済学の中では考えてはいけないことになっているのですが，彼はそうした経済学の考え方そのものを，『ゆたかな社会』で「通念（conventional wisdom）」と呼んで批判します．そしてガルブレイスは，「ケインズは，彼の考え方に含まれている生産の急速な拡大の結果，総生産ではなくてその構成が決定的な問題となる時期がまもなく来るであろう事を予見していなかった[33]」とまで論じます．僕も，こっそりとそう思っています．「知識補給　ガルブレイスの依存効果と社会的アンバランス」（293 頁）で説明した社会的アンバランスの観点から，過剰な民間の財・サービスに課税をして，そこで得られた財源を用いて過少な社会サービスを増やすべきとするガルブレイスのストーリーは，迫力のあるすばらしい論だと思います．

　ガルブレイスが 1958 年に『ゆたかな社会』を書いた強い動機は，社会的アンバランスの改善でした．市場に出回っている財・サービスに対しては企業の宣伝や広報活動で，消費者の欲求が，日夜創出されている——みなさんもコマーシャルをみて，何かを欲しくなったことがあると思いますから，それは日々の生活の中で実感していますよね．そうであるのに，医療や教育などの社会サービスの方は，

33　ガルブレイス『ゆたかな社会』368 頁．

企業の宣伝や広報活動に相当するものがない．日本でようやく，社会保障教育の重要性が言われはじめましたけど，それもほんの数年前からのできごとです．そうした状況下で，市民たちによる私的財貨と公共部門との間の「両者の選択が平等であり得ないことは，……争う余地がないであろう[34]」というのがガルブレイスの強い問題意識でした．

そして，社会的アンバランスの解決として，彼は，企業の宣伝や広報活動を通じて「私的財貨に対する欲望がでっちあげられるにつれて[35]」，公的部門の充実を図るための税収が増える付加価値税を唱えることになります．

今から，60年近く前に書かれた本なのですけど見事なロジックだと思います．先ほども言いましたように，『ゆたかな社会』が出たのは1958年でした．そして世界で初めて付加価値税が導入されたのは1954年のフランスで（付加価値税はそれ以前に存在した売上税の改善版ですが），2番目に付加価値税を導入した国はベルギーの1971年です．その後の世界の歴史は——残念ながら日本やアメリカは違いますけど——，ガルブレイスが提唱する方向に進み，公的な医療や教育が充実していった福祉国家が形成されていく中での財源は，付加価値税に強く依存していくことになりました．

すべての税目を増税するプラスα増税の必要性

ここで，財源としては，日本ではどういうものが見込めるのかを考えるために，主要国のGDPに占める租税・社会保険料収入の割合をみてみましょう．図表69をみますと，日本は，他国よりも法

---

34 ガルブレイス『ゆたかな社会』312頁．
35 ガルブレイス『ゆたかな社会』364頁．

人税で少し頑張ってるのは分かりますけど，所得税も，付加価値税（消費税）も目にみえて少ないです．

　こうした理由により，僕は，「消費税の他にも所得税および社会保険料，資産への課税などを強化して，財政の持続可能性と社会保障の機能強化の両立を図らなければならない状況です[36]」とか，「財政全般を見れば，他の先進諸国と比べて GDP 比でなお低さが目立つ，所得・資産課税の強化が必要となる[37]」と言っていたりもするわけです．消費税には頼らないで，所得税のみでというわけにはいかないし，逆に所得税に頼らないで消費税だけでともいかないんですね．昔から僕は，「すべての税目を増税するプラス α 増税」とか「財源は全員野球」と言っているように，もう，消費税にも所得税

図表 69　GDP に占める租税・社会保険料収入の割合

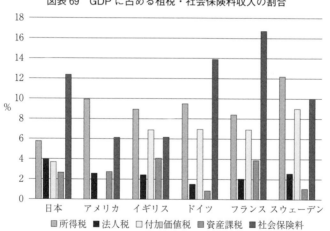

注：社会保険料のみ 2013 年データ，他は 2014 年．
資料：OECD. Stat
出所：筆者作成．

36　権丈（2015 Ⅵ巻）32 頁．
37　権丈（2015 Ⅵ巻）146 頁．

にも資産課税にも頑張ってもらわなければなりません．そして野球の打順に意味があるように，税の打順も考えなければなりません．4番は誰に，3番は誰にして，彼はやっぱり8番か9番かなというような，監督のようなことも．さらに監督は，大きな役割を担ってもらおうとすると，僕や〜だっと言ってすぐに外国に移籍しようとするグローバル時代の法人税の性格なども熟知しておかなければなりません．最近では，雇用確保の目論見もあって，税制で法人誘致を積極的に計る先進国もわんさかいるわけですから，さあ大変です．

　そしてですね．「所得税」を3番，4番打者に指名するとしても，日本では，「消費税」を3番，4番にするのと負けず劣らず，これはなかなか厳しいものがあります．そのあたりを少し説明しましょう．

累進課税の仕組みと日本の所得税の実情

　まず累進課税というものを理解しましょうか．次の図表70をごらんください．横軸には課税所得をとって，縦軸は税額です．課税所得というのは，第11章の図表54（151頁）にも登場してきた言葉です．収入はすべてが課税対象となるわけではありません．所得税が課される所得は，課税所得＝収入−経費−非課税所得−控除となります．

　さて，図表70を用いて，課税所得が500万円の人の税額はいくらになるか，計算してみましょうか．

　500万円は，330万円〜695万円の税率区分に入り，その区分の税率は20%だから，500万円×0.2 ＝ 100万円だよなっ……．
　……

図表 70　所得税（イメージ）［累進課税］

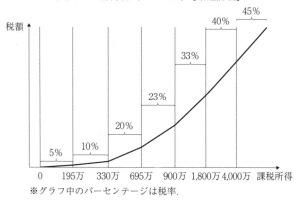

※グラフ中のパーセンテージは税率.

注：4,000 万円超に対する 45% の税率は，2015 年 4 月より設けられ，
　　現在の税率区分は 5% 〜 45% の 7 段階となっている.
出所：筆者作成.

　んっ？　はい，間違いです.
　日本の累進税は超過累進税と呼ばれる方式で，課税される金額が一定の基準以上となった場合には基準を超過した金額についてのみ高い税率が適用される方式です. ということで，課税所得 500 万円の人の税額は，57 万 2,500 円になるのですが，その計算式は次のようになります.
　195 万 × 5% +（330万 − 195万）× 10% +（500万 − 330万）× 20%
　= 57 万 2,500 円.
　結局，課税所得 500 万円の人は，500 万円の 11.45%（= 57 万 2,500 円／500 万）を税金として収めることになります. この 11.45%（= 税額／課税所得）は実効税率（effective tax rate）と呼ばれていまして，時に，平均税率という言葉が使われることもあります.
　これが超過累進課税の仕組みです. 分かりましたか？

　ここをクリアーできた人は，次の図表71「所得税の税率区分ご
との税収」をみてください[38]．所得税を増税するというと，多くの
人は（自分の所得税は上げないで）高所得者の税率を上げることを考
えるかもしれません．高所得者の税率引き上げ，それはそれで是非
行ってほしいのですけど，それだけでは，あまり税収を得ることは
できないようだということを，図表71を用いて説明しておきまし
ょう．

　この図は2011年度のものですから，累進税率は5%〜40%の6
段階となっています（7段階目の45%は2015年4月に設けられました）．

図表71　所得税の税率区分ごとの税収

	税率区分	課税所得 （給与収入）	総課税所得	税率1%引上げ 当たりの増収力	対象納税者数
約1.5兆円	40%	1,800万円〜 (2,293万円〜)	約3.8兆円	約380億円	約30万人 (0.6%)
約1.5兆円	33%	900万円〜1,800万円 (1,387万円〜2,298万円)	約4.4兆円	約440億円	約80万人 (1.6%)
約0.6兆円	23%	695万円〜900万円 (1,162万円〜1,387万円)	約2.6兆円	約260億円	約190万人 (3.9%)
約2.9兆円	20%	330万円〜695万円 (736万円〜1,162万円)	約14.5兆円	約1,500億円	約770万人 (15.9%)
約1.7兆円	10%	195万円〜330万円 (554万円〜736万円)	約16.5兆円	約1,700億円	約1,730万人 (35.7%)
約3.3兆円	5%	0円〜195万円 (251万円〜554万円)	約65.3兆円	約6,500億円	約4,850万人 (100.0%)

注：2011年度予算ベースであるため，税率区分は5%〜40%の6段階．
出所：財務省作成資料（2012年11月9日「参考資料　所得税の税率構造の見直しについて」19頁）．

38　以下の話の骨子は，2008年8月に社民党に呼ばれて話してきたことです．「私た
ちは，所得税で社会保障の財源を得たいと思うのですけど，先生はどうお考えでし
ょうか」ということだったので，当日，次のように答えています——「法人税以外
の税目をすべて増税するプラスα増税がいいと思っています．消費税でも所得税で
もどっちでもいいですけどね．ただ，所得税で高所得者層への増税だけで社会保障
財源を賄うと言ってしまうとウソになりますから，気をつけて下さい」．
　詳細は，勿凝学問199「消費税と所得税，僕はどっちでもいいですけどね，政治
家さん達は，どうぞ政治リスクをご勘案下さい」（2008年11月15日脱稿）参照．

　図表 71 は，一見しただけでは，さっぱり分からないのが特徴ですので，少しばかり時間を拝借します．いま，たとえば，図表 71 における税率区分の「40%」と書かれているところを見て下さい．「40%」の左の四角には，40 の税率区分で得られている税収が約 1.5 兆円であることが描かれています．税率区分 40% の課税所得は 1,800 万円以上で，その人の給与収入は 2,293 万円以上であることが（　）内に記されています．つまり，給与収入 2,293 万円から控除などで 493 万円（＝2,293 万－1,800 万）が引かれていることになります．そして 40% の税率区分に位置する課税所得を納税者の数だけ合計したものが総課税所得で，それは約 3.8 兆円になります．その右横には，仮に税率を 40% から 41% に 1% ポイント上げるとすれば増収は約 380 億円であると計算されています．この約 380 億円は，総課税所得約 3.8 兆円に 1% を掛けた値ですね．そして図の右端は 40% の税率区分の対象納税者数が約 30 万人で，それは全納税者の 0.6% であることが（　）内にあります．

　この図は 2011 年度のデータですが，僕は以前，2008 年度予算ベースの「税率 1% 引上げ当たりの増収力」を元に，「消費税と福祉国家」『週刊東洋経済』（2011 年 3 月 12 日）に次のような文章を書いたことがあります——消費税という税が，どれほど大きな財源調達力を持っているのかを言うための文章です．

　所得税の最高税率を 1% 上げても 350 億円，消費税 1% で得られる税収の 1.4% 分にしかならない．所得税の最低税率 5% あたりは納税者が多いので，そこを 1% 増税すれば 6,200 億円の税収になるが，それとて消費税率 1% の税収の 25% にとどまる．それに，増収額が多いからと言って，低所得層にも課される最低税率を引き上げるのは実際問題とし

て消費税の増税以上に難しそうである[39].

　世の中では，どうして消費税なんだ？　所得税は累進的なんだから，これで財源を徴収すべきであるっと言うと，なんだか良い人のように聞こえるので，本当にそうなのか？　ということをもう少し説明しておきましょうか.

　前述の図表71をもとに次の図表72を作ってみました．先に説明したように，課税所得というのは「収入－経費－非課税所得－控除」を言いますけど，みなさんには，（　）内の給与収入の方が，実感があるかと思います.

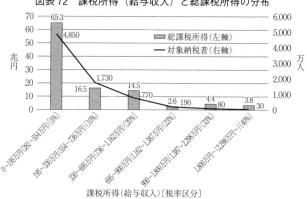

図表72　課税所得（給与収入）と総課税所得の分布

出所：筆者作成.

　これをみれば一目瞭然，所得税の増収力が高いのは，つまり，総課税所得が大きいのは，税率区分5%の課税所得（給与収入）0～195万円（281～554万円）なんですね．累進課税というのは所得が上がるにつれて税率が上がる税制のことですけど，次の図表73にみるように，高所得者になるほど人数が減っていくわけですから，

39　権丈（2015 Ⅵ巻）136-137頁に所収.

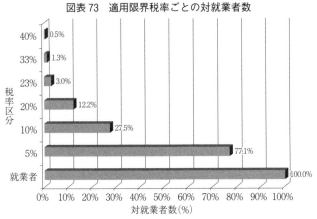

図表 73　適用限界税率ごとの対就業者数

資料：2011 年度予算ベースの「所得税税率区分ごとの税収」，『労働力調査』
　　　における「年平均結果－全国」.
出所：筆者作成.

　こればかりは仕方がないです．先の図表 71 は 2011 年度予算ベース
でして，同年度の就業者数は 6,289 万人です．図表 73 にみるように，
所得税の納税者数 4,850 万人は，就業者の 77.1% 程度になります.

　税率区分ごとにどのくらいの納税者がいるのかの日本の特徴を図
表 74 の国際比較でみてみますと，日本には高税率が課される対象
者が，はじめからそんなにいないようです．のみならず，10% 以
下の所得税率区分に日本では 83% の人がいます．対して，アメリ
カでは 27%，イギリスでは 3%，フランスでは 39% ということらし
いです．

　昔は，財務省は，次の図表 75 のようなとても分かりやすい資料
を作っていたのですけどね――なんで，図表 74 のような形に変え
たんでしょうかね．

　さてさらに図表 76 をみれば分かるように，日本の所得税は，他

図表 74　所得税の限界税率区分別納税者（又は申告者）数割合の国際比較

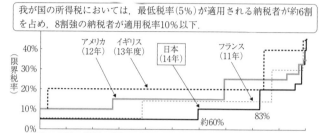

我が国の所得税においては，最低税率（5%）が適用される納税者が約6割を占め，8割強の納税者が適用税率10%以下．

（全体に占める構成割合）

限界税率	0%超～10%以下	10%超～20%以下	20%超
日　本（14 年）	83%	13%	4%
アメリカ（12 年）	27%	42%	31%
イギリス（13 年度）	3%	81%	16%
フランス（11 年）	39%	49%	13%

出所：財務省作成.

図表 75　昔の「所得税の限界税率区分別納税者（又は申告者）数割合の国際比較図」

税率	10%以下	10%超～20%以下	20%超
日本（07年）	♀♀♀♀♀♀♀♀♀ (80/100)	♀♀ (16/100)	♀ (4/100)
アメリカ（04年）	♀♀♀ (27/100)	♀♀♀♀♀ (49/100)	♀♀♀ (24/100)
イギリス（04年度）	♀♀ (15/100)	(0/100)	♀♀♀♀♀♀♀♀♀ (85/100)
フランス（05年）	♀♀♀♀ (39/100)	♀♀♀♀ (40/100)	♀♀ (21/100)

出所：財務省作成.

図表76 個人所得課税の実効税率の国際比較

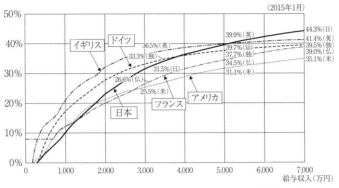

出所：財務省作成資料（2015年10月14日「説明資料 所得税②」12頁）.

の主要国と比べて，給与収入1,000万円以下の人たちへの税率が低く，所得税の課税が開始される給与収入も高いようです.

　となれば，所得税を4番バッターに指名して，ホームランを打って一発逆転を図ろうとして，多くの財源を得ようとすると，中・低所得層に，限界税率が今よりは高い税率区分の方にシフトしてもらわなければならない――つまり，納税者の数が圧倒的に多い中・低所得者への所得税増税を行わなければ所得税から多くの税収を得ることができないというのが，どうも日本の実情のようです.

　さて困ったぞ.

　となれば，所得税から財源を得ようが，消費税から財源を得ようが，いずれにしても中・低所得者の負担が重くなるという，なかなか厳しいものがあるわけです. 僕としても，「所得税で高所得者からとればいいじゃないかっ」と言って財源の話をしたつもりになって，ロビン・フッド然り，いやいや鼠小僧次郎吉，いやいや黄門様然りとやってみたいんですけど，どうしても，財源としてはそれも

大切，あれも大切，そしてこれも大切となってしまうんですよね．

ジャンプ‼ 知識補給・と言っても，累進税の強化は必要だよっという話
331 頁へ

社会保障目的消費税の拡大はジニ係数を小さくして 格差問題を緩和する

　この章の最後に，以前から，僕が言っている「社会保障目的消費税を拡大したらジニ係数は小さくなって格差問題を緩和するんだから……」という話をしておきます．

　僕は，消費税は逆進的だから社会保障の財源としては不向きであるという批判に対して，なんだか世の中ってのは面倒だなぁと思いながら，もう 10 年以上前から，次のような説明をしてきたものです――初版を 2004 年に出した権丈（2009［初版 2004］Ⅱ巻）にも書いていたことですけど，いかんせん売れない本に書いていたために，世の中にはまったく広まっていません．

　結論から言いますと，消費税を福祉目的消費税にすれば，その規模を拡張していくと所得分配の不平等指標であるジニ係数が小さくなり，格差問題を緩和してくれるんです．少し難しい話になるかもしれませんが，そういうことを今から説明させてください．とまぁ，こう低姿勢に出ているのは，これから話すことが，へのへのもへじに似つかわしくなくちょっと難しいからです，はい．

　まず，福祉国家というものは付加価値税（日本でいう消費税）という化け物のように財源調達力を持つ税が発明されたから生まれたんだということを議論のスタート地点としておきます[40]．しかし付加価値税（消費税）は，財源を調達する側面のみをみれば逆進性を

40　権丈（2015 Ⅵ巻）第 11 講「消費税と福祉国家」参照．

もつことになります．これは一見，社会保障は弱きを助けるものであるとする社会保障政策の理念と矛盾した税制であるかのようにみえます．

　消費税の逆進性について言えば，消費 C，基礎消費 B（所得とかかわりなく必要とされる消費額），所得のうちどれほどを消費にまわすかを表す限界消費性向 c，所得 Y として，個々人の消費関数が $C=B+cY$ で表されるならば，消費税の支払い税額 T は，消費税率 t とすれば，$T=tC=t(B+cY)$ となり，平均税率 $\dfrac{T}{Y}=\dfrac{tB}{Y}+tc$ であるために，所得 Y が高くなると $\dfrac{tB}{Y}$ は小さくなっていくので平均税率が低くなるという，逆進性を，確かにもつことになります．

　ところが，この消費税から得られた税収で社会保障の財源を賄い，国民ひとりひとりの所得水準とは無関係に 1 人当たり G の額だけ社会保障が給付される場合には，消費税の評価は変わってきます．このとき，支払った消費税額から社会保障の給付額 G を引いたネットの支払い税額は $T'=t(B+cY)-G$ となり，この場合の平均税率の式は $\dfrac{T'}{Y}=\dfrac{tB-G}{Y}+tc$ で表されます．その結果，消費税率 t で社会保障給付 G の財源を調達した制度の再分配構造は，$tB=G$ の場合，すなわち，基礎消費 B に消費税率 t を乗じた額 tB が 1 人当たり社会保障給付費 G と同額であれば，所得 Y が増加しても平均税率 $\dfrac{T'}{Y}$ が tc で一定となる比例税，$tB<G$ ならば，所得 Y の増加とともに $\dfrac{tB-G}{Y}$ という数値のマイナスの度合いが小さくなっていくために，平均税率 $\dfrac{T'}{Y}$ が増加する累進税となります．

　次の図表 77 には，$tB<G$ であるために，ネットの支払額 T' が所得 Y と共に増加していく場合を図示しています．

　図表 77 の上の図は，消費税収入 tcY は所得が増えると増加し，社会保障給付額は所得とは関係なく G である状況です．低所得層

図表77　社会保障目的消費税の累進的な平均税率

社会保障給付を消費税で賄うとジニ係数は小さくなる
（社会保障目的消費税は累進的＝限界税率はプラス）

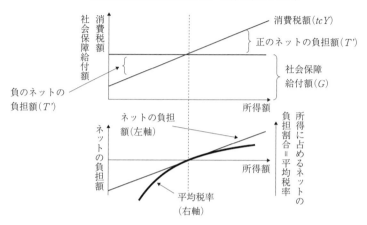

出所：筆者作成.

は税負担よりも給付額が多く，所得が増えるにつれて消費税負担から社会保障給付を引いた額は「負」から「正」に転じていきます.

　図表77の下の図にはネットの負担額を左軸にとり，そのネット負担額を所得で割った平均税率を右軸にとって描いています. 平均税率は右上がり，すなわち累進税になっていることが分かります.

　消費税は確かに，財源調達側面だけをみれば逆進的です. でも，消費税という化け物のような財源調達力を持つ税で社会保障の財源を賄えば，ネットでみると累進税になるんですね. したがって，社会保障目的の消費税の規模を大きくしていくと，世の中の格差問題は緩和される方向に動いていき，所得再分配後のジニ係数も小さくなっていくことになります. ヨーロッパは，付加価値税という強い調達力を持つ財源で社会保障の財源を賄うことによって，比較的平

等な分配を帰結する福祉国家を作っていったわけです……ふっ～．ちょっと難しかったですかね．一体誰なんでしょうね，この国で，消費税は逆進的だから反対だっというような，財源調達側面しかみないアンポンタンな話を流行らせて日本をしっかりとした福祉国家に進むことを邪魔した人は――ここまで財政が疲弊した今から考えると，一見，弱者を守る義賊ロビン・フッドのようにみえますけど，僕からは，「おぬしも相当に悪よのぉ」の人物にみえますね．

　僕は以前，次の文脈の中で，「空想的社会保障論」という言葉を使ったことがあります．

　　方向性・理念を語ることが社会保障論だと信じていた，この国の空想的社会保障論者がこれまで等閑視していたこと――それは，社会保障問題は財源調達問題であるという側面だ（権丈（2015　Ⅵ巻）145頁）．

　面白いことに，空想的社会保障論者というものは，どうも，自分では財源調達問題を考えてはいるつもりではいるようなんですね．でもそのほとんどは絵空事の空理空論――だから，僕は最近，空想的社会保障論の他に，空想的財源調達論という言葉も使わなければなるまいっと，多々実感しております，はい．いやもう，ほんっとに，この世界，底なし沼です．

　ところで，この第14章には副題があり，それは，「cool head but warm heart な財源調達論」です．cool head but warm heart というのは，マーシャルという英国ケンブリッジ大学の経済学者が，19世紀末の1885年に，教授就任講義の際に「cool head but warm heart を備えた学生を育てたい」という文脈の中で残した言葉です

（マーシャルは heads, hearts を用いています）．接続詞が and ではなく but であることが大切で，両者は，普通はなかなか両立できるものではないようです．ともすれば，「消費税は逆進的だから所得税で高所得者から財源を！」というような warm heart ではあるけど，warm head な財源調達論が見受けられます．でも，財源調達という地に足のついた話をする際には，cool head but warm heart な議論でないと，なんの役にも立たず，建設的な議論の足をひっぱるだけの論になってしまいます．

第15章　生産性の考え方と福祉分野で留意すべきこと

　「生産性」には，第1章で論じたように物的生産性と付加価値生産性の2種類があり，これらが全く別物であることなど，ほとんどの人が知らない．そうしたことなどおかまいなく「生産性」「生産性」と連呼しておけば，経済政策を論じているように思われている雰囲気もある．そのような残念な世の中の被害にあっている一番は，公的価格制度の下にある医療，介護の現場だな——日頃からこうした問題意識を持っている私のところに，『月刊福祉』から，全国社会福祉法人経営者協議会副会長谷村誠さんとの対談の依頼があった．『月刊福祉』2022年9月号の特集は，「福祉における生産性とは」であり，そこで「生産性の考え方と福祉分野で留意すべきこと」というテーマの下に，谷村さんと対談が企画された．

医療・福祉分野で使うことは適切ではない
「付加価値」で算出される生産性

谷村　本日は，国の全世代型社会保障構築会議で「生産性」について多くご発言をされている権丈先生に，生産性の考え方や，医療・福祉の分野において生産性を測るうえで留意すべきことについてお

図表 78　生産性の考え方

$$生産性 = \frac{算出（output）}{投入（input）}$$

○物的生産性

・労働生産性　　（1人当たり）　　$= \dfrac{生産量}{労働者数}$

・労働生産性　　（1時間当たり）　$= \dfrac{生産量}{労働者数 \times 労働時間}$

○付加価値生産性

・労働生産性　　（1人当たり）　　$=$

$$\frac{付加価値額（収入－外部から購入した諸経費－減価償却費）}{労働者数}$$

・労働生産性　　（1時間当たり）　$= \dfrac{付加価値額}{労働者数 \times 労働時間}$

出所：『月刊福祉』2022 年 9 月号，編集部作成.

聞きしたいと考えています.

　国の規制改革推進会議で，介護施設等の人員配置基準を緩和するという議論がありますが，我われ福祉関係者は今，「ICT 化をすすめて人員削減をせよ．それで『生産性』を向上させよ」と責められています．そうした状況下で我われも生産性について学び，生産性と言ってもいろいろなもの（図表78）があると知ったのですが，私は医療・福祉サービスの価値を生産性で測ることはできないととらえています．まず生産性の考え方についてお話しいただけますか.

権丈　生産性という言葉は，「財」の生産しか，生産活動とみなされていなかった時代に使われ始めた言葉です．アダム・スミスという世界で最初の経済学者によって 18 世紀に書かれた『国富論』の第 1 章の出だしの部分に，生産性 productivity についての記述があります．ピン，針の製造は，1 人だと 1 日に 1 本もつくれないが，10 人で分業すれば 1 人当たり 4,800 本に増えて，生産性が高まるといった内容です．そして，そのような財の生産に携わっている人を

増やし，財を生産していない非生産的労働者を少なくすることが国を豊かにすると述べられていました．非生産的労働者とは，王や官僚や軍人のような現在のサービス産業の従事者ですので，医療，介護も含まれますし，芸人やダンサーも含まれていました．今で言うサービス産業で働く人には，このオリジナルの生産性の考え方は，そもそも当てはまりません．

　しかし，財の世界で用いられていた生産性という言葉が，20世紀の半ば頃から，サービス産業の世界でも使われるようになってきたから，話がおかしくなってきました．サービス産業で生産性を測るとした際に，分母はピンの製造と同じように労働力となりますが，分子に何をおいたらよいのかは，みんなあまり考えていない．20世紀なかばくらいから，付加価値，これは，労働力と資本を用いてどれほどの価値を生んだかを示す指標ですが，この付加価値を分子におくようになっていきました．分子には財の個数といった物的な尺度をおいて測るのがオリジナルの生産性の定義ですけど，世の中では広く付加価値が使われるようになってしまったんですね．医療・介護の場合は，分子となる付加価値の算出に公定価格が関わってきますので，付加価値生産性が高くなるか低くなるかは，ほとんどが診療報酬と介護報酬が高くなるか低くなるかに依存しています．

谷村　付加価値を分子として生産性を測る考え方を医療・福祉の分野に当てはめるのは適切でないと，権丈先生は著作（『ちょっと気になる医療と介護 増補版』）のなかでも述べられていますよね．

権丈　もちろん．1950年代に専門家は「概念が異なるから」使ってはいけないと警告しましたが，世の中は「付加価値生産性」を使うようになりました．以前，日本経済新聞で，「医療・介護サービスの生産性が低迷している」という記事が掲載されていましたが，

低迷の理由として「業者間の競争が乏しく，生産性を高めようという動機づけがはたらきにくい．また公定価格が基本でサービスの差が生まれにくい」といったことが書かれていました．この記事は，前提も，推論も，導き出された結論も，すべて間違っていますね．

サービス産業の生産性は「質」を分子に測るべき

谷村　では，医療・福祉のサービスの生産性を測るには，どうしたらよいのでしょうか．

権丈　ヒントになるのが，アメリカと日本のサービスの質を比較した調査です．アメリカ滞在経験のある日本人と，日本滞在経験のあるアメリカ人が，さまざまなサービスの質に点数を付けたところ，宅配便やコンビニ，郵便，航空，地下鉄をはじめとしたほとんどのサービスの質は日本が高く，大学教育はアメリカのほうが高いという結果でした．感覚的にも「そうだな」と思う人が多いと思います．結局サービスは，そのサービスを受けた人の評価を質として測るものでないと議論がすすみません．しかし，それは技術的にできないでしょう。

　と言っても実は，「物的生産性」と言われる，分子に付加価値ではなく物的な尺度をおくオリジナルな定義で生産性を測ることも，難しいです．例をあげると，自動車等の物の製造において，まったく同じ工程をとる工場間で比較するしか，正確な比較はできません．

谷村　今のお話を聞いて，医療・福祉の分野にはQOLや患者・利用者満足度というものがあり，これを分子において生産性を測れないかと思いました．そして，間違った前提で生産性がさまざまな場面で使われてしまっていることもわかりました．配置基準の緩和など労働力の削減が求められていることもあるので，分母となる労働

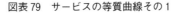

図表79　サービスの等質曲線その1

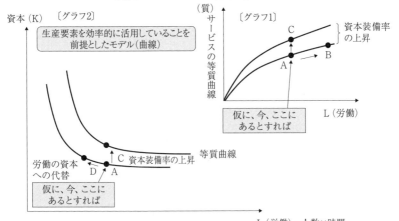

★福祉関係者は，職員1人当たり労働時間を節約しサービスの
　質の向上に使いたいのに，職員数の削減が求められる．

出所：権丈氏提供資料に『月刊福祉』編集部で一部加筆．『月刊福祉』2022年9月号．

力に引き付けて生産性のとらえ方についてお聞かせいただけますか．

権丈　経済学でいうところの「等量曲線」は，投下される労働力と資本の組み合わせによって等しい量を生産できるようになる曲線で表されます．私は，サービスの場合は「等質曲線」と呼んでいます．

　グラフ（図表79）を使って説明しますが，右のグラフ（グラフ1）で，例えば介護施設で労働力と資本の組み合わせの状況がA点にあるとします．そこで労働力を増やしていくと，手厚いサービスを行うことができるという意味で質が高まっていきます（B）．

　左のグラフ（図表79グラフ2）は，同じだけのサービスを提供するための，労働（人数×時間で算出）と資本の組み合わせを表しています．例えば労働力が一定で機械の量を増やしていくと曲線が上にシフトします（C）．これは，K/Lで表される資本装備率[41]の上

昇がもたらしたものです．グラフ１に戻ると，Ａ点からＣ点への変化が，グラフ２にＡ点からＣ点へのシフトに対応します．また，サービスの質が一定で導入する機械の量を増やしてICTを活用していくと労働力を節約できる（Ｄ）ということになります．これは，労働を資本に置き換えているのですから，労働の資本への代替と呼びます．これからはマンパワーの確保が非常に厳しい状況になるので，このように労働を資本のほうに切り替えていきたい，つまり労働の資本への代替を図っていきたいという問題意識は理解できます．だけど，サービス産業の場合，質が問われないとなれば，いくらでも労働力を節約できてしまうので，注意が必要です．

谷村　冒頭申し上げたように，介護の現場ではマンパワーを削っていくという議論があります．質は下げないということがこうした議論をするうえでは必須だと思いますが，そこも崩れていかないかということは危惧しています．

生産性の向上に努めるのは QOL の向上のため

谷村　我われは今，ICT 化の推進や業務効率化だけではなく，職員が働きやすい職場環境を整備してモチベーションを高めたり，コア業務に集中できるようにアウトソーシングを行ったりしていますが，それは利用者と直接向き合う時間を増やしてエンパワメントを実践し，QOL の向上につなげたいからです．ところが，現実は，利用者の重度化等もあって身体的なケアに力が割かれ，心のケアまで実践する余裕が残念ながらほとんどありません．サービスの質を高めるということは，利用者の生活を豊かにすることや人生を豊か

41　資本ストックを労働者数で割った比率．労働者１人当たりの利用可能な機械設備の規模を示す．

図表 80　サービスの等質曲線その 2

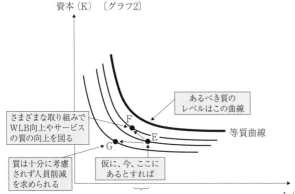

資本 (K)　〔グラフ 2〕

あるべき質の
レベルはこの曲線

さまざまな取り組みで
WLB向上やサービス
の質の向上を図る

F

E

等質曲線

G

質は十分に考慮
されず人員削減
を求められる

仮に、今、ここに
あるとすれば

L（労働）＝人数×時間

★福祉関係者は，職員1人当たり労働時間を節約しサービスの
　質の向上に使いたいのに，職員数の削減が求められる．

出所：権丈氏提供資料に『月刊福祉』編集部で一部加筆．『月刊福祉』2022 年 9 月号.

にすることなので，心のケアにしっかり取り組んでいくことが大切
です．しかし，それをするには非常に厳しい状況です．そんななか
で，人員配置基準の緩和という話が出てきたので「とんでもない」
と感じています．

権丈　谷村さんのお話を，先ほどのグラフ（図表 80）を使って説明
してみます．

　必要だと考えるサービスの水準は，残念ながら今は達成できてい
ない（E）．また，職員のワーク・ライフ・バランスを考えて，労
働時間を減らしたいと考えている．だからこそ，資本装備率を高め
たり，業務を外注したりして，効率化に一所懸命取り組んでいる．
しかし，それはサービスの質の向上や労働条件の質の改善のためで
ある（F）．それなのに，そうした質のことは考慮されずに職員の
人数の削減が求められる（G）．そういったことでしょうか．

谷村　はい，その通りです．かなり以前からそう感じています．

権丈　しかし実際は，労働時間を短くする余裕も与えられず，サービスの質を上げることもかなわないなかで，人数を削減しろと言われるから，納得がいかないのですね．

谷村　現場の具体的な話として一例あげますと，実は日本の保育士の人員配置基準は先進諸国のなかでも最低レベルとなっています．4・5歳児は30対1です．欧米では12対1とか15対1で4・5歳児を担当していて，かなり差があります．しかし，質を上げていこうとすると，保育士1人の能力に頼ることはもはや限界に近いのです．

権丈　谷村さんをはじめ多くの福祉関係者は，必要に駆られてサービスの質を現在よりも上げることについてまず議論したいと望んでいて，それにつなげるために職員のやる気や働きがいを引き出し，ワーク・ライフ・バランスを整えていくうえでマンパワーをもっと増やしてほしいんだ，と思っているということですよね．

谷村　利用者の重度化や抱える課題の複雑化もあって，それに十分に対応できていない現在も，質の向上に向けた取り組みは現場では必須です．そして，ICT等の活用等で業務効率化をすすめることは，当然我われもしていかなくてはいけないものと認識していますが，それをしたとしても，質を高めていくうえでのマンパワーが絶対的にたりません．そうした状況への理解がないままに「生産性をもっと高めよ」と責められるので，議論がかみ合いません．

権丈　分子に付加価値をおいて生産性を測ることを前提に話がされているので，議論がかみ合わないのは当然です．ですから議論をする際には，分子には質をおくということをはっきりさせておいた方がいいです．今回使ったこのグラフを共有しながら議論するといいかもしれません．ただし，質を測ることは難しい．だからみんな付

図表 81　子育て支援連帯基金構想

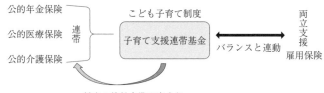

出所：権丈氏提供資料. 『月刊福祉』2022 年 9 月号.

加価値生産性で代用した議論をして，話がおかしくなっています．

谷村　サービスの質を測る物差しとして，日本には第三者評価という仕組みがありますが，こういったものも活かしながら，生産性を測るうえでの分子になる質についての物差しづくりが必要ですね．

全世代で高齢者を支え全世代で子育てを支える仕組み

谷村　繰り返しになりますが，業務効率化に向けた取り組みは必要なことですが，それ以上にマンパワー自体を増やしていかなくては厳しい現状にあると，私は認識しています．権丈先生は「子育て支援連帯基金」構想を提唱されていると聞きました．これは介護の財源調達にもつながるとのことで，マンパワーを増やす方策になるのではという期待もあるのですが，この構想について教えてください．

権丈　公的年金，医療保険，介護保険の 3 つの制度は高齢期に支出が集中します．年金がいちばんわかりやすいですが，医療保険についても 65 歳以上の人が医療費の約 6 割を使い，介護保険に至っては 98％以上を使っています．高齢になれば誰もが医療や介護を受ける可能性が若い時より高くなる．こればかりは仕方がない．だから，介護保険，医療保険も年金保険のように，生涯の消費支出を平準化しているわけです．消費の平準化という意味では，医療保険も

介護保険も，年金保険のように長期保険です．この長期保険の持続可能性は，若い人たちの支えに依存しているので，これら社会保険が子育て支援のための基金に拠出する．この基金を雇用保険とも連動させて，仕事と家庭の両立支援を強化していく．高齢期の支出を社会化した制度が，子育て費用の社会化を支えていこうということです（図表81）．長期保険である介護保険が現在のように，40歳未満の人が負担していないのは不自然なので，20歳まで被保険者年齢を引き下げます．

谷村　財源が増えれば福祉の分野で働く人を増やすことにつなげられます．現在の生産性の議論は，労働力も含めた投入量をいかに増やさずに対応するかという視点で語られるので，逆にパイを増やして解決していくという方法論は，我われとしても真剣に考えていく必要があると思いました．

権丈　今日何度か出た介護の現場での人員削減を図ろうとする動きについてですが，そこには，アダム・スミスの時代のような「サービスは非生産的」という見方，さらに今の時代だと「税，社会保険料という財源で成り立っている産業は生産をしていない」という見方もはたらいているのを感じます．しかし，物的生産性を高めることが成長戦略と考えたアダム・スミスを批判したマルサスが言うように，当時は非生産的労働者とみなされていたサービス産業の人たちは，一国経済の中での消費者として重要な役割を果たします．介護というこの国の主産業で働きながら国民のQOLを高めてくれている多くの人たちの所得が低いままだと，マクロ経済における分配と成長の好循環がうまく機能しなくなります．介護保険の持続可能性を高め，この国で大きく伸びている産業で働いている人たちが購買力を高め，マクロ経済に貢献してもらうためにも，子育て支援連

帯基金とセットで介護保険の財源を強化して，介護をはじめとした福祉分野で働く人たちの労働条件の改善を進めるのも重要な政策目標かと思います．

谷村　権丈先生のお話をうかがって，福祉に携わる者として，すすむべき道がはっきり見えたように思います．

第16章 プライマリ・ケアって何?

　プライマリ・ケアって何なのだろうか？　経済学では，消費者の選好は神聖不可侵であるという公準（証明不可能な命題）から消費者理論は組み立てられる．そして，この学問の中では，消費者にとって未知のものは選好の選択肢になり得ないという，当たり前の前提が置かれている．

　ところで，こと，プライマリ・ケアに関しては，「国民は望んでいない」と医療の専門家が語るところから，議論がスタートする場合がしばしばある．需給者間の情報の非対称性が強いサービス市場であるために，専門家である提供者側が，そういう選好はないと言えば，なんだかそのように聞こえたりもする．経済学の消費者理論との違いは，提供者が消費者を代理して選好を論じていることになる．

　だが，本当は，この国の多くの人たちは，プライマリ・ケアなるものが何たるのかを知らないのではないだろうか．そしてもし知ることになって，選択肢のひとつになり得ることが分かったら，望みたいと手を挙げる人もいるのではないだろうか．

　目下，この国で進められている医療・介護の一体改革は，医療介

護ニーズに基づいて進められるべきものとされてきた．これすなわち，医療介護ニーズと提供体制の間に乖離があり，提供体制はニーズに従うべきものであることが前提とされた話である．そしてその改革の中で，プライマリ・ケアを日本の医療制度の中にどのように位置づけるのかが，カギとなって久しい．

　そこで，産業医科大学の松田晋哉先生と日本プライマリ・ケア連合学会理事長の草場鉄周先生との鼎談を思いつき，協力してもらうことになった．

I部　プライマリ・ケアって何？

色々と相談でき診てもらえ治療も大丈夫なワンストップサービスの意味するもの

権丈　今日は良い機会なので，草場先生に伺いたいのですけど，たとえばの話として，行きつけのお店にでかけたら，お帰りっと言ってくれて，温かく迎えてくれる馴染みの店員さんがいるほうがいいと思うんですよ．健康という，誰もが気にかかる問題に関して何でも相談できるお店に馴染みの店員さんがいる．そうした関係がプライマリ・ケア医なんだよと話をしても，プライマリ・ケア医の先生達に失礼ではないでしょうか．

草場　いえいえ，むしろ嬉しいお言葉です．

権丈　ほっ（笑），ありがとうございます．

草場　ちょっとした体の不調でもふらりと寄ってもらい，色々と相談してもらえることが僕らプライマリ・ケア医にとってのやり甲斐です．

コモンディジーズは病気の 8 〜 9 割をカバー

草場　発熱や咳，息切れ，腹痛，頭痛，腰痛，皮膚のかゆみ，めまい，気分の落ち込み，身体のだるさ，食欲不振，小さなケガ，ねんざ，尿のトラブル，便秘，物忘れなど，生活していたら誰でも出会う色々な症状について相談に乗り，身体の診察，そして必要な検査を実施して診断し，みなさんがかかる病気の 8 〜 9 割については治療も行います．

　また，高血圧，高脂血症，糖尿病，腎不全，気管支喘息，前立腺肥大，認知症など，長くおつき合いしなければいけない慢性的な病気の診療も継続的に提供していきます．

　こういった症状や病気がコモンディジーズ（Common Disease）と言われるもので，プライマリ・ケア医がもっとも得意とする分野です．

権丈　ご説明ありがとうございます．この世界，コモンディジーズという言葉の理解が，第 1 関門ですね（笑）．プライマリ・ケア医は，僕らみんながこれまで，外科に行ったり，眼科にいったり，内科にいったりしていた病気の 8 〜 9 割を治療ができるわけだから，ほとんどワンストップでいいということですね．

草場　はい，そうです．もちろん，患者さんの病状によって各科の専門的な診療が必要な場合は，地域で信頼できる専門医を速やかに紹介し，連携しながら診療を続けていきます．

全人的医療，それは医師の家族化のようなもの

権丈　たとえば，僕の家族のことも相談していいんですよね．

草場　もちろんです．だから，家庭医なんですよ．

　年代についても，赤ちゃんの湿疹や発熱，予防接種も担当します

し，思春期の方については不登校の相談にも乗りますね．

権丈　それは家族も大助かりですね．

草場　中高年の方はもちろん，後期高齢者として治らない病気が増えてきた場合には老年医学の考え方に基づいて生活の質を高めるための治療やリハビリをご紹介します．

　そして，心不全，呼吸不全，がんなど，人生の最終段階の病気に向き合う患者さんについてはその方の生き方の指針を大切にしながら，ご家族やパートナーと相談しながら，在宅医療も含めたその人らしい最期の時間を過ごすために症状の緩和や療養のアドバイスなどのサポートをさせて頂きます．

権丈　ACP ですね（Advance Care Planning：193 頁参照）．

草場　そうです．

草場　こういった患者さんの身体面，心理面，また家族や生活する環境全体に配慮しながら提供する医療を「全人的医療」といいますが，決して診療姿勢だけでなく具体的なアプローチが大切です．

権丈　なんだか，プライマリ・ケアというのは，医師が家族の一員になってくれる，医師の家族化という感じですね．

草場　そうなんですよ．病気になった方にだけ関わるというような話ではなく，病気が無くお元気な方も年に 1 回の定期健康診断を実施しながら禁煙や食生活に関する健康相談に乗ることもありますし，インフルエンザや肺炎球菌のワクチン接種を通じて病気にならないための予防医療も提供していきます．

プライマリ・ケア医はたいへんではないのですか？

権丈　そんなに我々生活者の面倒をみてもらって，プライマリ・ケアの先生達は，たいへんではないんですか．

草場　いえ，むしろそれが楽しくて仕方ないんです．健康相談や予防医療を通じて，健康に暮らすことの大切さを実感して前向きに歩まれる方のサポートも行い，また色々な経緯で病気を持っていても楽しく学び，働き，暮らす皆さんのお役に立てる伴走者として頼りにしてもらえることは医者冥利に尽きると思います．

　病気が治っても，治らない場合でも，僕らは患者さんの側にいることを大切にしたい医者なんです．

ソロプラクティスよりもグループプラクティス

草場　だからと言って，長時間労働をしているかというと，全くそんなことはありません．遅くても夜 7 時にはクリニックは人がいなくなります．というのも，我々はグループ診療体制を組んで，医師が最低 3 人，多い診療所では 5 名ほどで外来・在宅診療に取り組んでいるからです．今の時代，働き方にメリハリが無い職場は若い医師には敬遠されます．

松田　フランスやイギリス，ドイツでグループ診療を選択する若い医師が増加しています．フランスでは 2005 年 4 月に Berland 報告というものが出されていて，この中で若い医師の働き方に関する意識調査の結果が説明されています．それによると，若い医師は技能形成に関する魅力及び生活環境を開業する地域を選定するに当たって重視していること，若い医師は，医療技術のレベルの維持向上及び家庭生活との両立を図るために，ソロプラクティスよりもグループプラクティスを好んでいること，多くの医師，特に専門医は開業医よりも病院医師として勤務し続けることを望んでいること，若い一般医総合医（Medecin general は一般的には一般医と訳しますが，ここでは総合医と意訳します）は徐々に開業をしなくなってきている

が，その理由として長い診療時間があることなどが示されています．実際，グループ診療の診療所で働くにしても，常勤医ではなくパートタイムの非常勤医として働く若い医師が増加しています．

　こうした動向はイギリスもドイツも同様のようです．グループ診療には，同僚医師の目が入ることで，医療の質に対する関心を高める効果があるし，交代で休暇もとれるので，生活の質も維持できると私がインタビューしたフランスの医師は答えていました．こうした職業観，生活感は日本の若い医師にも広がってくるのではないでしょうか？

　それからもう一つ，グループ診療は医師だけでなく，看護師やPT/OT などの他の医療職も一緒にチームで行うようになってきているのも，最近のヨーロッパの特徴であるように思います．高齢患者が増え，医師による診療に加え，家庭での療養生活の指導の必要性が高まっていますので，治療的健康教育（Therapeutic Health Education）の担い手としての看護師などの役割が重要になっています．こういうトータルなサービスがあって，かかりつけ医制度のようなものは機能するのだと思います．

権丈　グループ診療がベースで，その上でかかりつけ医機能などを考える．当たり前のような気もするのですけど，けっこう，いろんな議論を見たり聞いたりしていると，ソロプラクティスを前提とした日本での今の姿の話になったりしていますよね．

　2013 年の『社会保障制度改革国民会議報告書』には，僕は報告書の起草委員として，チーム医療という言葉で次のように書いていたのですけど，みんなに無視されていました（笑）．あれから 10 年，あの報告書の次の箇所を前面に出す——僕らのこの鼎談は，そのためのものでもあるような気がします．

「総合診療医」は地域医療の核となり得る存在であり，その専門性を評価する取組（「総合診療専門医」）を支援するとともに，その養成と国民への周知を図ることが重要である．もちろん，そのような医師の養成と並行して，自らの健康状態をよく把握した身近な医師に日頃から相談・受診しやすい体制を構築していく必要がある．これに併せて，医療職種の職務の見直しを行うとともに，チーム医療の確立を図ることが重要である．

『社会保障制度改革国民会議報告書』（2013）

　そして当時，僕の本の中では，「チーム医療については，医療ガバナンスの観点からも，医師と患者が 1 対 1 の閉ざされた関係であるよりも望ましい医療のあり方としても求められる」（『医療介護の一体改革と財政——再分配政策の政治経済学Ⅵ』373 頁）という説明をしていましたね.

モンスター・ペイシャントへの対応は？

権丈　ところで，モンスター・ペイシャントとか心配されませんか．そこは信頼関係が醸成されれば大丈夫という感じでしょうか.

草場　もちろん過剰な要求をつきつける患者さんはいらっしゃいますし，それが威圧や怒りの発言や行為につながる場合は組織として毅然と対応します．ただ，そうした方はほとんど無く，多くは検査や治療についてある期待を抱いて強く要望を伝える方でしょう．それが，医学的な常識や適切な対応とずれが大きいときに，「不当な要求」と医療者が捉えてしまうことが「モンスター」と位置づけられます.

　ただ，我々家庭医は「患者中心の医療の方法」という臨床技法を

トレーニングで学んでいます．

　ここでは，患者さんが何らかの症状や病気を持つ場合に，その方の過去の経験，家族の経験，価値観などに基づいて，感情が動き，独自の解釈が生まれ，診療に何らかの期待を抱き，生活に影響が出てくることを前提に考えます．そうすると，医療者の科学的判断とは当然食い違うわけです．

　この技法ではこうした患者の病い体験（Illness）を疾患の病歴（Disease）と同時にバランス良く情報収集していきます．そして，一見「不当な要求」に見えた患者の発言の背景を理解し，そのギャップを埋めるための対話を丁寧に実施します．

　例えば，医師からは風邪症状と判断できる咳の症状に対して肺のCT検査を強く要求する患者さんがいるとします．最初は理解できませんが，何か心配な病気がないかたずねると肺癌が心配であること，そして，自分の父親が同じ年齢ぐらいで肺癌にて若くして亡くなったために不安が強いことがわかりました．であれば，最近の肺癌検診の実施歴や喫煙歴を確認して不安を取り除く，あるいはCTではなくまず胸部X線で検査して肺癌をチェックするといった提案を行い，患者の理解が得られるか確認することになります．

　こうした技法を日々実践すると，「モンスター・ペイシャント」は日本人としてはやや珍しく自分の意志を医療者に対して明確に打ち出すだけの普通の患者さんではないかと思うことも多々あります．そして，このプロセスを進める上で，医師と患者の信頼関係が醸成されていれば，更にスムーズかつ短時間でこうした対話が可能になるのは間違いありません．このようなコミュニケーションのプロといった側面が家庭医にあることも是非知って頂きたいところですね．

権丈　自信を持ってコミュニケーションのプロといって頂くと，なんだか安心できますね．

日本人はプライマリ・ケアという世界が未知．
だから，政策の選択肢として議論するのが難しい

権丈　先生が話されている世界は，ほんっと，日本の人たちは見たことも聞いたこともないから，想像力が及ばないところでしょうね．想像力が及ばない世界を政策の選択肢として議論するのは心底難しくって，今までその難しさに，プライマリ・ケアの話はブロックされてきたようにも見えるんですよ．

お馴染みさんの医者がいてくれれば終身給付の公的年金が
あるのと同じくらいに安心感を与えてくれる……はずなのに

権丈　はじめに話したように，行きつけの病院があってお馴染みさんの医者がいてくれたら，どれだけいいことかと思うんですけどね．床屋も飲み屋も，僕が行くところは，だいたいそういう状況なのに，困ったことに，肝心の医療はそうなっていなくてですね．いざという時，しかも将来必ず来るいざという時に馴染みの医者がいてくれるというのは，終身給付の公的年金があることに匹敵するくらいの安心感を与えてくれるものだと思うんですよね．でも，そういうニーズはこの国にはない，と決めつける人たちがいる．でも，一生活者として，僕にはそうしたニーズはあるんだから，勝手に決めないでくれと言いたくもなるんですよね（笑）．

「地域が抱える社会的課題に向き合う」とは

権丈　先ほど，不登校の相談にものるという話がありましたが，大

門未知子だったら「いたしません」と言いそうな話も含めて，プライマリ・ケアでは，「地域が抱える社会的課題に向き合う」ということも重要になりますよね．僕はそれがとても魅力的に見え，僕が第 8 回全世代型社会保障構築会議（2022 年 11 月 11 日）に提出した資料（権丈構成員提出資料 4 頁）にも，そのように書きました．そのあたりの説明を少ししてもらえますか．

草場　はい．日々診療していますと，外来診療の中で不登校の子が最近目立つなとか，通院するのに困っている高齢者が持病を悪化させるケースが増えているなとか，患者さんを取り巻く地域事情が診察室からも見えてきます．そうした時に，学校の保健の先生に相談したり，高齢者向けの通院に関するアンケート調査をすると，こうした問題が個々の事情だけでなく，実は地域全体が抱える構造的な問題であることが分かることもあります．例えば，農業が多忙な地域で子育てに十分な時間がとれず子供の養育環境が悪化している事実，更には，坂が多い町で頼りにしていた公共バスの便数が減少している事実などです．

　こうした時には，目の前の患者さんの治療に取り組むだけではその上流にある根元の問題を見過ごしてしまうことになります．ですので，地域の医師会で問題提起を行ったり，地方自治体の担当者に相談を持ちかけたりして，何か良い解決策がないかを模索していくことになります．結果的に，不登校を考える地域サークルを立ち上げたり，議会でバス会社への補助を再検討するような展開につながることもあります．大門さんやドクターコトーと比べると地味で時間のかかる活動にはなりますが，我々家庭医は常にそうしたマクロの視点も忘れずに地域全体を健康にする活動が重要だと思っています．

権丈　ありがとうございます．先生のお話をうかがうと，社会的課題に向き合うというのも，なるほど医療そのものですね．周りよりも患者をよく見ている大門も，もちろんドクターコトーも，しっかりとやってくれそうな話でしたね．大門さん，失礼しました，まさに「いたします」の話でした（笑）．

家庭医への道

権丈　ところで，先生は若いときに，岐阜県の久瀬村という人口1,500人程の地域で3か月間研修をされ，「修業僧のように早朝から深夜まで診療や勉強をする日々でした．……家庭医って，こういうことなんだと実感できた」と話されているのを見たことがあります．久瀬村での研修前と後で，先生ご自身，どのように変わられたと思いますか．

草場　一言で言うと，家庭医として生きることそのものを学んだんです．もちろん医学的知識，技術は不可欠です．ただ，それだけでは家庭医にはなれない．

　住民が相談するあらゆる内容に真摯に向き合う強い覚悟，そして，一人で抱え込まず，同僚の医師はもちろん，看護師，薬剤師，リハビリのセラピスト，ケアマネジャー，保健師など，あらゆる職種と連携しながら，チームで立ち向かっていく柔軟さと腰の軽さ．久瀬村の指導医だった山田隆司先生，吉村学先生が理論だけでなく実践で提供していた医療のあり方そのものが教科書でした．

　久瀬村での研修を終え，北海道十勝の更別村に9か月赴任したのですが，まさに久瀬村で学んだ全てを実践しようと試行錯誤しました．もちろん，簡単ではなかったのですが，村民の声，役場の方からも手応えを感じ，自分の診療スタイルが確かに通じるのだと心に

刻み，家庭医としてのアイデンティティが確立したと思っています．

家庭医とプライマリ・ケア医の違いは？

権丈　いま家庭医という言葉を使われましたが，プライマリ・ケア医と家庭医，どのように使い分けされていますか．

草場　プライマリ・ケア医はプライマリ・ケアに携わる医師を広く包み込む概念だと思っています．例えば，私が理事長を務める日本プライマリ・ケア連合学会ではプライマリ・ケア認定医を養成しています．彼らは元々専門的な内科医であったり，外科医であったりと出自は様々です．ただ，プライマリ・ケアの概念を大切にし，日々の診療に活かしています．

　一方，家庭医は欧米と同様にプライマリ・ケアの専門研修を受けた医師の集団であり，プライマリ・ケアの専門医です．この領域の診療を牽引するべく日々研鑽を積みながら，後輩の教育，更には臨床研究を通じてプライマリ・ケアの学術的な発展に貢献する力量も持っています．

　これからの日本ではこの両者が必要です．比較的若手の家庭医が領域の深みを更に増していくことで他の専門医療と伍する位置づけを医療界で獲得する一方，プライマリ・ケア医が日本全国で面として質の高いプライマリ・ケアを提供するべく拡大していく．縦糸と横糸がしっかりかみ合ってこそ，日本のプライマリ・ケアは強靱なものになると思います．

権丈　ベン図を描けば，家庭医はプライマリ・ケア医に含まれる部分集合で，プライマリ・ケア界を牽引しこの世界の裾野を広くしていく期待の星と考えてもいいですか．

草場　おっしゃるとおりです．諸外国でも専門家としての家庭医が

質量ともに充実するまでは，同じプロセスを通ってプライマリ・ケアを担う体制が構築されてきました．古くは米国，英国，最近では韓国や台湾も同じ環境です．その過程ではどの国でも家庭医に対する既存の医師集団からの一定の反発があるのも同じでして，日本はその渦中にあると考えています．ただ，それが長く続いていることが日本の特徴ですね（笑）．

　ベン図として捉えて頂ければ，家庭医は未来志向でこれからの日本のプライマリ・ケアを担う期待の星であり，決して現在の医師集団を否定したり脅かす存在ではなく，むしろ今頑張っているベテラン医師達の実践を受け継ぐ後継者として応援すべき存在だと分かって頂けると思います．

では，総合診療専門医とは？

権丈　もうひとつ良いですか．制度，政策的には総合診療専門医という言葉になるわけですが，この言葉は，どのように位置けられますか．家庭医，プライマリ・ケア医，総合医，総合診療専門医，使っているうちに慣れてくるんですけど，はじめて聞く人たちは分かりづらいかもしれないですね．

草場　はい，おっしゃるとおり，実に複雑で分かりにくいです（笑）．ただ，総合診療専門医は日本における家庭医と捉えて頂いて問題ないと考えています．1980 年代の旧厚生省の家庭医構想の際に国際標準である「家庭医」という言葉が政治的に使用できなくなったため，その代わりに厚労省は 1990 年代に大学医学部に「総合診療部」を設置しました．そこから，「総合診療」という言葉が使われるようになり，2013 年にこの領域の専門医の名称を決める際に「総合診療専門医」が採用されたという経緯です．大変もめましたが，皇

室医務主管をされていた東大の金澤一郎先生が議長をされて鶴の一声で決定したことを良く覚えています．

　この名称は NHK の「総合診療医 Dr. G」などの影響も受けて，難しい病気の診断のプロという病院総合診療のイメージもあるため，医師像がぶれやすくなるのは事実です．ただ，我々は診療所・小病院に大病院も含めた大きなくくりでまずは総合診療に取り組む若手医師を増やそうという思いで，この名称を尊重し使っています．ちなみに，私の学会が養成する専門医は，この総合診療専門医を学んだ後に取得するサブスペシャルティ専門医として「家庭医療専門医」という名称を使用し，その機能を名で体現しております．

権丈　2010 年頃の「総合診療医 Dr. G」ですね．たしかに病院の中での総合診療医でした．そのイメージが強いとなかなか難しい話になりますね．先生のおっしゃるように，大きなくくりとして，僕らも総合診療医という言葉を使わせてもらいます．ありがとうございます．

II部　なぜ，日本では普及してないんですか？

プライマリ・ケアを進めたフランスの経験

権丈　松田先生に伺いたいと思います．プライマリ・ケアの訓練をしたことのない多くの日本の開業医が，プライマリ・ケアを日本の医療制度に組み込もうとすると反対するのは理解できます．先生は，ジュペ・プランが出る 4 年ほど前の 1992 年にフランスにいらしたわけですが，当時のフランスではプライマリ・ケアに関してどのような問題が意識されていましたか．

松田　その当時もっとも問題となっていたのは医療資源の偏在です．

フランスは公的病院が主体なので，病院の配置や機能に関してはある程度医療計画でコントロールできるのですけれど，プライマリ・ケアを担う地域の診療所については，自由開業制の歴史もあって，そこへのアクセスに大きな地域差が生じていました．また，病院にしても，過疎地では医療職が足りず，開業医が病院の入院治療を担うということが行われていたのですが，これもうまくいかなくなっていました．事例ベースでこうした問題は報告されてはいたのですけれど，実はきちんとしたデータがなく，そのことが問題になっていました．当時のレセプトの記載内容というのは，患者に対して外科的処置を50点分やったということしか書かれていなくて，なんという傷病にどんな処置を行ったのかが全く分からなかったのです．これでは対策が打てません．

権丈　その状況から，どうやって政策を展開していったんですか．

松田　そこで医療情報の透明化を行い，その結果に基づいて，プライマリ・ケアも含めて医療提供体制の再構築を，民意を巻き込んでやっていこうというのが当時の状況でした．保健民主主義という言葉を，当時の保健大臣だったベルナール・クシュネールがよく使っていました．

権丈　なるほど，医療情報の透明化が重要な意味をもつわけですね．日本では，そこで躓いたりするわけですが，透明化された医療情報に基づいて政治のリードで国民参加の運動にしていった．

松田　保健民主主義という理念のもと地域医療計画の大幅な見直しが行われていました．いわゆる1991年病院改革法というものです．この法律に基づいて，すべての病院に医療情報部門が創設され，そこで電子化された退院サマリが作成され，国に報告される仕組みが構築されました．これによって，各病院がどういう傷病に対して，

どのような治療が行われているのか, そしてその結果, 例えば在院
日数や転帰, コストがどうなっているのかが透明化されました. ち
なみにこれはフランスの病院医療にいわゆる DRG 分類 (フランス
語では GHM) に基づく支払いを導入する準備でもありました. た
だし, 当初は DRG に基づく 1 入院あたり包括支払い方式ではなく,
当時フランスで病院への支払いに採用されていた総額予算制の精度
を DRG に基づいて高めていこうというものでした.

　さらに開業医医療についても CCAM という新しい診療報酬表の
ようなものが導入され, どのような病態に対してどのような治療を
行ったのかが保険者に集積される仕組みとなりました. これらの制
度導入により, フランスの医療政策の実効性は大きく高まりました.

　そのほか, プライマリ・ケアに関しては, 高齢者が増加し, 複数
の慢性疾患を持っている患者を地域で適切にケアすることが必要だ
という認識が高まっていました.

権丈　日本の 2013 年社会保障制度改革国民会議の時の問題意識と
同じですね. 日本では 20 年遅れでしたか. といっても, 1980 年代
半ばには, 日本でも家庭医の動きが出てきたのですが, 当時の, 日
医の常任理事, 村瀬 (敏郎) 先生たちに潰されましたね (1992-1996
年, 会長).

松田　フランスでは, 1990 年代に, 認知症や気分障害の初期診療
も含めて, 総合医を中核とした総合診療が必要であるという意見が
強くなっていきました. 他方で, 患者のドクターショッピングや休
業給付目当ての不適切な受診の問題も指摘されていましたので, イ
ギリスのようなゲートキーピングを総合医を中核にして行おうとい
うモデル事業も行われていました. これに対しては, 専門医の団体
から, 自分たちの相対的な地位が危うくなるということで, 強い反

対が出されていました.

フランスと日本の政治環境の違い

権丈　そこなんですよね. フランスでは, 専門医の団体が, 強い反
対をする理由について, 共通の理解があったということになります
が, 日本では, 家庭医やプライマリ・ケア医に対する日医の反対理
由が, なぜだか国民には分からないままできた. それとも関連して,
フランスではプライマリ・ケアに反対する医療団体と政治が対立し
て改革が進められたのに, 日本ではプライマリ・ケアに反対する医
療団体と政治は対立していない. 難しいところですね.

松田　総合医の協会も, 患者による医師選択の自由というフランス
の「町医者」の伝統は尊重されるべきという立場で, そうしたゲー
トキーピングの導入には反対していました.

権丈　でしょうね.

松田　自由開業制, 患者による医師の選択の自由といったフランス
医療の伝統と, 質と財政との両面から医療サービスをいかに適正化
するかという議論が激しく行われたのが1990年代のフランスだと
思います.

権丈　医療の伝統か, それとも質と財政かという問題意識は, 日本
よりもはるかに進んでいる気がします. 当時, 松田先生たちがなさ
れているような研究が, 自由開業制, フリーアクセスという医療の
伝統は質を高めるものではなく, 医療の質を高めることと財政はト
レードオフではないということを示していたんでしょうね.

　そうした政策環境の中に, 首相のジュペが登場してくるわけです
ね. 1996年にジュペ・プランを出したジュペは, 反対者である医
療者が望まないことを, どのようにして実行していったのでしょう

か.

フランスの医療改革と政治力

松田　ジュペが行ったことは情報の整備とその透明化です. 透明化された現状の改善に関して, 各関係者はどのような責任を持っているのかを明らかにしたうえで, その改善のための実行を当局と各関係者が契約し, 複数年でその実行状況がモニタリングされるという仕組みを作りました. 地方ごとにあるべき医療提供体制と改善すべき課題を数値目標とともに可視化したのが地方医療計画であり, それを国レベルで財政的な面も含めて目標化したのがONDAM (社会保障支出目標) です.

　ONDAMではデータ分析に基づき, 公的病院医療, 民間病院医療, 開業医医療など部門別に年間の伸び率の目標値が設定され, それが毎年国民議会で議決されます.

　日本では伸び率管理という数値のみが注目されましたが, もっとも重要なのはそれに関連して出されているアネックスの記載です. そこでは, 例えばプライマリ・ケアの充実によって, 不適切な救急部門の利用を何%削減する, ジェネリック薬の処方を何%増やすことで, 医療費を何%削減するというような具体的な項目が記載され, その効果が検証されます.

　こうした政策の背景にある基本的な考え方は, 医学的管理 (contrôle médicalisé) というものでした. これは透明化された情報に基づいて, 質が担保された医療を提供することで医療費の適正化も行っていこうという考え方です.

　この対策の流れの中に総合医の役割が位置づけられていきます.

複数の慢性疾患をもった高齢患者に適切に対応するためには，総合的な視点で患者の診療ができる医師が，その入り口にいるべきだという考え方です．また，生活習慣病対策として生涯にわたる健康管理が重要であるという認識のもと，そうした健康管理を担うものとしてフランス版のかかりつけ医（médecin traitant）制度の創設につながっていきます．

権丈　日本でもできるはずなんですけど，厚労省がやろうとすると大騒ぎになるでしょうね．僕は昔から，いたるところで，医療保険の介護保険化が必要と言ってきました．介護保険は医療保険の欠陥を長くみてきた人たちが，その弱点を克服する形で制度設計したものです．だから介護保険では保険者である市町村が3年毎に財政計画を立て，給付と負担の牽連性が確保されるように設計されています．公共政策の下にある公的医療保険も，例えば，都道府県が保険者である国保については，財政計画を立てて，政策をPDCAで回しながら，給付と負担は密接につながっているという牽連性を制度の利用者たちに意識してもらえるようにする．公共政策として当然ですね．ある県では，そうしたことをやろうとしていたのですけど，厚労省と対立していましたね．

理念，それは世論を味方につけるためのもの

松田　そうですね．このような取り組みを進めるにはやはり明確な理念が必要で，そこにジュペは注力しました．具体的には，こうした変革をジュペは社会的正義と社会的公正の旗印のもとで行っていきます．世論を味方につけようとしたわけですね．

権丈　先生は以前から理念の大切さを論じられていて，この前の『ネットワーク化が医療危機を救う』でも触れられていましたけど，

世論を味方につけるために社会的正義と社会的公正の旗印を掲げる
フランスの政治というのはたいしたものですよね．日本との違いは，
国民なのか政治家なのか，考えたくなるところですね．

松田　そこは難しい問いで，改革プランの公表前に利害関係者から
妨害が入ることを恐れたジュペは，一連の改革をまとめた計画，こ
れをジュペ・プランと言いますが，この計画を信頼できる数名の側
近官僚とまとめ上げ，発表の日までまったく秘密にしていたという
逸話が残っています．もっとも，今まさにフランスで大規模なデモ
の原因となっている年金改革に手を付けたため，ジュペはその後失
脚するわけですが……．しかし，彼の掲げた制度改革の理念は，政
権が保守政党から社会党に代わっても維持され続けています．

権丈　僕のように，時勢が政治を動かすと考える者から見れば，社
会的公正を掲げたジュペが登場し活躍するまでには，それなりの時
勢の変化があったと思うわけですが，なるほど，先ほど先生が言わ
れたような，「フランス医療の伝統と，質と財政との両面から医療
サービスをいかに適正化するか」という議論が1990年代にはじま
っていたわけですね．

日本におけるプライマリ・ケアの先人達

権丈　日本ではなかなかそうはいかず，草場先生の先輩方は，随分
と苦労されたと思うのですが，先生の先輩たちは日本の歴史をどの
ように見られていますか．

草場　松田先生のお話を伺うと，当時，世界的にプライマリ・ケア
をいかに強化するかという点では先進国で共通の認識があったこと
がよく分かります．日本でも，権丈先生が先ほど言われていたよう
に，今後の急速な高齢化が予想される中でプライマリ・ケアの制度

導入が必要と考えた旧厚生省のもとに 1985 年に設置された「家庭医に関する懇談会」の話は良く伺います．

　その少し前に，日本医師会の武見太郎会長は「家庭医制度や主治医制度は疾病と健康の地域性を知悉し，（略）広範で多様な立場から健康の維持・増進を考える人だが，今ではそのような医師の養成はどこの大学でも行われなくなった」という問題意識を持ち，厚生省に働きかけて優秀な臨床研修指導医を欧米に送り込み家庭医の養成を期待しました．しかし，彼らが日本に戻って「さぁ，家庭医として頑張るぞ」と活動しようとしたら，突然急ブレーキがかけられてしまった．「家庭医に関する懇談会」は日本に必要な家庭医のあり方を的確にまとめましたが，家庭医の制度化は開業医を基軸とする日本の医療提供体制を揺るがすものとして否定されてしまいました．

権丈　聖路加国際病院院長だった福井（次矢）先生は，武見留学プログラムの最初の 4 人の留学生の 1 人だったんですよね．福井先生は 4 年間の留学を経て 1984 年に帰国されていて，その頃は，留学プログラムで医系技官も留学していた．ところが，1985 年に立ち上げられた「家庭医に関する懇談会」による家庭医構想は，当時の日医が葬った．武見さんは 1983 年に亡くなられていますね．

　そのあたりの話を知ったとき，天正の遣欧少年使節団を思い出しました．彼らが訪欧している間に，秀吉がバテレン追放令を出すんですよね．

草場　それからはまさに失われた 30 年でした．米国に派遣されていた木戸友幸先生のブログなどは，そのリアルな記録だと思います．

　1986 年に閉じた「家庭医に関する懇談会」以来，表舞台には立てませんが，先輩方はプライマリ・ケア，家庭医療，総合診療と表

現は様々でしたが診療，教育に地道に取り組み，我々のような世代にバトンをつないでくれたんです．いくら感謝してもしきれない思いです．2018年から日本専門医機構で養成が開始された総合診療専門医は日本のプライマリ・ケアの先人達の努力の結晶であり，我々の希望の光です．

総合診療専門医を標榜できない理由

権丈　総合診療専門医は，広告可能な診療としては認められていないんですよね．内科学会とプライマリ・ケア連合学会は，日本医学会分科会としては同列なのに，どうして，総合診療専門医は標榜が認められていないんでしょうか．

草場　標榜可能な診療科目については，医療法に関連する政令として2008年に出された厚労省医政局通知が根拠となっています．私たち日本プライマリ・ケア連合学会が日本医学会に加盟したのが2010年，更に日本専門医機構で総合診療専門医の養成が2018年に開始され，第1号の総合診療専門医が誕生したのが2022年です．こうしたタイムラグの問題が大きいと考えています．

　前回の改正では性病科，こう門科等が廃止され，アレルギー科，心療内科などが追加されました．「総合科」の新設も議論になったのですが，残念ながら時期尚早ということで認められなかったようです．それからすでに14年が経過していますので，そろそろ新たな通知を出す時期に来ているでしょう．その際には是非「総合診療科」を標榜科目に入れるべきですし，認められる可能性が高いのではないかと考えています．我々現場で実践する立場からも厚労省などに対してそうした働きかけを行っていきたいと思います．

権丈　これまでの経験からして，見直しが先送りされる力学が働き

そうですけど，そこを含めて，草場先生たちに託された期待はます
ます大きいですね．

Ⅲ部　医療は需給者間の情報の非対称性がある世界の極

個別性，不確実性が強い医療

権丈　ところで，健康雑誌はよく売れていて，病気に関する情報を
自分で調べている人は多くいますけど，系統立てて医学を学んでい
ない人ががんばって時間をかけても，医師が PHR（Personal health
record）などをみて見える世界とは全然違うんでしょうね．

草場　TV や雑誌，更にはネットの情報に基づいて受診する患者さ
んと対話する機会はここ数年増えてきています．実際，様々な情報
を整理し勉強されている方には感心することも多々あります．ただ，
医学知識は分子生物学，組織学，解剖学，生理学，免疫学，細菌学，
病理学，薬理学など 200 年に渡る医科学の重厚な研究や実践に基づ
いたもので，検査の選択，薬や手術の選択など，一見マニュアル化
されているように見えますが，決してそうしたものではありません．
更に，この医学知識自体も医科学に基づく一般論であり，人間一人
一人の個別性はもちろん反映されておらず，我々医師は患者さんの
遺伝要因，生活要因，健康感，家族環境，治療への志向性などに基
づいて，適切な検査や治療の選択肢を吟味して提示し，対話を通じ
て決断を共有していきます．PHR はまさにそのプロセスで有効な
ツールです．

権丈　この鼎談は，もともとは『ちょっと気になる医療と介護』第
3 版のための新企画で，あの本には，

> 　医療には，「不確実性」，「個別性」という経済特性の他に「情報の非
> 対称性」という強い特性があります．サービスの利用者と提供者の間に
> 強い情報の非対称性がある場合，この問題を解決する有力方法は継続
> 的な人間関係の中で築かれる信頼の構築です．
>
> 　　　　　　　　　　『ちょっと気になる医療と介護　増補版』264 頁

と書いているのですが，日本の医療制度は，なかなかその方向に進
んでくれない．医療の国際比較のデータなどをみると，日本は，医
療機関が，患者のパネルデータ，PHR を持っていないことで特徴
付けられる，不思議な国ですよね．

草場　そうですね．ますます専門的になりつつある医療はまさに提
供者と利用者の情報の非対称性の極みでして，中途半端な理解で判
断や選択をしてしまうと，取り返しのつかない結果になり得ます．
巷に広がる医療情報を吸収することはもちろん問題ありません．た
だ，自分自身の生活習慣を変えたり，特定の医療を受けようと判断
する前に，プライマリ・ケア医に是非相談をして頂きたいと思って
います．

権丈　でも，誰がプライマリ・ケア医なのかが分からない（笑）．

日本での可能性を考えるとすれば

松田　そういう意味では，特定健診・特定保健指導を地域の開業医
の先生のところで行う仕組みにするのが良いと私は考えています．
健康に関する情報は難しいですよね．健診の結果についても，添付
されている紙の解説だけではわかりにくいところがあると思います．
健診結果をもとに医師と患者がコミュニケーションをとり，必要に
応じて保健師や栄養士の健康指導を受ける，あるいは場合によって
は専門医の診察を受け，その結果についてもかかりつけ医からわか

りやすく説明してもらい，日常の生活管理に役立てる，そんな仕組みが必要だろうと思います．

　フランスではかかりつけ医が 1 年間に 1 回，必要な対象患者についてはその健康状態を要約するということを行いますが，特定健診・特定保健指導を同じような機会として使えるのではないかと私は考えています．こうした体制がないと PHR も上手く活用されないと思います．よく考えてみると，これは母子保健の仕組みと一緒で，この仕組みを他の年齢層にもいかに広げていくかというのが課題ではないかと思います．

　また，今回の COVID-19 の流行でも，ワクチンのことが問題となりましたが，そのようなワクチン接種もかかりつけ医のところで行い，その記録がかかりつけ医のところに残り，また事後的に効果の検証にも使えるような枠組みにした方がいいと思います．これも母子保健の仕組みと一緒です．

権丈　この国も，まずは，そのあたりからはじめるという感じになるでしょうかね．

Ⅳ部　地方と都会

医師不足地域とそうでない地域の違い，そして類似点

権丈　秋田県の医師会会長である小泉ひろみ先生は，「東京と地方のかかりつけ医は，おのずから違ってくると思います．……地方では，日頃は健康管理や予防接種を行い，病気になったらその治療をする．しかも，一人のみではなく，家族丸ごと診るという，いわゆる家庭医がかかりつけ医ではないでしょうか」と話されています（秋田「医療グランドデザイン 2040」推進──小泉ひろみ・秋田県医師

会会長に聞く◆Vol.2 m3.com 2022年8月17日）

松田　まず現状をきちんと客観的にみておくことが議論の出発点として重要だと思います．私たちは今医療のかかり方についてレセプトを用いた分析を行っていますが，その結果をみると，かかりつけの医療機関が必要な患者のほとんどは，継続してその医療機関を受診しています．高齢者，小児，難病を持つ患者さんたちです．

　ただし，都市部のように専門診療科の診療所が多いところでは，傷病に応じて，高齢者はそれぞれのかかりつけの医療機関を受診しています．例えば，内科以外に眼科，皮膚科，整形外科，泌尿器科，耳鼻咽喉科などを受診しています．フリーアクセスに慣れている日本の患者はこうした診療科別のかかりつけ医を持つことを支持していると思います．日本医師会もこうしたかかりつけ医のあり方を支持しています．これを前提として考えると，都市部の場合には，こうした複数の開業医をICTを用いてネットワーク化し，バーチャルなグループ診療体制を構築することでプライマリ・ケアを行っていくというのが，当面は現実的な路線ではないかと考えています．

　ただし，こうした多科受診の存在自体を支払い側は問題視しています．支払い側はイギリスやオランダのように，まずかかりつけ医が診察をし，必要に応じて他の専門医に紹介を行うというゲートキーピング機能を求めているのだと思います．そして，こうしたゲートキーピング機能を持つために，かかりつけ医は総合診療機能を持つべきだというロジックになります．ここに診療側と支払い側の対立があります．

　他方で医療資源の少ない地方では，実質的にかかりつけ医の仕組みができています．ただし，こうしたかかりつけ医に対しては多様な疾患に対応できる能力が求められます．ここで論点が都会とは代

わってきます．すなわちこうした地域ではかかりつけ医としての総合医あるいはプライマリ・ケア医が必要だという論調が強くなります．この点については診療側も支払い側も同じ意見で，両者の間で大きな対立はありません．ただし，地方では医師が足りない上にその高齢化が進んでおり，医師の偏在問題の解消が，総合医の育成強化とあわせて要求されています．

　このように都会と地方ではかかりつけ医をめぐる問題の構造が異なります．この点を踏まえて制度設計を行っていく必要があります．個人的にはまずプライマリ・ケア医の重要性が認識されている地方でモデルをつくるのがいいのではないかと思います．ただし，そのためには，そうした過疎地域を抱えた地域がある大学の医学部教育が変わらないといけないとも思っています．

権丈　当面の現実的路線と言えば，そうなるでしょうかね．提供体制の改革は，区画整理のようなものだと昔から言っていまして，すぐに動かすことはムリで，時間がかかる．ジュペも，時間をかけるサラミ戦術をとっていくんですよね．

草場　私も十勝の更別村で診療にあたり，地方でのプライマリ・ケアの役割を実感しました．そもそも医療機関や専門医の選択肢が乏しい地方では，プライマリ・ケア医は様々な症状や病気を持つ患者を幅広く診療することが必須となります．更には行政と連携しながら，保健活動，予防医療に携わることも当然の業務となります．また，家族ぐるみで診療することも一般的で，地域にしっかりと足をつけた医療へと自然と近づきます．つまり，理想的なプライマリ・ケアが提供できる環境なのです．

　しかし，松田先生のおっしゃるように，都市部では多数の医療機関と専門医が存在し，住民も直接専門医や病院に受診する機会が多

いでしょう．ただ，その際に的確な受診ができているかどうかは別の話です．腰痛で整形外科に数か月受診していたがなかなか症状が改善せず，実は腎癌の末期だったケース．気管支喘息で呼吸器内科に定期的に受診しており安心していたにもかかわらず，癌検診は実施しておらず，進行大腸癌がみつかったケース．予防医療も含めて包括的なプライマリ・ケアが提供されていない場合は，こうした落とし穴に落ちることは珍しくありません．私は都市部であっても，質の高いプライマリ・ケアを提供し，様々な医療機関，専門医，介護・福祉施設と連携できるハブの機能を果たすことが重要と思っています．

日医の意思の意味は

権丈　地方，人口減少地域でのプライマリ・ケアの必要性はほとんどの人たちが感じているところですよね．その点，全世代型社会保障構築会議（第11回，2022年12月14日）で僕が話しているように，

> 日医の会長選というのは，各都道府県から代議員が376人選ばれて投票が行われる間接選挙となっています．この代議員の11％を東京が占めて，9％を大阪が占めています．対して，人口減少が激しく地域医療の崩壊が今も進んでいる北海道は3％，東北6県合わせても7％，そして，山陰の鳥取，島根を足しても1％台です．
> 全世代型社会保障構築会議（第11回，2022年12月14日）

　地方の危機感が，日医の方針には，組み込まれにくい仕組みになっていますね．僕は全世代型社会保障構築会議で，地方の地域の離島化という話をしています．

> 日本では，専門医の必要数についてなかなかデータがないのですけれども，ただ，循環器内科専門医の必要医師数の論文があるのですが，そ

れだと日本に大体 9,000 人が必要と試算されています．これで日本の人口を割ると約 1 万 3,000 人．つまり，プライマリーケア医は人口が少ないところでその地域の 8 割から 9 割の医療ニーズに対応できるわけですけれども，離島ではプライマリーケアでしか機能しないわけで，循環器内科が離島にいるという状況を考えると，仕事もないし，その地域の医療ニーズにはほとんど対応できていないというような状況になります．だから，人口減少が進んでいる地域ではプライマリーケア医とか総合診療医を求める声というのは悲鳴のような声で上がっています．ところが，トップが東京とか大阪の人たちの組織からはそうした声が出てこない．それは必然です．

全世代型社会保障構築会議（第 10 回，2022 年 12 月 7 日）

　日医の方針の意味を考える際には，日医の 376 人の代議員のうち，今年の会長選のときの時点での年齢構成は，60 歳未満は僅か 8% に過ぎず，60 歳代は 59% で，70 歳以上は 33% であることも考慮しておいたほうがいいかもしれません．構築会議では，次のような話もしてますね．

　仮に代議員の地域別構成や年齢構成を反映したものが日医の方針であるとするならば，日医とかその意向を酌む人たちの提供体制の改革論というのは都会の意見がかなり反映されていて，地方の実態は反映されておらず，医療ニーズ，患者の視点に立って論じられてきた医療改革の方向に自ら進んできている突然変異グループあるいは創造的破壊者たちと私が呼んでいる人たちの声は当然黙殺されることになります．

全世代型社会保障構築会議（第 11 回，2022 年 12 月 14 日）

専門 special と総合 general という言葉の使われ方と医療の現状

権丈　また，都会での医療のあり方については，専門 special と総合 general という言葉の意味を考えたくなるところです．

　いま仮に，幅広く，コモンディジーズ全般を診療することができる general が医療ニーズの8割から9割の診療をカバーできるとする．general が扱うことができるコモンディジーズ以外の部分のみに対応している special にとっては，general は補完的な関係になります．こうした関係の下では，general というのは，大将，将軍なのだから，辞典にもあるように，general，すなわち全体的，総合的に物事を見ることができる general が，specail と一緒にチームを作って，有機的な関係を監督することになる．

　しかしながら，general と診療が重なる special にとっては，general は競合的な関係になる．しかも general は幅広い診療ができるために，ワンストップでサービスを提供できる．加えて幅広い診療ができるわけですから，多角的な観点から患者を診ることができるために，初期段階での誤診が少ない．special を名乗るために細分化してきた従来の specialist には勝算がありそうもない．だから，この問題は，昔から，誰に医療費を分配するかという一種の分配問題，言葉を換えると，人類史上，昔からある「水争い」として政治問題化するわけで，医療側に武見さんのような強力なリーダーシップがある時にしか動こうとしなかった．そうした難しい政治問題であることにも触れた資料を第10回全世代型社会保障構築会議（2022年12月7日）に提出して若干の説明をしています（権丈構成員提出資料）．

　この方面の話では，医師需給分科会で，先ほども名前を挙げさせ

てもらいました，福井先生が言われていた，「医療の方向性を考える上で，最初にジェネラリストがどれくらいいれば効率的になるのかという議論をぜひしていただいて，それでジェネラリストが扱えない部分についてのみ専門家が対応する，そういう全体の方向性をぜひどこかで考えていただきたい」（2020 年 1 月 29 日第 32 回）という言葉も大きな意味を持ってくると思っています．

　さらに言えば，その医師需給分科会での福井先生の話から 2 年後の医師需給分科会・医療従事者の需給に関する検討会の合同会議で，日本病院会会長の相澤（孝）先生が言われている，医師が働く場所が診療所に偏っているという「勤務場所の偏在」に関する話にもつながっていく．「私は最近，地方の診療所をやらせてもらって感じたこと，住民 2,000 人を大体 1 つの診療所でカバーすることができます．かかりつけ医機能をもってやればできます．日本の人口は 1 億 2,000 万ですね．2,000 で割ると 6 万か所のかかりつけ医の診療所があれば，いわゆる診療所としてのかかりつけ医機能は果たせるのです．とすると，今，10 万か所あれば 4 万あまるのですよ．4 万人の方が病院に勤めてもらえば，かなり病院の勤務の不足は解消されるのです」．

　といっても，診療科が分かれて面としてつながった上で，かかりつけ医機能を果たすというのであれば，やはり 10 万人必要になる．この話は，プライマリ・ケア医は，地方のみならず，都会においても必要とされているという話と関わってきますかね．

松田　今後，都市部では複数の慢性疾患をもった高齢患者の絶対数が増加します．現在の状況であれば療養病床や介護施設でケアを受けるような状態像の高齢者が在宅でケアをうけるようになります．ここで必要とされるのは，在宅医療を積極的に行ってくれる総合医

と多職種のチームだろうと思います．今後，こうした現場からの急性期傷病の発生も増えるでしょう．そうすると在宅医療と急性期入院医療の直接的な患者のやり取りが増加します．こうした状況はおそらく医療人の意識を変えるだろうと思います．総合医の重要性に対する急性期医療側の認識が変わり，そのことが卒前・卒後の医学教育，看護教育の変革につながるのではないかと私は予想しています．

権丈　今後の都市部での高齢患者の絶対数の増加に対応して，療養病床，介護施設を増やしていくのは難しく，在宅という選択肢になりますね．だから早くから，地域包括ケアは，都市部の超高齢化に間に合うように考えられていたんですよね．ありがとうございました．

内生的医療制度論

権丈　それと，僕はいろんなところで書いては話している内生的医療制度論を説明しておきますね．『もっと気になる社会保障』では，次のように書いています．

　　自然科学の世界とは違い，人が大きく関わる世の中での法則はなかなか成立しづらい．そうした中，医療の世界の1人当たり医療費はどういうメカニズムで決まっているのか，何が1人当たり医療費の水準を決めているかという研究は，長く世界で展開されており，広く共有されている結論がある．それは，1人当たり医療費は1人当たり所得がほぼ9割決めているということである．

　　　　　　　　　　　　　　　　　　　　　　『もっと気になる社会保障』117頁

「ほぼ9割決めている」というのは，対数をとっているから別に元の変数が線形関係にあることを意味していないのですけど，所得

が医療費の水準を決めているというのは，どうも法則に近いんですね．医療費決定要因を分析していったら，高齢化水準などの医療ニーズや医師数という提供側の要因は一国内の医療費の地域配分に影響を与えてはいるけど，一国全体の1人当たり医療費を決めているわけでもないわけです．そうした事実は，医療制度が総医療費を決めているのではなく，所得と医療費の関係がさほど大きく変動することなく，むしろ中長期的には安定するように医療制度そのものが変わるという仮説と整合的であったりします．つまり，医療制度のあり方は制度の中で内生的に決められていく．

いかんとも動かしがたい力学は，所得に連動して医療制度は動くという，医療制度は内生的であるという事実である．そのなかに財源調達側の集団と医療提供側の集団があり，双方が交渉していくわけだが，時代時代においては，所得の伸びの度合いが力のバランスを決めていくことになる．その力のバランスの変動を，人の問題とみなす向きもあるのだが，人の問題など誤差のうち——そう解釈するのが，医療制度は内生的であるという仮説である．

『もっと気になる社会保障』124頁

僕は，どうしても，この内生的医療制度仮説に基づいて医療費の過去や将来の推移を考えるので，プライマリ・ケアが医療費にどう影響をするかということは，僕にはわからないですね．公的医療保障制度を持つ国では，費用負担側の集団と提供者側の集団の間で双方独占的な交渉が行われて価格，値付けがなされるわけですが，その際の双方の力のバランスに，所得の伸びが影響をする．そんな感じでしょうね．医療費は極めて政治的に決まっています．それに僕は，国民のニーズに応えて質が高まるんだったら，医療費も高くなって良いじゃないかと思っていたりします．でも，僕がそう思って

いたとしても，医療費は，政治的に決められる――要するに費用負担者と医療提供者の間の価格付け交渉しだいであって，そこに最も影響を与えるのは所得の伸びで，人物や医療ニーズではないわけです．

　さて次は，松田先生の方から，話題を立ち上げてもらえますか．

V部　医学教育のあり方

医学教育が地域のニーズから乖離してしまっている

松田　先ほども少し触れましたが，プライマリ・ケアの重要性が増しているのに，それに対応できる人材が不足している．この問題の根本にあるのは医学教育だろうと思います．明治時代から続く講座制と専門医制度が複雑に絡み合って，医学教育が地域のニーズから乖離してしまっているように思います．以前，私の教室では公衆衛生学の実習の一環として，地域の開業医の先生のところに医学生を行かせて，そこでプライマリ・ケアの現場を経験するということをやっていたのですが，臨床系のある教授から「へんな癖がつくからやめた方がいい」というありがたい（？）忠告を受けました．「へんな癖」って何なんでしょうね．こうしたヒエラルキーの問題も解消していかないとだめなのだろうと思います．医学生の時は総合診療に対する関心が高い学生が多いのに，そうした医学生が卒業して初期臨床研修を終えて帰ってくると，専門医志向が非常に高くなっている．こうした状況をどう改善したらいいのか？　現場からみて，草場先生が今の医学教育に感じておられる問題意識はどのようなものでしょうか？

草場　松田先生がおっしゃる現象は全国全ての医学部や臨床研修病

院で多かれ少なかれ起きていることだと思います．一番の問題は総合診療，プライマリ・ケア領域は医学部を卒業すれば誰でもできるレベルの低い医療であるという偏見が根強いことです．かつては救急医療も同じ歴史を歩み，当初は医者なら救急ぐらい誰でもできるから必要ない分野だと専門医から罵られた悔しさを伺ったことがあります．日本はある特定の部分の精緻さにこだわる職人のような方を尊ぶ文化がある気がします．ただ，畳職人さんが家の設計をできないのと同様，患者を全人的に把握して診療し，必要な場合に臓器別の専門医と連携する医療があってこそ，互いが有機的に機能を発揮できます．それを大学で説得力を持って語るロールモデルが少ないのが問題なのだろうなと思っています．

権丈　そのあたりは先ほど言った，本当の意味での専門医に診てもらうまでは，多角的に全人的医療を行わなければならないのに，日本の現実はそうなっていないということですね．

　僕は 2017 年 11 月の第 14 回医師需給分科会で，経済学のカリキュラムの話にたとえていますね．政策論に本当に必要なのは歴史とか制度の知識だということが，年を取ったらしみじみと分かるようになるのですけど，いかんせん，経済学の先生たちは理論経済学とか，なんだか数学や物理に近い方がいいものだと思っていたりする．これじゃ，社会的なニーズに対応したカリキュラムの改革はできないと．

変化の兆し

草場　そのあたりは，医学教育の世界では少しばかり変化が起こっていて，各科の専門医の中でも，総合診療と各領域の連携の必要性を語る方が少しずつ増えつつあることも実感しています．そういっ

た医師全体の意識変革と現在展開する医学教育のモデルコアカリキュラム改革が連動すると，面白い化学反応が起きるのではとたいへん期待をしているところです．

権丈　それは期待できそうですね．

草場　昨年発表されたモデルコアカリキュラム 2022 では「総合的に患者・生活者をみる姿勢」が大きな学習目標として位置付けられ，そこでは〈全人的〉〈地域〉〈人生〉〈社会〉の視点とアプローチが必要とされています．まさにプライマリ・ケアそのものでして，我々がプライマリ・ケアの専門家として医学生の教育に自信を持って関わらなければと気持ちを新たにしております．

権丈　そうした動きに対する学生さんたちの反応はどうですか．

草場　今のように語ると堅苦しい話に聞こえますが，プライマリ・ケアの学びは楽しいものです．例えば，日本プライマリ・ケア連合学会では夏期セミナーという医学生向けの家庭医療の合宿型勉強会の場を用意しています．学生自身が実行委員会としてテーマを選び，我々ベテランが講師としてワークショップを提供し，車座になってプライマリ・ケアのこと，キャリアのことなどをざっくばらんに語り合う素敵な会です．もう 30 年近く続いている人気企画で，この会を経て地域で活躍する医師もたくさんいます．臓器別の先端医療の話も科学の視点からはエキサイティングなのはもちろんですが，病いに苦しむ患者さんの声を聞きながら，そこにどう医療を提供するか学ぶこともワクワクする体験なんです．なぜ，医学部に入り医者になろうと思ったのか，そういった原点を思い出させる医学教育をこれからも提供していきたいなと思っています．

権丈　ありがとうございました．この対談の中でも何回かでてきた医師需給分科会で，最後の日に（2022 年 1 月 12 日），東京大学医学

教育国際協力研究センター教授の北村（聖）先生がおっしゃったことはとても印象的でした．北村先生は，第 38 回の会議（2022 年 1 月 6 日）で，「今，地域枠と呼んでいるのが 1,000 人くらいあります．これを，総合診療医枠と呼んだらどうかと私は思います」と発言されて，あの会議で，誰も異論を唱えませんでした．いや，みんな賛成だったんじゃないかと思います．そして，第 40 回医師需給分科会（2022 年 2 月 7 日）では，次のように発言されます．

> 「地域偏在，診療科偏在，それを医学教育でやっていても，皆さんがモノトーナスな人で価値観が同じ感じがします．そういう人たちは同じところ，都会で働き，お金が簡単にもうかるような，そういうところを志向しているように思います．お願いというか，自分に対してもそうなのだけれども，入学者の多様性の確保というのは大事だろうと思っています．この格差社会の中である一部の高学歴層から医師の卵を選ぶのではなくて，地域の人，あるいは貧困にある人，社会のいろいろな人から医師を選んで，そういう人たちがまた元のところで働く，あるいは違うところで働く，違う価値観で意見を述べるなどの医療職の多様性をしっかり確保する必要があると思います．それが回りくどいようですがいずれは地域偏在や業種の偏在とかそういうものの是正につながるものと思います．外国でもそういうことが行われています．」
>
> 第 40 回医師需給分科会（2022 年 2 月 7 日）

　松田先生が，最後に医学教育に関する問題提起をしてくれたわけですけど，かなり根深い問題があるところですね．僕も，2018 年になりますが「日本の大学の医学部教育は何が問題なのか？」というのを書いています．

　どこの医学部も，進学校である中高の時の同級生というような状況になっているわけで．そのあたりは，『医師の不足と過剰』を書

かれた，東京大学名誉教授の桐野高明先生との対談もあります.
（「医師需給を考える視座」『医学界新聞』　2019 年 7 月 15 日）

権丈　この根深い問題を，鼎談の読者たちも理解してもらうところ
から，フランスでの医療改革を導いた保健民主主義ははじまるので
しょうかね．ただ僕は，医学部が変わらないと，プライマリ・ケア
の普及は起こらないとは考えていません．医学部が従前のままだっ
たのに，草場先生たちがいるわけですから．しかしその苦労たるも
の，察するに余りあるものだと思う．先生がインタビューの中で
「“誰かが捨て石にならないと，家庭医療の次の世代は生まれない”
──結局，僕はこう考えた」，という文章を記憶しています.

「捨石の覚悟」で北海道に残る◆ Vol.5
計 2 年間の後期研修を経て，家庭医療が地域に貢献している
ことを実感，それ以降も家庭医療への道をまい進する．卒後 3 年
目に研修（m3.com　2014 年 8 月 14 日）

草場　まだ若さと鼻息の荒さを感じる発言ですね（笑）．ただ，北
海道で家庭医療を実践するだけではなく，家庭医を養成する仕事を
本気でやっていこうと覚悟を決めた時には，ある種の覚悟と悲壮感
があったのは事実です．当時はまだ卒後 7 年目で北海道家庭医療学
センターの所長を継承するタイミングでしたので，果たしてこの領
域が本当に大きく成長するかどうかは不透明でしたし，たくさんの
若い医師を呼び込んで良いのだろうかというためらいが無かったと
いうと嘘でしょうね.
　ただ，実際にふたを開けてみると，実に優秀で心優しい医師がた
くさん入職してくれるんです．そして，厳しい冬でも喜んで往診に

行きますし，看護師や薬剤師などとの時間外の会議も楽しんで参加
してくれる．命令やインセンティブは不要です．医療制度や医学教
育が簡単に変わるようにはとても思えない保守的な日本だけれども，
現場で医療を提供する医師とそれを受ける患者のあり方は確実に変
わっていく．それを家庭医療というモデルとして北海道，更には日
本に広げていくことによって，関心を持ってくれる国民，医療者，
更には行政担当者，学者，政治家が増えてくれば，少しずつ変わっ
てくるのではないかという思いが原点にあります．百聞は一見にし
かずですから．

　時代の先駆けとなるモデルは現世的なメリットを享受することは
どんな時代でも基本的にありませんから，「捨て石」という表現が
しっくりきたのだろうと思います．ただ，こうして権丈先生，松田
先生とお話しできている現状は当時よりは随分前に進んでいる実感
がありますから，「日本もまだまだ捨てたものではないよ」と当時
の自分に教えてあげたいですね（笑）．

権丈　なるほど．先生のいまの言葉を伺って，『ちょっと気になる
医療と介護』の中で紹介させてもらっている，東京大学名誉教授，
森亘先生のご講演の言葉を思い出しました．もう亡くなられました
が，次のようにおっしゃっていました．

> そもそも医師という道を選んだ以上は，その人生において，自らをあ
> る程度犠牲にしてでも，健康維持の面で広く人々に奉仕せねばならない
> 使命と運命を背負ってしまったことを自覚せねばなりません．
>
> 『医とまごころの道標』（2013）

　ここで，森先生は「では，それらに対する報酬は何か?」と続け
る．

> 　率直に申して，それに見合うだけの物質的な報酬は必ずしも期待できません．得られるものがあるとすれば，それは一方では自らの誇りであり，他方，社会の中での尊敬でありましょう．誇りや尊敬というものの有する価値は，今日の日本では著しく下がってしまったような印象を持っておりますが，それでも私はなお，知的社会においては何にもまして価値あるものと心得ております．
>
> 　　　　　　　　　　　　　　　　　　『医とまごころの道標』(2013)

　僕は，現場が変われば，タイムラグはあるだろうけど，教育も変わらざるを得なくなるとも思っている．第 8 回全世代型社会保障構築会議に提出した資料には，次のような絵を描いていました（権丈構成員提出資料 4 頁）．左に描いている【医学教育】の左の矢印に time lag と書いているのは，そういう意味です．

　そして，去年（2022 年 7 月）の上智大学教授の香取（照幸）さんとの対談の中で，次のように答えています．

　岸田政権「黄金の 3 年」で気になる社会保障の行方
　年金，医療改革──．選挙後の岸田政権はこうした社会保障の課題と向き合うことになるが，政治の危機はむしろ改革の好機だ．
　出典：toyokeizai.net

「政策的支援がさほどないのに，すでに地域医療の中での連携やプライマリ・ケアを行っている医師はかなりいる．彼らは進化上の突然変異にも似て，いわゆる好事例なのだが，周りからはそうみられず，出る杭とか余計なことをすると思われているかもしれない．自然界では自然環境が進化を促すが，政策の世界では制度が彼らを適者とする役割を担う．制度設計者の役割は重要だ．」

図表82　かかりつけ医機能の次元におけるニーズと現行の提供体制

「かかりつけ医機能を発揮できる制度整備」
かかりつけ医機能＝「身近な地域における日常的な医療の提供や健康管理に関する相談等を総合的かつ継続的に行う機能」

かかりつけ医機能を巡る現状と未来

ニーズ　時間軸上でシフト
（右の条件を満たす医療機関）

進化上の突然変異
先導者
創造的破壊者
(creativedestruction)

現行の
提供体制

time lag　医学教育

「かかりつけ医機能合意制度」の創設
次の条件を満たす

① 一般的な健康問題への対応，PHRを基に継続的な医学管理及び健康増進，重症化予防などをオンラインを活用しながら行い，日常的な健康相談を行っていること
② 地域の医療機関及び福祉施設等との連携
③ 休日・夜間も対応できる体制及び，診療時間外を含む，緊急時の対応方法等に係る情報提供を行うこと
④ 在宅療養支援診療所であること，またはそれとの連携
⑤ 地域公衆衛生への参加
⑥ 地域が抱える社会的課題に向き合い，地域包括ケアにおけるメンバーとして地域の多職種や医療・介護・福祉施設とデータを共有し，協働して解決に取り組むことができる
①～⑥を全てを満たす，又は常勤の総合診療専門医を配置していること．
※中小病院（200床未満）については，地域包括ケアへの貢献，地域の診療所との連携を含め，①～⑥の具体的要件を別途検討．

参考：権丈「日本の大学の医学部教育は何が問題なのか？」東洋経済オンライン（2018年12月27日）

　　僕ら社会科学系の人間は制度設計に関わっていくことになるわけですが，ここに話している「制度設計者の役割」を強く意識していきたいと思っています．

　　本日はありがとうございました．

ジャンプ　知識補給・政治経済学者から見る
プライマリ・ケア周りの出来事　358頁へ

第17章 地域医療連携推進法人って何？

—— 栗谷義樹先生と藤末洋先生との鼎談

　本書「第5章　競争から協調へ」で論じた地域医療連携推進法人は，いま，現実の制度として動いている．その様子を広くわかってもらうために，山形県酒田市の「日本海ヘルスケアネット」の代表理事である栗谷義樹先生と，兵庫県川西市の「川西・猪名川地域ヘルスケアネットワーク」代表理事の藤末洋先生との鼎談を企画し，医療機関の連携を研究している慶應義塾大学商学研究科博士課程2年濱名仁美さんに司会をお願いした[42]．

どうして設立することができたのですか

濱名：2017年4月の制度施行後，地域医療連携推進法人制度は全国に普及し，2023年1月1日時点で33法人が認定されています．地域医療連携推進法人の在り方が地域の特性に応じて多様化する中で，その活用方法には様々な可能性があり，例えば地方と都市部では制度に対するニーズも異なっています．

　日本海ヘルスケアネットも川西・猪名川地域ヘルスケアネットワ

---

[42]　濱名仁美「地域医療連携推進法人による信頼関係の構築と制度の未来」『病院』2023年5月号などがある．

ークも，医療機関，介護施設，自治体，三師会が参加して地域の医療提供体制の中心的な役割を担う法人です．地域医療連携推進法人を設立して多様な関係者が参加する体制をつくっていく中で，抵抗や反対意見はなかったのでしょうか．

栗谷：反対はほとんどなかったですね．最初にこの話が出たのは，私が酒田地区医師会長在任中の 2014 年頃と記憶しています．呉越同舟の議論を続けていても何も決められないので，それを何とかしたいという思いがありました．当時，地区医師会長として地域医療構想調整会議にも出席していましたが，政策の方向性は説明されても利害関係者の集まる会議で実質的な論議，決定が進みにくいことは感じていました．過疎化，医療介護需要の減少は，我々の地域では既に現実の課題です．未来予測と危機感を共有するという点では，当時としても全員に認識されていたとは思います．

権丈：栗谷先生は，酒田地区医師会の会長になる前から医師会活動に参加されていたんですよね．

栗谷：医師会長になるかなり前から，地区医師会，県医師会の役員などをやらせて戴き，とりわけ地区医師会とは意思疎通が密な関係でした．

権丈：地域医療連携推進法人は人間関係を作るための場所でもあるけれども，法人が出来る前から人間関係ができていたということですね．

栗谷：そうです．酒田地区医師会は，県立日本海病院と市立酒田病院の統合協議の際にも，これを進める立場で議論をリード，支援されていました．酒田は古くから北前船の商人町なので，自主自律，合理性みたいなものが町の風土として根付いていたのかもしれません．

270

藤末：私も医師会の幹部に長くいた点は栗谷先生と同じです．医師会活動では，川西市医師会の理事，副会長，会長，そして現在は監事をやっています．また県医師会の理事や監事も日本医師会代議員もやっていました．

　地域医療連携推進法人を立ち上げるときには，本当に様々な意見がありました．やはり「法人」と付くと，お金が絡んでくるのではないかという懸念があったようです．反対していたのは，事なかれ主義的な方々が多かったようにも感じます．もし失敗したら誰が責任を取るのか，他所でやっていないことを何故川西でやるのか，という意見でした．

　私は，医師会に入った時から絶えず矢が飛んでくる中で過ごしていたので，免疫がかなりあったのだと思います．根本的な理念として，社会や地域住民のための専門職であるという考えがありましたので，医師会のために地域医療連携推進法人を立ち上げるわけではないということを主張しました．

病床融通を活用するために，先ずは設立

権丈：最近は，地域医療連携推進法人の関係者やプライマリ・ケア医とよく連絡をとっているのですが，みんな，日本の医療制度の中からでてきた突然変異，異端者，いやいや「創造的破壊者」ですよね（笑）．

藤末：そう言っていただけると光栄です（笑）．

　2014 年に市立川西病院が経営健全化団体になってしまったとき，私が川西市医師会長になったんです．まず市立病院を存続するかどうかということから議論を始めて，最終的には医療法人協和会の協立病院 313 床と市立川西病院 250 床を統合して 405 床の新病院を建

て，協和会がその指定管理者になりました．

　市立病院はもともと川西市の北部にあったのですが，統合後の新病院は南部に建てることになりましたので，北部の住民の方は北部から病院がなくなることを不安に感じ，反対される方も少なくありませんでした．理解を得るために，色々な説明会を何度も開催され協力しました．

　結構，反対意見が強かったので，行政は，市立病院の跡地に無床の診療所（北部診療所）をつくることを計画しましたが，私は入院施設のない診療所では意味がないと考えていました．そんなとき，隣の猪名川町にあった回復期病院から，市立病院の跡地に移転・増床して新病院を建てたいという話が偶然持ち上がったんです．そこで，地域医療連携推進法人を設立して病床融通の仕組みを利用することにしました．

　川西市北部の新興住宅地は所謂オールドニュータウンで，高齢化率が40%を超えている地区もあります．だから，急性期病院よりも慢性期や回復期の方が絶対にメリットがある．サブアキュート機能を有する病院ができれば，北部の方にも非常に良いことだろうと私も賛成しました．

　今も，北部の住民の中にはそれでも不安を感じられている方もおられるようですが，2023年4月オープンの新病院の建物が完成してからは，かなり反対意見が少なくなってきたのではないかと思います．

権丈：住民説得の時の越田謙治郎市長や市役所の作田哲也さんの苦労話も濱名さんと一緒に伺いました．行政側の覚悟は病院再編には必須ですね．そして病院の統合再編の過程で病床融通のために地域医療連携推進法人を設立したんですね．統合再編が完結すれば，地

域医療連携推進法人はもう仕事を終えたという考え方もあると思い
ますが，昨年，川西・猪名川地域ヘルスケアネットワークでは法人
の継続を決議していますね．

藤末：はい．川西市内で法人格を有する全病院と三師会（医師会・
歯科医師会・薬剤師会）が参加していることは大きなメリットで，
行政だけでは判断できない課題が地域医療連携推進法人であればス
ムーズに意思疎通できると分かったんです．例えば，ワクチンの集
団接種では三師会が協力し，アナフィラキシーショック等に対する
後方支援のために急性期病院の先生にも出て頂きました．日頃から
「顔の見える関係」ができているので，事務関係以外はほとんど自
前で集団接種ができました．

権丈：僕が起草したんで，「社会保障制度改革国民会議」報告書に，
「顔の見える関係」を書き込んだ瞬間を覚えています．「今のところ，
医療・介護サービスの提供者が現場レベルで「顔の見える」関係を
構築し，サービスの高度化につなげている地域は極めて少ない．成
功しているところでは，地域の医師等民間の熱意ある者がとりまと
め役，市町村等の行政がその良き協力者となってマネージしている
例が見られることを指摘しておきたい」という文章です．その「顔
の見える関係」をベースとして，地域全体の意思決定システムが変
化したわけですね．

藤末：そうなりますね．地域医療連携推進法人で行政，三師会，病
院が集まれば，非常に大きな力になるのではないかと期待していま
す．

　地域包括ケアでは多職種連携が重要で，医師会だけが前に出てい
ても埒が明かないという考えは以前からありました．2007 年に尾
道の片山壽先生に講演して頂き，それを契機として 2008 年に地域

ケア協議会という多職種連携の会議を立ち上げたんです．協議会には決定権はありませんが，とりあえず情報を共有しようという意図がありました．月に1回開催していて，もう15年続いています．このような流れの中で，地域医療連携推進法人ができたのだと思います．

高齢者にとっては地方の方が住みやすい時代の到来か

栗谷：我々の場合は，あるときから流れが変わったような気がします．それ以前はどちらかというと，個別の利害，体面に拘った雰囲気もありましたが，過疎化と医療需要縮小は肌で感じており，漠然とした将来見通しへの不安が本音のところと思います．今般の「かかりつけ医」にも関わることですが，地方では「かかりつけ医」の考え方も都市部とは幾分違ってきていて，高齢者にとっては地方の方が住みやすい時代が来ているのかもしれません．私の兄は東京在住で昨年6月に亡くなりましたが，いよいよ末期状態に入ってから家族は主治医から「病院ではもう関われないので，ホスピスなど終末期を看てくれるところを家族で探してください」と言われました．都市部では緩和ケア患者の行き先を家族で探すのが普通なのかとちょっと驚きました．人生の最後は千差万別でしょうが，我々のような地方では病院医師や地区医師会，地域医療室などが前面に出て，最後まで看取りに関わりますし，必要な連携も都市部よりはもう少し感情移入する関りが機能しているような気がします．

権丈：地域包括ケアは，本当は東京でこそ作りたいんですよね．東京都の中で在宅や看取りまで，というのを作りたいけれども，まったく変わらないという現状がありますね．

栗谷：人的医療資源は都市部に偏在していますが，地方の我々から

274

みると都市部では医療政策転換期の中で，地域包括ケア構築より医療機関同士の生き残り競争という側面の方が目立ちます．我々の地域の事業について話をする機会を時々頂きますが，質疑応答を交換する中で，都市部から見ると我々がやっていることはただの綺麗ごとと思われているのでは…と感じることもありました．地方とは状況が違っていて，「それどころじゃない」とお考えなのかも知れません．

権丈：「それどころじゃない」の意味は，おそらくまだ戦ってるということですね．

栗谷：そう思います．消耗戦を勝ち抜いてなんとか生き残れるとなったときに，改めて「地域包括ケア」に軸足が移っていくのでは…とも思います．

まだ競争をしている医療資源豊富な都市部

権丈：1950 年に提供体制の整備は民間で行うことを決めて医療法人制度ができたあの時点で，異なるステージを経る患者に切れ目のない医療を提供する側に競争を促すインセンティブを組み込んだようなもので，今に至る提供者間の連携，そのための協調の必要性，そしてその難しさという課題を，日本の医療政策は宿命として制度的に背負いましたよね．藤末先生のところは，兵庫県の中では人口が減少している地域ですよね．

藤末：そうですね．兵庫県はざっと 550 万人いて，人口が増えていくのは明石市と西宮市くらいで，他は減少傾向です．

　栗谷先生のお話で面白いと思ったのが，医師会も医療も，都市部と地方でまったく違うんだなということです．川西はちょうど人口 15 万人くらいで，都市部の雰囲気も地方の雰囲気も，両方の気持

ちがバランスよく分かります．地方で当たり前に出来る事が，都市部ではうまく出来ないことも感じます．「余計なこと」をやっているとみなされるんですよね．

　都市部の先生方は，現状ではまだ危機感を持っておられず，お尻に火がついていないのだと思います．さらに人口減少と高齢化が進むと，診療時間内に閑古鳥が鳴いている医療機関が増えてきて，そこではじめて理解してくれるのかもしれません．そのときの我々のやっていることがモデルになればいいかなと考えています．

権丈：先日，佐賀県の鳥栖にある地域医療連携推進法人「佐賀東部メディカルアライアンス」を見学しましたが，この地域は，福岡のベッドタウンとして今も人口が増えているんですよ．ただ，代表理事の今村一郎先生が言うには，急性期に十分対応できる病院が佐賀東部になく，救急車の行き先もなかったので，患者が距離のある他の地域まで行かざるを得なかった．そこで，地元の有床診療所から，急性期として登録しているけれども，ほとんど使っていない病床を融通してもらって，今村病院を急性期病院として機能を高めていったそうです．地域住民にとって心強い存在が育っているという感じではないでしょうかね．コロナ対応ではいの一番に協力をするっと手を挙げたら，振り向くと，民間病院で県内で唯一手を挙げた病院だった．当時の院長や職員の何人かは，今村先生の方針に反対して辞めてもいったそうです．今は，栗谷先生，藤末先生をはじめ，そういう創造的破壊者たちが，医療を変えようとしてくれていて，鳥栖もそうで，人口が増加しているところでも地域医療連携推進法人制度を使っているというのは，面白かったです．

コロナ対応に積極的だっ地域医療連携推進法人

濱名：日本海ヘルスケアネットも川西・猪名川地域ヘルスケアネットワークも，積極的にコロナ対応を進めて大活躍していましたが，周辺地域の反応はいかがでしたか．

藤末：周りがどのように見ているかは，私には分かりません．ただ，ワクチン接種については一体となって集団接種を中心に進め，兵庫県の10万人以上の市町の中では接種率は最も高かったと思います．コロナ患者の受け入れについても，川西市では重症患者の受け入れ施設ではありませんでしたが，2000名以上の入院患者を受け入れ，介護施設のクラスター時の認知症患者，透析患者，妊婦，小児等，周辺他市で受け入れの難しいか患者も積極的に受け入れることができ，兵庫県や保健所からは感謝されているかと思います．「川西はうまくやったな」という声は聞こえてきます．周辺地域でも病院統合を進めていますが，やはり地域住民による反対や，最近の物価高騰の中での資金面での問題もあって，非常に難航しているようです．

　我々の真価が問われるのはこれからだと思っています．今までは市外へ行っていた救急の受け入れも90%以上市内でまかなえるようになりました．病院の機能分化も進め，急性期から回復期への流れもできました．新病院はオープン1ヶ月ほどで，公立病院で全室個室ということもあってかほぼ満床の状態となりましたが，ただ実はそれでもまだ黒字とは言えず，今後，さらに他の医療機関との連携を深め，急性期医療に特化していく必要があると伺っています．

濱名：栗谷先生の地域ではいかがでしょうか．

栗谷：当地地域では連携推進法人全体として新型コロナ対応をした部分が大きく，設立したばかりの新法人が試される機会になりました．

　感染が始まって間もない令和2年4月の臨時理事会で，参加法人間で共通の感染対策を申し合わせました．面会制限徹底から始まり，庄内地域への医師派遣の一時停止，軽症患者がオーバーフローした場合の宿泊施設での受け入れ体制などを確認しました．濃厚接触者のPCR検査結果はその都度情報共有を行い，症状のある職員については時間がたってから陽性が判明すると濃厚接触者が爆発的に増えるので，可能な限り白黒を早急につけるよう徹底しました．この頃は感染関連物資の全国的な不足が起きていましたが，マスクやPPE等の各法人在庫状況共有の他，備品の不足している法人への供給まで含めた体制作りを行いました．各施設の入所者数確認，DNR対象人数，PCR検査実施状況，コロナ入院患者数の情報共有なども共有しました．参加メンバーである精神科単科病院，山容病院のクラスター発生時には連携法人としての支援を即刻開始し，①医療資器材等の提供②ゾーニング③職員派遣④PCR検査の受託を直ちに実施しました．第一報の翌日に感染病棟の間取りを取り寄せ，日本海総合からスタッフが機材を持ち込んでゾーニングを実施しています．結果として全ての感染者が重症化には至らず全員回復し，短期間に終息宣言を出すことが出来ました．業務支援として精神科医師，専門看護師，事務職員，放射線技師などの人的派遣も行いました．

　日本海ヘルスケアネットには，昨年から鶴岡の医療法人が3法人入会しました．個人的には，鶴岡市立荘内病院と酒田の日本海総合病院は，2030年を待たずに一緒になるべきだと考えています．

人口減少と地域医療のあり方

濱名：栗谷先生が考える「地域」には，庄内だけではなく鶴岡も入

っているんですね.

栗谷：2040 年には医療圏の人口が 20 万人を下回りますから.

権丈：栗谷先生のお考えでは，人口規模が小さくなって医療圏が分断されると一医療圏が小さくなるので，今度は医療圏を拡張していくわけですよね.

栗谷：言われる通りです. そのためにはデータに基づいて中期，長期の計画立案が必要ですが，今のところは広域で議論が深まっているとは言い難い状況です. つくづく撤退戦の難しさを感じます.

権丈：2013 年に社会保障制度改革国民会議で非営利ホールディングカンパニーの話をしていたとき，僕は，今の大河ドラマでは来週やる，金ヶ崎の撤退戦だと説明していました（4 月 16 日放送）. これからは人口が減って，拡張する段階からまったく逆の方向に向かっていくので，対応を準備しなければならないということが，当時の問題意識でした.

　山形大学とか秋田大学との関係はいかがですか.

栗谷：秋田大学からは医師派遣もあり，大学に設置された総合診療医の養成にも協力しています. 地元の山形大学からは各診療科にわたって医師派遣を受けており，大学の教室委員会，関連病院，関連団体で構成する蔵王協議会があり，これを通じて様々の調整や情報交換が行われてきました. 山形大学も関連病院との新たな関係を模索実行すべき段階に入ったとお考えのようにも思います.

権丈：山形大学の医学部が存続するためのチャンスということですか.

栗谷：大学全体の未来構想が必要とお考えのような気がします. 団塊の世代は 3 年間で 806 万人いるそうですが，日本の少子化がこれまでと違う次元に入ったいま，消耗戦で勝ち負けを考える時間はも

う殆ど残っていないのではないでしょうか.

権丈：藤末先生のところでは，大学の総合診療医育成と地域医療連携推進法人の関係はどうでしょうか.

藤末：大学についても，神戸大や兵庫医大は都市部にありますから，まだそこまで危機感を持っておられないかもしれません. ただ，今のような医師の偏在化は，やっぱり変えていかないといけませんね.

権丈：栗谷先生の方では，もう総合診療医やプライマリ・ケアをやってほしいという時代になっていますよね.

栗谷：そうです. General Physician というよりは，General Practitioner に近い役割の方が必要とされてるような気がします.

権丈：開業医の標榜をベースに横に連携しましょうと言っても，地方では，もう連携する相手さえいないんですよね.

栗谷：地区医師会も高齢化が止まらず，新規の若い人達の開業も年々少なくなっています. 地域医療連携推進法人の新類型では，法人でないクリニックも参加法人になれるということですが，あれはかかりつけ医を想定しているんでしょうか.

地域医療連携推進法人の新類型

濱名：地域医療連携推進法人の参加形態には「参加法人」と「省令社員」がありますが，個人立医療機関は個人資産と医療資産の分離が難しいので，これまでは参加法人になれませんでした.

　2023 年 2 月に閣議決定された制度改正では，個人立医療機関も参加法人になれる新類型が創設されましたが，この改正の目玉は外部監査を不要にすることだと思います. 外部監査を不要にするために資金の貸付等を制限することになれば，個人資産と医療資産の分離が難しい個人立医療機関にも参加法人としての地位を認めてよい

という論理です．

　一方で，全世代型社会保障構築会議は，この改正を「かかりつけ医機能」と結びつけています．構築会議の「議論の中間整理」では，「「地域完結型」の医療・介護提供体制の構築に向け」て地域医療連携推進法人を活用すると書かれていました．しかし，2022 年 12 月に提出した「報告書」では，「医療機関が担うかかりつけ医機能の内容の強化・向上を図ることが重要と考えられる．これらの機能について，複数の医療機関が緊密に連携して実施することや，その際，地域医療連携推進法人の活用も考えられる」と「かかりつけ医機能」と関連付けています．

　地区医師会が地域医療連携推進法人制度に反対している地域では，これまで省令社員として参加していた個人立医療機関が参加法人としての地位を得る可能性はあります．ただ，今回の改正によってかかりつけ医機能を推進するのは難しいのではないかというのが，個人的な見解です．

権丈：僕たちは逆手にとって利用しようとは思っていますけどね．僕が全世代型社会保障構築会議に提出した資料では，グループで密な関係ができてはじめて，かかりつけ医機能を認めるという案を示していました（第 8 回全世代型社会保障構築会議（2022 年 11 月 11 日）「資料 7　権丈委員提出資料 7 頁」参照）．

濱名：個人立医療機関が参加法人になれるという制度改正によって，どのような変化があるでしょうか．

栗谷：制度改正でどのようは変化があるのか予想できませんが，日本海ヘルスケアネットでは，参加法人に持分放棄もお願いしています．そうしないと，地域医療連携推進法人内での業務の再配分がフェアにできないからです．

藤末:私は,希望する個人立医療機関があれば良いんじゃないかなというスタンスですが,営利目的の場合はお断りしたいです.やはり,「競争よりも協調」という純粋な気持ちを持った方を増やしていくのが重要ですから(第5章参照).でも,これはかなり難しいですね.医師会の中では,経営的な事が優先される風潮があります.

　川西・猪名川地域ヘルスケアネットワークは,持分ありの法人が殆どです.将来的には持分のない法人が集まることが理想的ですけど,とりあえず法人の参加を増やして輪を広げていくには,今は持分ありでも良いと考えています.

地域医療連携推進法人と病院経営

濱名:日本海ヘルスケアネットが参加法人に対して持分放棄を要請するというのは,非常に特徴的ですよね.持分放棄手続は出資者との調整が難航することも多く,円滑に進まない法人も全国で相当数あると思いますが,抵抗はなかったのでしょうか.

栗谷:持分ありの法人は当初3法人でしたが,二つ返事で応じてくれました.債務の償還見通しなど,万が一ですが財務整理などが必要になった場合への対応などもあったのかもしれません.持続可能域医療連携推進法人に近づけていこうと思うと,健全経営のポイントゲッターと,地域全体の費用管理が機能しないとうまく行かない様な気がします.

　「消耗戦は地域から資金を流出させ,未来投資の原資を失っているだけ」という考え方も,その中から出てきました.連携を進める前提として,地域全体の金の流れは考えなければならないと思います.

藤末:栗谷先生のお話をお伺いして,もう生き延びるためには地域

医療連携推進法人に入る以外選択肢がないという，ギリギリのところまで来ている病院が多いのかなとイメージしました．

　川西はまだそこまでではない感じがします．新しくできた川西市立総合医療センターを指定管理する法人は，数年前に既に持分なしに移行しているようですが，いろいろかなり大変だったと聞いています．それ以外の参加法人はほとんどがまだ，持分ありかと思います．

　川西・猪名川地域ヘルスケアネットワークの強みは，法人格のある全病院が参加していることです．医師会でも各団体でも，収益事業が発生するとギクシャクしてしまうので，避けています．

濱名：やはり地方と都市部では，だいぶ医療提供体制の状態が異なりますね．日本海ヘルスケアネットは，強固なガバナンスに基づき一つの事業体としての力を強める方向を向いていて，そのために内部情報の共有や連結財務諸表の作成を進めていらっしゃると思います．今回の法改正は，どちらかと言えばその方向性ではありませんでしたね．

地域医療連携推進法人の生い立ちと今

栗谷：今回の改正のうち，監査費用については良かったと思います．事業を何もやっていない法人が高い監査費用を出すというのは，現実にそぐわないとみんな思っていましたから．地域医療連携推進法人が制度的ガバナンス部門を確立して，参加法人の経営まで踏み入れる形になれば，監査は必要だと思いますけど．

　我々は，日本海ヘルスケアネットを地域の事業体として育てていこうと考えているけれども，当初から感じていたことですが，制度の趣旨がやや曖昧なままのようにも思うので，国にはもう少し明確

な制度趣旨説明と，ここからさらに踏み込んだ，調整会議の一部代行機能的な役割を担わせて頂けるよう期待したいです．

濱名：医療法人の持分は株式とは異なりますので，純粋なホールディングカンパニーはできないという前提があります．そこで，2013年から2014年にかけて「非営利ホールディングカンパニー」の議論をしていたときには，参加法人の社員総会の過半数を親法人（またはその理事）が占める案や，親法人の意思決定に従って運営することを参加法人の定款に規定する案が出されていました．地域内での一体的経営を強く意識していたためですが，医療機関側や介護施設側の委員を中心に「法人を支配する考え方だ」と大反対でしたね．その結果，比較的緩い形で作っていきましょうという形で制度化された経緯があります．

栗谷：「ホールディングカンパニー」という言葉が少し誤解を生んだのではと思います．「ホールディングカンパニー型」と言っているので，ガバナンスの立て付けに重点を置いた言葉だったように思います．

濱名：そういう側面はありましたね．藤末先生の法人では，内部情報の共有や連結財務諸表については考えていらっしゃらないですよね．

藤末：曖昧かもしれないけれども，地域医療構想や地域包括ケアの構築を進めていく上での一つの手段として私は考えています．市町村で最終的に医療・介護等の施策をするのは行政ですが，場合によっては行政だけで地域住民の理解が得られない案件には，地域医療連携推進法人が新しい議論の場になれば良いと思っています．「地域医療連携推進法人の考えがこうだから」というような施策決定の上で新しい仕組みの一つになれば良いですね．地域医療連携推進法

人の評議員には地域住民の代表も入っていますし.

濱名：各法人の経営には，必要以上に口を挟まないということでしょうか.

藤末：経営に関してはそうです. ただ，限定された法人が営利に走ったり，一人勝ちしないように，行政や医師会が加わって連携推進法人が監督する立場を担えればと思います.

地域の実情と政策の間のギャップ調整機能

濱名：地域医療連携推進法人内で利益を分配する仕組みはないので，日本海ヘルスケアネットでは事業を融通することで利益配分を行っていますね.

栗谷：事業配分を通して，結果として地域の診療報酬介護報酬を再分配しています. 都市部と違い，地方では地域全体を見据えた対応が必要になります. 当連携推進法人の懸念の一つに，回復期，慢性期病院の将来見通しがあります. 特にケアミックス病院は，22 年改定で一般急性期は平均在院日数，看護必要度等の基準変更で継続困難の見通しのため地域包括ケアへの転換を進めています. これで一定期間の経営維持は可能ですが，今後の改定次第で先行きは不透明です. 長期入院が予測される患者受け入れが困難となると，現在の地域包括ケアの流れが滞り，機能分化，連携が機能不全となる恐れがあります. 高齢化の進む当地域では老々介護，高齢者の独居が増えて在宅療養も次第に困難になって来ています. 介護施設への入所も増えていますが，看取りまで療養可能な施設は少なく，病状が悪化すると救急受診→入院となり，施設復帰が困難となって長期入院となるケースも増えて行きます. 国の制度策定と地方の実情にギャップ期間が生じるのは，ある程度やむを得ないと思います. ただ

その苦しい時期を，なんとか採算可能なところと，必要だが時間の狭間で不採算が避けられない事業が，一つの地域の中で互に支えあい，バランスよく調和していることが必要だと考えています．

　地域の適切な事業調整を通じた再配分は，これを可能とする手段として考えています．

濱名：剰余金を地域に還元していく仕組みは，現在はないということでしょうか．

栗谷：今のところはありません．ただ，人事交流を出向の形で出向先法人の人件費負担を軽くするとか，情報共有関連費用の軽減とか，様々な工夫はしています．

灌漑施設としての社会保障
——庄内から金を出すなという理念

濱名：連携の一形態としてＭ＆Ａが挙げられることもありますが，先生方の地域でＭ＆Ａは進んでいますか．

権丈：濱名さんがＭ＆Ａに関して質問をするのは，福島県いわき市の地域医療連携推進法人，医療戦略研究所を訪ねたとき，代表理事の石井正三先生から，そうした話を聞いたからでもあります．病院連携を考える際には，連携推進法人とＭ＆Ａとが，地域医療，地域経済に与える影響の違いを押さえておく必要もあるかと思いまして．

栗谷：今のところはＭ＆Ａの話は殆どありません．過疎化が進んでいる地域なので，買収する側にとってもあまり魅力はないのかもしれませんけど…．

　Ｍ＆Ａは多くの場合，有力な民間医療法人やファンド，リートなどが関わります．俯瞰的に見れば地域から金が流出するというこ

となので，雇用，必要な事業が切り捨てられるのであれば地域にとってはあまり望ましくない．

　「庄内から金を外に出すな」というのが我々の考えです．権丈先生の言う，灌漑施設としての社会保障を実践していくためにもですね．

権丈：公共事業は中央のゼネコンに所得が流れるけど，医療介護は，所得を外に出さない工夫ができますからね．

藤末：私のところは，あまりＭ＆Ａの話は聞こえてきません．私の地域では医療経営が余り儲かっていないということなのでしょうか．

　Ｍ＆Ａは，やはり営利が目的の面があるように感じ，個人的には賛成ではありません．少なくとも，これから人口が減少していく中で，団塊の世代の方々を看取った後は，現在の病床数は当然不要になってくるかと思います，それを考えると，少なくとも経営が難しくなった医療法人をＭ＆Ａで残していくよりも，統合再編を進めながら必要な病床を整備していくほうが望ましいような気がします．

権丈：さて，もう２時間半を過ぎました．酒も飲まずにすごいですね（笑）．今度，リアルで会いましょうか．

異端妄説の会

藤末：先生の慶應大学入学式での教職員代表祝辞をみましたよ[43]．福澤先生の，「学者よろしく，異端妄説の譏を恐るることなく，勇を振て我思う所の説を吐くべし」，良いですね．今度，異端妄説の会でも開いて，みんなで楽しくやりましょう．

43　2023 年度　慶應義塾大学学部入学式　午前の部 - YouTube（4130 秒から）

権丈：プライマリ・ケアの世界の異端者たちにも声を掛けたいですね．僕は 20 年くらい前から，世の中は，気概のある異端，創造的破壊者が変えるしかないと公言し続けていまして，その仮説を確かめるためにも，地域医療連携推進法人巡りをしているところもあります．今までのところ，この仮説にどうも間違いはないようです（笑）．地域医療連携推進法人やプライマリ・ケアの世界をはじめ，気概のある異端，創造的破壊者たちががんばってくれないと，この国，だめでしょう．そうした異端者たちが報われる制度を考えていきたいと思い続けてきました．何から何まで昔ながらの桎梏に縛られて何も変われない国は，もう十分かな．本日はありがとうございました．

第3版のおわりに

この第3版では，プライマリ・ケア，地域医療連携推進法人のところに「進化上の突然変異」，「異端」という言葉がでてくる．この言葉は，私のなかでは特別な意味があり，かなり長く使ってきた言葉でもある．その一端を紹介しておこう．次は，2006年に出した『医療年金問題の考え方——再分配政策の政治経済学Ⅲ』からである．

「（気概のある異端がいないのであれば）わたくしにとっては社会科学の研究職などあまり魅力的な仕事ではなくなるであろう．そのときは，次世代に気概のある異端が生まれることを期待して，学生たちと毎日おもしろおかしく遊んでいるほうがはるかにましである（笑）．
……

読者のひとりから「気概のある異端とは？」と質問されたことがとある．そのときは，「読んで字の如し」答えたのであるが，少し不親切であったような気もするので，おそらく誰にでもイメージしやすい文章をここに引用しておこう．すなわち，福澤諭吉の言，「その志を高遠にして……不羈独立，以て他人に依頼せず，或いは同志の朋友なくば一人にてこの日本国を維持するの気力を養い，以て世のために尽くさざるべからず」（『学問のすゝめ』十編）．気概のある異端——一生涯一度くらいはこういうことを考えるおそれの

ある戯けを想定している.」

2006年だから40代前半の文章ですね. その後, 何も変わらず
——いや, その前からか (笑).

今回も, 勁草書房編集部の橋本晶子さんには, 大変お世話になり
ました.

2017年に出した『ちょっと気になる医療と介護』の後, そこに
書いていたことが次々と起こっていったので, あの本は予言の書か
もとの噂が (一部　笑) ありました. 第3版では, その後の展開を
端的に描写できる医療, 介護サービスの生産性に関する1つの対談,
プライマリ・ケアと地域医療連携推進法人についての鼎談をそれぞ
れ1つずつ組み込むことができてよかったです.

とにもかくにも, 息の長い本となりましたこと, これもすべてお
かげさまです. この度も, 本当にありがとうございました.

2023年4月3日

知識補給

ガルブレイスの依存効果と社会的アンバランス

　経済学の中では，需要というものは，供給サイドの事情とは独立して存在するものという前提が置かれています．でも，テレビのCMや新聞での広告などによって，実は需要というのは作られているんじゃないか，つまり，需要は供給と独立ではないのではないかと思いますよね．もし仮に，経済学が想定するように需要と供給が独立でしたら電通や博報堂のような広告代理店って何？　ということにもなりますし．

　そうしたことを真面目に経済学の中に組み込もうとしたのがガルブレイスの『ゆたかな社会』でした．

　社会がゆたかになるにつれて，欲望を満足させる過程が，消費者の欲望をつくり出していくようになる．これは受動的に行われる場合と積極的に行われるばあいがある．受動的に行われるばあいとは，生産の増大に不可欠な消費の増大が，隣人の勧めや消費者の間での見栄の張り合いによってつくり出された欲望によって，達成される状況を指す．達成される水準が高まるにつれて，期待も高められていく．積極的に欲望がつくり出されるばあいとは，生産者が，宣伝や販売術によって欲望をつくり出す状況である．このようにして，欲望は生産に依存することになる．これを経済学的に表現すれば，生産が多いほど福祉水準が高まるという仮定は，もはや成立しないということになる．生産が少なくても多くても，福祉水準は同じなのかもしれない．生産が多いことは，単に，創出された欲望の水準が高いだけなのかもしれない．欲望は，それが満たされる過程に依存するということは，これからもしばしば触れるので，これを依存効果（dependence effect）と呼んでおく[43]．

そして，個人の富と公共の劣悪さとの間の不均衡を，ガルブレイスは「社会的アンバランス」と呼びました．彼は，生産能力が高まったアメリカのような「ゆたかな社会」における貧しさは社会的アンバランスにあると考え，このアンバランスが生まれる原因を，「依存効果」というキーワードを用いて次のように説いていました．

通念（conventional wisdom）によると，公共サービスにどれほどかねを使うべきかを決めるのは社会である．大は国から，小は村まで，そうである．この決定は民主的な手続によってなされる．民主主義の不完全性や不確実性はあるにせよ，個人の所得と財貨のうちのどれだけを割いて人びとの必要とする公共的なサービスに向けるかは，人びと自身が決めることである．したがって，私的な財貨およびサービスから得られる享楽と公共の当局から与えられるそれとの間には，大ざっぱではあるにしても，必ずバランスがとれているはずだ，というのだ．

しかし，こうした見方はあきらかに，自律的に決定された消費欲望という観念に立脚している．この観念があてはまる社会においては，選挙権者としての消費者が公共的財貨と私的財貨との間の自律的な選択をおこなうという理論は，理屈として成り立つであろう．しかし依存効果がある以上——消費欲望を満足させる過程自体によって消費欲望がつくり出される以上——，消費者は自律的な選択を行うのではない．消費者は広告と見栄の力によって影響されている．それらによって生産はそれ自身の需要をつくり出しているのだ．広告はもっぱら，見栄は主として，私的に生産される財貨とサービスに対して有利に作用する．需要管理と見栄の効果とが私的生産にとって有利なはたらきをするので，公共的サービスは本質的におくれをとる傾向がある．自動車に対する需要は高い

43　ガルブレイス／鈴木哲太郎訳（2006）206-207頁.

費用をかけて合成されるので，そうした影響力の及ばない公園，公衆衛生，さらには道路でさえも，自動車ほどには所得を巻き上げる力がないのは当然である．今や最高の発展段階に達したマスコミの力は，社会の耳目をより多くのビールに向けるけれども，より多くの学校には向けない．これでは両者の選択が平等であり得ないことは，通念でさえも争う余地がないであろう[44]．

　ちなみに僕は以前，ガルブレイスの言う依存効果と，医療経済学の中で言われる医師誘発需要（医師が需要を誘発するという仮説）はかなり似ている考え方だと思い，「制度派経済学としての医療経済学——ガルブレイスの依存効果と医師誘発需要理論の類似性」（権丈 2005［初版 2001］Ⅰ巻）を書いていますので，よほどお手すきの方がいらっしゃいましたらどうぞ．そしてこの論文を読んだ人たちから，全6巻からなる【講座　医療経済・政策学】への原稿依頼があり，そこで書いたのが，「医療経済学の潮流——新古典派医療経済学と制度派医療経済学」でした．これは【講座・医療経済・政策学】の『第1巻　医療経済学の基礎理論と論点』第1章，および権丈（2006 Ⅲ巻）第1章に収めています．

23 頁に戻る

44　ガルブレイス（2006）311-312 頁．

▌QOL と QOD について▐

ここで『社会保障制度改革国民会議報告書』に書かれた QOD（Quality of death）に触れておきたいと思います。

> 超高齢社会に見合った「地域全体で，治し・支える医療」の射程には，そのときが来たらより納得し満足のできる最期を迎えることのできるように支援すること——すなわち，死すべき運命にある人間の尊厳ある死を視野に入れた「QOD（クォリティ・オブ・デス）を高める医療」——も入ってこよう。「病院完結型」の医療から「地域完結型」の医療へと転換する中で，人生の最終段階における医療の在り方について，国民的な合意を形成していくことが重要であり，そのためにも，高齢者が病院外で診療や介護を受けることができる体制を整備していく必要がある（『国民会議報告書』32 頁）。

報告書におけるこのあたりの記述は，本書 176-177 頁に紹介しているように大島伸一委員（国立長寿医療研究センター総長・当時）の発言によるものです。

人間がモータルな運命にある以上，医療を "QOL の維持・向上" と定義し，超高齢社会に見合った「地域全体で，治し・支える医療」を目指すとすると，大島先生のおっしゃるように "QOD" も当然視野に入ってくることになるのでしょう。[社会保障制度改革国民会議で] 大島先生が QOD の話をされた時，私は病理学者で，東大総長や日本病院会会長もなされていた森亘先生の「美しい死」という文章を思い出していました。

1997 年 4 月，前医学会会長の太田邦夫先生が亡くなられて，そ

の晩に病理解剖が行われ，森先生は立ち会われます．その時，太田先生の高弟の 1 人から，「解剖を拝見しての感想はいかがですか?」と問われた森先生は，「美しい死であったと感じました」と答えられます．

　以下，森亘先生のご遺稿『医とまごころの道標』(2013) より

　　思わず口をついて出た言葉が「美しい死であったと感じました」というものでありました．……では私はいったい，なぜ美しいと表現したのか．何をもって美しさを測る物差しとしたのでしょうか．自問自答せざるを得ない結果となったのです．

森先生は，自らの長年の経験をたどり，

　　医学・医療では取り扱う対象が人間の身体である以上，そこにいう美しさとは，合理性一点張りの結果であろうはずがありません．暖かい「こころ」に裏打ちされた合理性こそが，ここでいう節度に相当するものと考えます．

森先生は，「私自身の独断と偏見かと存じますが」と断りながらも，

　　節度ある医療とは同時に品位ある医療であると考えております．そしてこれは，単に狭い意味での医学・医療の面から見て適切であるばかりでなく，患者の人間としての尊厳が守られることにも通じるものであります．……人間というものが，しょせん，いつかは死を迎えなくてはならない運命にあることを考えれば，そうしてそうした死が多くの場合，医療の最終段階として訪れるものであること

に思いを致すならば，医療というものは，他方，人間の，人間らし
い自然の死を助けるためのものでもあるかと思われます．自分の身
体の中に秘められている自然の力による治癒を側面から助けると共
に，その人生の最終段階においては自らに運命づけられた自然の死
を助けるのもまた，医療の持つ役目でありましょう．

そして，森先生は，医師に求められる資質として，

　先ほどから繰り返し申し上げている「必要にして十分な医療」
「節度ある医療」あるいは「品位ある医療」，こうした事柄について
の的確な判断は，「知識」，「教養」，「品位」の三者を併せ持ってい
る医師によってのみ初めて下しうるものであり，逆から申すならば，
今日の医師にはこうした高度の資質が求められております．また一
方，そもそも医師という道を選んだ以上は，その人生において，自
らをある程度犠牲にしてでも，健康維持の面で広く人々に奉仕せね
ばならない使命と運命を背負ってしまったことを自覚せねばなりま
せん．

ここで，森先生は「では，それらに対する報酬は何か？」と続ける．

　率直に申して，それに見合うだけの物質的な報酬は必ずしも期待
できません．得られるものがあるとすれば，それは一方では自らの
誇りであり，他方，社会の中での尊敬でありましょう．誇りや尊敬
というものの有する価値は，今日の日本では著しく下がってしまっ
たような印象を持っておりますが，それでも私はなお，知的社会に
おいては何にもまして価値あるものと心得ております．

　付け加えますと，日本での終末期の医療費は標準的な国と比べて高くないことは研究者の間ではよく知られていることです．そして今後とも，この問題は決して医療費の問題として議論されるべきでないと見守っていますし，そして実際，そうした誤解に基づく観点からの議論は，主要なところでは出てきていないと思います．

　なお，日本医師会の生命倫理懇談会（座長　高久史麿先生）では，2016 年 11 月から，「超高齢社会と終末期医療」という会長からの諮問について議論しています．病院完結型から地域で治し・支える地域完結型への医療が目指されるにあたって，QOL とともに死に向かうときの医療の質 QOD についても，国民的合意を形成していくために広く議論がなされる時代になっているのだと思います．

34 頁に戻る

医療費と経済のタイムラグ？

　診療報酬改定率と経済成長率の間の相関には，タイムラグがあります．次の知識補給図表1にみるように，日本の経験では，経済の影響は4，5年遅れて診療報酬の改定に表れるようです．

知識補給図表1　医療費と経済のタイムラグ

診療報酬改定率と経済成長率(3)

・診療報酬改定が，その改定率決定時における過去の経済動向を踏まえつつ，決まることを考えると，両者の関係に一定のタイムラグがあると考えられるため，前のページの診療報酬改定率と経済成長率の関係について，経済成長率を1年ずつ過去にずらして，相関係数をとる試みを行った．
・すると，タイムラグを4～5年とった場合に，約0.9という非常に高い相関係数が得られた．

診療報酬改定率と経済成長率の相関係数

タイムラグ	参照期間	相関係数
0年	改定率（1986～2006） 成長率（1986～2006）	0.489
1年	改定率（1986～2006） 成長率（1985～2005）	0.584
2年	改定率（1986～2006） 成長率（1984～2004）	0.603
3年	改定率（1986～2006） 成長率（1983～2003）	0.717
4年	改定率（1986～2006） 成長率（1982～2002）	**0.884**
5年	改定率（1986～2006） 成長率（1981～2001）	0.882
6年	改定率（1986～2006） 成長率（1980～2000）	0.764

出所：第3回医療費の将来見通し検討会配付資料「資料4 医療費の伸びと経済成長率について」6頁．

　なぜ，タイムラグが生じるのかについては，医療経済学者ゲッツェン（Getzen）の論がとても参考になります．詳しくは権丈（2005［初版 2001］Ⅰ巻）の第 5 章「再分配政策としての医療政策——医療費と所得，そして高齢化」を参考としてもらうとして，ここでは，その中で僕が紹介したゲッツェンの論あたりを紹介しておきます．

　ゲッツェンは医療と経済を考える上で，2 つの疑問を提示する．ひとつは，なぜ，医療費の水準は所得によって決められるのか，そしていまひとつは，なぜ，医療費の伸びは，現在の所得の増加率ではなく，過去数年間の所得の平均増加率によって決められるのかという疑問である．第 1 の疑問に対して，彼は，次のように答える．

　「医療費は，個人間の売買ではなく，グループでプールされた売買，より包括的には社会全体（普通は，国家を意味する）でプールされた売買である．医療費は，あたかも家計における医療費が家族のメンバーの間でシェアされるように，市や県の間でもシェアされる．その結果，国内で利用される医療費総額の予算制約は，州や市や家計の所得ではなく，国の総国民所得となる」．そしてゲッツェンは，次のような印象深い言葉を記す．「個人の医療費をみれば医療ニーズが最も重要な要素となる．しかし，医療ニーズが決定するのは，個人間への分配の問題のみであり，どれだけの額を医療費として利用するかという問題ではない．仮にニーズが医療費総額を決めるのであれば，バングラディッシュの人びとは——彼らの多くはなんらかの病気にかかっている——，ボストンの人びとよりも医療を多く消費することになろう．しかし，事実はそうではない．なぜならば，病気ではなく富が一国の医療水準を決めるのであり，それゆえ，不幸にも貧しいバングラディッシュの人びとは，医療を受けずに過ごさなければならないからである」．

　それでは2番目の疑問，なぜ，医療費の伸びは，現在の所得の増加ではなく，過去数年間の所得の平均増加率によって決められるのかという疑問について，ゲッツェンはどのように考えるのか．その説明は次のようになされる．「医療制度に関連する一連の意思決定は，政府，医療専門職者，使用者，国民の間でのある種の暗黙的長期契約（implicit long-term contract）である．国民医療費をどの程度にするべきかという計画は，現在の収入に関する期待にもとづいてなされる．そうした計画は，前年になされた意思決定——累積した黒字・赤字や賃金の変化率や生産費，技術など——を反映することになる．しかし，実際の支出は予期せぬインフレーション，不景気，ストライキ，伝染病などのために，計画水準から乖離する．計画と実際の支出額のギャップが，状況の変化にどれだけ早く調整され得るかということは，組織のダイナミックス（organizational dynamics）（経営管理者層，官僚的硬直性の程度，予測能力）に依存する．個人の行動，組織，財政メカニズム，政府の政策などには惰性はつきものであり，そのために，意思決定がなされる時期と，そこで決定した意思が国民医療費に影響を与える時期との間にラグが生じる．経験的には，現行の医療費は，数年間にわたるGDP成長率の遅延関数（delayed function）となる」[45].

　いやはや，ゲッツェンさん，みごとな説明であります．

45頁に戻る

45　権丈（2015 Ⅵ巻）38-40頁.

国策としての健康増進で医療費が抑制できるのでしょうかね

　健康なんとかかんとかと，とかく世の中は賑やかな健康ブームみたいです．国もそうとうに音頭をとっているようです．こうした国策としての予防，健康ブームは，2006 年に厚生労働省が医療制度改革関連法案提出時に，生活習慣病対策により 2025 年には医療給付費が 2 兆円弱節減できるとする「将来見通し」を公表したことがきっかけだったように思えます．

　この件については，2016 年 8 月に全国知事会の「地域医療研究会」で医療政策についての講演をした際に配布した，次の資料を紹介しておきます．

二木立（2015）「健康寿命延伸で医療・介護費用は抑制されるか？──『平成 26 年版厚生労働白書』を読む」『地域包括ケアと地域医療連携』より

・医療費抑制の根拠は示されていない
　・（白書）第 1・第 3 章では，「医療費の負担等を軽減させるためにも健康寿命の延伸が重要」（56 頁），「平均寿命と健康寿命の差を短縮することができれば，個人の生活の質の低下を防ぐとともに，社会保障負担の軽減も期待できる」（136 頁）と断定的に書いています．しかし，この主張の根拠は白書のどこにも書かれていません．
　・（白書）160 頁には，厚生労働省が 2013 年 8 月に公表した「『国民の健康寿命が延伸する社会』に向けた予防・健康管理に関する取り組みの推進」の概要が掲載されており，①高齢者への介護予防等の推進，②現役世代からの健康づくり対策の推進，③

医療資源の有効活用に向けた取り組みの推進により，「[2005 年には] 5 兆円規模の医療費・介護費の効果額を目標」としていると書かれています（内訳は① 1.4 兆円，② 2.4 兆円，③ 1.1 兆円）．しかし，これらは根拠が全く示されていない主観的「目標」・願望にすぎません．

・予防・健康増進活動で医療費はむしろ増加する
　・各国でさまざまなモデル事業や膨大な実証研究が行われてきました．それにより，予防や健康増進活動による健康アウトカムの改善効果はそれなりに確認されていますが，医療費節減効果はほとんど確認されていません．逆に，厳密なランダム化比較試験に基づき，広く社会的次元で費用計算を行った研究では医療費を増加させるとの結果が得られています．
　・アメリカの軍人を対象にした最近のシミュレーション研究により，長期的には（生涯医療費のレベルでは），禁煙による健康状態の改善による医療費削減は余命延長による医療費増加により相殺されることが示されています．日本でも，京都大学の今中雄一教授グループは喫煙群と非喫煙群，国際医療福祉大学の池田俊也教授グループは禁煙治療群と非治療群の生涯医療費を比較したシミュレーション研究を行い，それぞれ非喫煙群，禁煙治療群の方が高いという結果を得ています．
　・予防の経済学研究の草分け・重鎮の Russell 女史は，「慢性疾患の予防は重要な投資だが，費用節減を当てにするな」と主張しています．

- **【補注 1】「中間とりまとめ」の医療費節減効果の証明には重大な欠陥**

  厚生労働省「特定健診・保健指導の医療費適正化効果等の検証のための WG」は，本節の元論文発表後の 2014 年 11 月に「第二次中間とりまとめ」を，2015 年 6 月に「第三次中間とりまとめ」を発表し，特定保健指導の積極的支援の参加群の 1 人当たり外来医療費は非参加群に比べて有意に低いと発表しました（「第三次中間とりまとめ」によると，3 年間で年間約 5,000 ～ 7,000 円程度低い）．しかし，この検証と推計結果には，以下のような重大な欠陥があります．

- ①用いた「レセプト情報・特定健康診査等情報データベース（NDB）」の特定健診・保健指導データベースとの突合率（一致率）はわずか 2 割にすぎず（会計検査院調べ），元データとの信頼性に欠けます．

- ②一般に 2 群間の医療費の変化を比較する場合は，2 群の介入前後の医療費の差の比較を行うのが基本です．「中間まとめ」はそれに代えて，介入後 1 ～ 3 年間の 2 群の医療費を比較していますが，この場合は大前提として「ベースライン」（介入研究開始時）の 2 群の医療費が同水準であることが不可欠です．……「第二次中間とりまとめ概要」には「留意点」として，特定保健指導を実施した当該年度（ベースライン）には，「不参加者と比べて参加者の医療費が有意に低い傾向が見られた」と書いています（5 頁）．これでは，介入後の医療費の比較をする意味が失われます．

- ③介入試験で 2 群間の医療費を比較する場合は，介入群の費用には医療費と介入費用の両方を加え，それと非介入群の医療費を比較しなければなりません．……「第三次中間とりまとめ」で積極

的支援群の医療費は不参加群に比べて1人当たり年間約5,000〜7,000円低いとしていますが，積極的支援群の介入費用（「特定保健指導のコスト」，国庫補助の基準単価）は1人当たり約18,000円であり，上記医療費「節減」額を大幅に上回ります．

・岡本悦司氏（国立保健医療科学院）は，「国保データベース」（KDB. 突合率は非常に高い）を用いて，2012年度の特定保健指導の終了者と未利用者の1人当たり年間外来医療費を比較し，「ワーキンググループ中間とりまとめ」とは逆に，終了者の方が高く，特に男では20.8%も高いという結果を得ています（「レセプトデータを利活用したデータヘルス事業の現状と課題」『公衆衛生』2015年9月号）．

そして，僕は，2015年12月7日の第6回「医療・介護情報の活用による改革の推進に関する専門調査会」で，次の発言をしていますね——下記，タバコ税の「減税」であって「増税」ではないことに注意してください．

・権丈委員　医療費適正化とは医療費の抑制あるいは政府の財政負担を減らすことではないのではないのか．

今日持ってきた『改革のための医療経済学』という本を読み上げさせてもらうが，この教科書には，政府の財政負担を減らすためには「タバコ税減税が有効な一案です．禁煙によって肺がんによる「早死にを予防」できた人は，長生きするとタバコとは無縁の病気にかかった際にも医療費を使うので，長期的には医療費のみならず，年金を含めた社会全体の社会保障費を上昇させる可能

性が高いと欧米の一連の厳密な実証研究は報告している」（37頁）
とある．我々，医療経済学者から見ると，この本に対しての反論
はない．倫理的には異論はあっても実証的にはそうです．

　……

　医療は非常に個別性・属人性が強いので，集計的なデータに基
づき個人にアプローチするのは非常に難しいため，慎重にやって
いただきたい．慎重にやってもらわなければ，たとえば2005年
11月29日の『日経新聞』の署名記事にあった「生活習慣病を本
気で減らすには，その患者にかぎって患者負担の月額を上げるな
ど，本人が経済的にも痛みを感じる仕組みが避けられないのでは
ないか」というような，驚くべき認識が飛び出してくることにな
る．1997年頃から，成人病を生活習慣病と呼びかえていたわけ
だが，生活習慣病の人のすべてが必ずしも生活習慣のみにより発
病しているわけではない．

　病気になるってのは，けっこう理不尽なところがあって，自己責
任では説明できないものがあるということはみんな分かっていて，
だから助け合いというのもありだということだったのにですね．
「国策として健康増進」というような旗振りを政府がやろうとする
と，世論の末端のところでは，良からぬ大きなうねりが起こるん
ですね．こうした世論のうねりのことを，僕は，小学生の遠足とか小
学生の行進と呼んできたのですけど，先頭に少しのズレが生じると，
最後尾の末端では，子どもたちは走らないと追いつけないほどの大
きなうねりが生じるものなんです．

　戦前に生まれ，過去にそうした時代を生きた人たちが，最近の，
たとえば先ほど紹介した『平成26年版厚生労働白書』の総タイト
ル「健康長寿社会の実現に向けて」を見て，思い出したくない幼い

日を記した文章を寄せたくなるのも分かります（向井承子「国益としての健康」『現代思想』2015 年 3 月号）．

　ところで，この本を書いている最中に，僕は，大学の弓術部部長として――慶應では弓術部と呼びます――，体育会新入部員宣誓式での祝辞を頼まれました．国策としての健康増進はほどほどにしておくべき．さらに言えば，その動きは優生思想とも安易に結びついてしまうために危険でさえあると，常日頃からも考えていたこともあってか，祝辞には次のような文章が挿入されています．

平成 28 年度体育会新入部員宣誓式祝辞

2016 年 6 月 14 日

　ここで私の方からは，体育会のみなさんには，「健全な精神は健全な肉体に宿る」，だから，しっかりと健全な肉体を鍛えるようにという言葉を贈るというのも，ありなのかもしれないのですけど，実はこの言葉は大ウソなんですね．この言葉は，戦時中，とくにドイツの方で意図的に解釈が歪められたという歴史があります．しかしこの「健全な」という言葉の本来の意味は，古代ローマで紀元 1 世紀から 2 世紀始めに生きていたユウェナリスという詩人が，もし神様に祈るのであれば「健全な精神は健全な肉体に宿るように願うべきなのである」と，彼の詩，ポエムに残した言葉でして，普通は，健全な精神は肉体を鍛えたからと言って，宿るわけではないことを示唆しているわけです．

　健全な精神と健全な肉体の両方を備えた人が育つためには，健全な肉体を鍛えるだけでは無理ということは，2 千年近く前から言われていたわけですが，それはきっと真実なのだろうと思います．

……

　国が健康，健康と旗を振る姿をみていると，ロバート・プロクターの『健康帝国ナチス』という本なんかを思い出して，昔から，危ないもんだと思うんですよね．では，この知識補給の最後に……，

　　第7回医療・介護情報の活用による改革の惟進に関する専門調査会（2016年3月23日）議事録より
　　○権丈委員　まず，我々が医療費の地域差等の分析をする場合には，余り保険データは使わない，あるいは使えない．医療施設データや，マンパワーのデータを使って説明した方が明確に分かる．つまり，保険局が持っている政策手段では，余り地域差が説明できないし，地域差を調整することも余りできない．医政局が持っている政策手段，そういうデータを用いて初めて地域差の説明がつくのであれば，保険局，医政局と分かれて議論していき，保険局の中で出来ることはないかという方向に，余り追い詰めない方がいいのではないか．

50 頁に戻る

どうして，協会けんぽが総報酬割に反対するんだろうか？

　社会保障制度改革国民会議で，おもしろいシーンがありましたので，紹介しておきます．権丈（2015 Ⅵ巻）362-363 頁に書いていることです．

　興味深いのは，第 4 回国民会議（2013 年 2 月 19 日）に経済界が呼ばれた時，総報酬割を導入すれば保険料が下がる人たちの代表であるはずの日本商工会議所（日商）も，総報酬割は反対という．

　その点に関する第三者からみた違和感を山崎泰彦委員から質問されると，日商の中村利雄専務理事は，次のように答えられる．

　　中村専務理事　全面総報酬割の導入には反対という立場でございまして，協会けんぽの負担を健保組合に付け替えるだけの全面総報酬割による財政調整は，それぞれの保険者が保険料低減に努める保険者機能を無視するものであることから反対をいたしております．

　数年前まで，私も健康保険連合組合（健保連）の研究会に呼ばれていました．そこでも私は全面総報酬割を言っていました．もちろん会議のなかでは大手の健保組合の人たちから顰蹙を買うのですが，帰りがけのエレベーターの前で，財政力の弱い健保組合の人から，「先生，頑張ってください」とのエールを受ける．しかし，そうした財政力の弱い健保組合の人たちよりも所得が低い層である協会けんぽの被保険者を抱える日商が，「保険者機能を無視する！」と言って全面総報酬割に反対するという．奇妙な話です．

---

99 頁に戻る

医療保険と保険者の政治

　第6章図表27（86頁）にみたように，65歳以上の医療費が総医療費の58%，75歳以上が35%程度を占めているわけですから，この規模の医療費を高齢者に負担してもらうのは無理です．だからどんな制度的工夫をしてみても，若い人たちに負担してもらう必要があります．これはババ抜きではなく，若い人たちの誰かが負担から逃れることのできる制度というのは，不公平のそしりを免れないはずです．

　そんな中，自分だけは負担から逃れたいという政治闘争が，何十年にもわたる医療保険をめぐる政治のおおまかな動きです．「現役世代の負担が過重になるのはいかがなものか」などと，いろんな理由があげられるのが社会保険の世界ですけど，現役世代と言っても，その現役もいずれは高齢者になるんですよね……(￣。￣)ボソ…．つまり，現役世代は，人の一生のタイムスパンでみれば，**現役期**の言い換えに過ぎません．

　たぶん，この世界で使われる現役世代というのは，イクォール自分の企業の労働者ということなのだと理解すれば，意味は通じるのかもしれません．僕はときどき，予備校の例をあげるのですけど，予備校の先生は生涯，受験生としか関わりません．それと同じように，企業は生涯，現役世代とだけ一緒です――「現役世代」，けっこう，トリッキーで政治的には便利な言葉なんです．

　ところで，企業が自らの窮状を訴える論法というのは，結構おもしろいので紹介しておきます．時は2013年2月19日，場所は第4回社会保障制度改革国民会議が開かれた官邸[46]．

---

[46] 権丈（2015 Ⅵ巻）360頁．

　　権丈委員　先ほど経団連の方から，資料の5ページで健保組合数の推移が示されました．かつては1,800以上あった健保組合が，今は1,400台になってきた．皆保険の危機，ゆえに負担構造を抜本的に変えなくてはならないということは，よく聞く話であります．ここでデータを少し書き加えていただきたいのですが，1992年の組合健保の被保険者数は1,541万人です．そして，これがリーマン・ショックまで微増します．その後，減るのですけれども，2011年度末，1,555万人．だから，1992年に健保組合が1,827あったときよりも，今の方が被保険者数は増えてはいるんですね．これを皆保険の危機，健保組合ですら危機的状況にあると言っていいのかどうかというのは昔から疑問に思っておりまして，まずそのデータのことだけを紹介させていただきます．

これに対して，経団連は……，

　　斎藤副会長・社会保障委員長　権丈先生の御指摘の部分につきましては，総数というのは承知しておりませんでしたので，また事務局の方から補足をさせていただきたいと思います．
　　……
　　藤原（清明）経済政策本部長　権丈先生の御指摘は，私もどういう風に考えたらいいのか今すぐにはお答えできないので，またしばらくしてから御対応させていただきたいと思います．

　要するに，経団連は，健保連から「保険者の数」が減少しているデータだけを渡されていて，健保連が別途持っている「被保険者数」が増加しているデータについては知らされていなかったわけです．意図は明確で，被保険者数が増加しているデータは，企業は負担の限界にあるという話と矛盾するからでしょう．

103 頁に戻る

2005年に「医療サービスの経済特性と保険者機能という幻想」と書いてしまっている!?

「医療保険の課題と将来」[社会保障読本2005年版]『週刊社会保障』No. 2344（2005年8月15日号）を，2006年に出した『医療年金問題の考え方——再分配政策の政治経済学III』に収めたわけだから，次は2005年に書いた文章になります[47]．なんというか，年金や財政に関してもそうですが，医療についても，僕は昔から言っていることが，ほんっと変わらないようで．

医療サービスの経済特性と保険者機能という幻想

「保険者機能を強化して医療を効率化する」という言葉を口にすることが，医療を語る経済学者の今日的ミッションとなっているようである．この経済学者たちの言葉は，先に，医療のアウトカムの把握はこの上なく困難，したがって客観的な基準をもって効率化を議論することは難しいと示唆したことと矛盾する．彼らの常識と，わたくしの言っていることのいずれかが間違いなのであろう．老人保健制度への拠出金を例として考えてみよう．

老人保健拠出金算定式には，各医療保険者に老人医療効率化のインセンティブが，一応は組み込まれている．ここで，「一応」と言うのは，それぞれの医療保険は，効率化インセンティブは与えられているが，それを達成する手段をもっていないからである．なぜか．その原因は，ここでもやはり医療のアウトカムの把握が難しいというところにまでさかのぼるように思える．つまり，保険者が老人医療を効率化しようと思っても，医療機関もしくは医療を利用する老人に対して，ここに無駄があ

---

47 権丈（2006 III巻）95-96頁.

るから削るようにと指示できる根拠などもつことができないのである．そうした証拠をもつためには，医療のアウトカムが把握されなければならない．

　それでは，保険者機能が働く余地はまったくないのかというと，そうではない．保険者が，国，もしくは都道府県レベルの規模にまで拡大し，医療の買手独占体として，売手独占体である医療供給の代表と「双方独占的な政治交渉の場」をもち得るまでになれば，保険者機能は，どうにか効くようになる——ただし，この場合は医療費の効率化ではなく制御が可能という意味で保険者機能が効くだけのことである．ゆえに，「保険者機能を強化すれば医療を効率化できる」とか「制御できる」ということが，企業，市町村を単位とした医療保険について言われる場合には，それは幻想であると受け止めておいてよいだろう．

　もっとも，県や国の規模でも保険者機能を発揮して，医療費を制御するのは容易ではない．だからこそ，自治体や国の誰もが医療保険の保険者にはなりたがらないのであろう．もっとも，しばしば保険者が保険者機能の大切さを言うこともあるが，その言葉の過半は，「したがって財政調整を止めてほしい」という話に続くためのものである．

　ちなみに，この文章を書いたのは今から10年以上前の2005年でした．そして，2013年にまとめられた『社会保障制度改革国民会議報告書』には，次の文章があります．

　　こうした国民健康保険の保険者の都道府県移行は積年の課題であったが，時恰も，長年保険者となることについてはリスク等もあり問題があるという姿勢をとり続けてきた知事会が，国民健康保険について，「国保の構造的な問題を抜本的に解決し，将来にわたり持続可能な制度を構築することとした上で，国保の保険者の在り方について議論

すべき」との見解を市長会・町村会と共同で表明し，さらに，知事
会単独で，「構造的な問題が解決され持続可能な制度が構築されるな
らば，市町村とともに積極的に責任を担う覚悟」との見解を表明して
いる（『国民会議報告書』27 頁）．

　従来，国民健康保険の責任を負うことには問題があるという姿勢
をとり続けた都道府県の知事会が，2013 年の国民会議の時に，積
極的に国民健康保険の責任を担う覚悟があると表明していく様子に
ついては，権丈（2015 Ⅵ巻）における「国民健康保険の都道府県化
と被用者保険のあり方」（418-425 頁）をご参照下さいませ．

106 頁に戻る

医師偏在を解決する政策技術

2016年9月15日の医療従事者の需給に関する検討会・医師需給分科会の議題は「医師偏在対策について」でした．そこで，次の資料が配付され，フリーディスカッションが行われました．

知識補給図表2　地域枠・地元出身者と都道府県への定着との相関関係

○地域枠の入学者よりも，地元出身者（大学と出身地が同じ都道府県の者）の方が，臨床研修終了後，大学と同じ都道府県に勤務する割合が高い（78％）．
　地域枠*：地域医療等に従事する明確な意思をもった学生の選抜枠であり，奨学金の有無を問わない．

		臨床研修修了後，大学と同じ都道府県で勤務		臨床研修修了後，大学と異なる都道府県で勤務	
		人数	割合	人数	割合
地域枠	地域枠で入学	348	68%	167	32%
	地域枠ではない	5625	51%	5359	49%

		臨床研修修了後，大学と同じ都道府県で勤務		臨床研修修了後，大学と異なる都道府県で勤務	
地元出身	大学と出身地が同じ都道府県	3101	78%	872	22%
	大学と出身地が異なる都道府県	2926	38%	4685	62%

※1　出身地又は大学が海外の場合及び当該項目について無回答の場合は除外．
※2　出身地：高校等を卒業する前までに過ごした期間が最も長い都道府県．
出所：第7回医師需給分科会（2016年9月15日）資料2「医師偏在対策の主な論点について」24頁．

この日，僕は次のような発言をしていますね．

　「欧米でも医師の地域偏在問題は深刻で，かなり研究が進んでいます．その結果，医師の地域偏在を解決するための政策技術というのは，もう，だいたい分かっています．
　エビデンスレベルの高い順に言いますと，地元枠，次に総合医

――プライマリケア医，家庭医とも呼ばれることもありますが，総合医は地域に根付きます．そして3番目が地域医療の経験，つまり研修ですね．それは1か月とかではなく，1年と2年の研修です．

そして，こうした要因を，教育，保険医の登録，管理者要件の各段階に組み込んでいくことになります．

医師の地域偏在を緩和する手段がないわけではないんですね．WHO が 2010 年に報告書を出して，医師偏在が問題になっている国において医学教育への介入が不可欠と言っていますが，それは，医学部に地元出身者を優遇すべしということです．

日本では，地域枠の学生が 1,644 人で，うち地元枠は 810 人の約 49% です．これを，100% にすれば医師偏在問題は緩和します．政策技術的にはそうです．資料 2，27 頁にある本日の議題「今後，医師の卒業後の地域定着がより見込まれるようにするためには，どのような方策が必要と考えるか」ついては，今も，そして今後も地域枠に限って臨時増員を許している入学者定員を，地元枠に限るという方法は合目的的です」．

そして，10 月 6 日の第 8 回会議には追加資料として，僕が前回の会議で触れた WHO の 2010 年報告書をまとめた次が配布されました．

ここで，Cochrane のシステマティック・レビューとは，英国人アーチボルト・コクランが根拠に基づく医療（Evidence based medicine）のために始めたコクラン共同計画の中で，ランダム化比較試験（RCT）を中心として，臨床試験をくまなく収集，評価，分析するシステマティック・レビュー（sytematic review）を行っているものです．その結果を，医療関係者や医療政策決定者，さらには消費者に届け，合理的な意思決定に供することを目的としています．

知識補給

知識補給図表3　遠隔地・地方での医療従事者確保のための WHO ガイドライン
（2010 年）〈地方出身学生関係部分〉

○遠隔地・地方での医療従事者確保に関して，世界中のエビデンスを評価し，エビデンス
　に基づいた施策を推奨．
　※エビデンスの多くは，医師（医学生）を対象とした調査・研究．
○教育に関する介入では，地方出身の学生を対象とした入学者の受け入れが，強く推奨さ
　れている．

〈教育に関する介入〉

	エビデンスレベル	推奨度
地方出身の学生を対象とした入学者を受け入れる	中等	強い推奨

〈エビデンスの要約〉
○高・中・低所得の国々において，地方出身であることは，卒業生が地方に戻ってきて診療
　を行う可能性を増加させる，という説得力のあるエビデンスがある．地方出身者が，少な
　くとも 10 年間，地方で診療を継続する，と示した研究もある．
○ Cochrane * のシステマティック・レビューには，「地方出身であることが，地方での診療
　と最も強く関連した，唯一の要素と思われる」と記載されている．
　Cochrane *：世界中のエビデンスを評価したもの．
○アメリカの医師の診療場所を長期に追跡した複数の研究では，地方出身の学生は卒業後，
　平均 11 〜 16 年，地方で診療することが示されている．
○南アフリカでは，地方出身の学生が地方で診療する可能性は，都会出身の学生と比較して，
　3 倍である．
出所：World Health Organization, *Increasing access to health workers in remote and rural
　　areas through improved retention.* 2010. 第 8 回医師需給分科会（2016 年 10 月 6 日）
　　資料 4「医師偏在対策に関する基礎資料」6 頁．

　　そして，第 8 回医師需給分科会では，僕が医学部入学の地域枠は，
地元枠でないとダメだという話をする際によく用いる homecoming
salmon 仮説——鮭は生まれた川，母川に回帰するという鮭の母川
回帰仮説——という言葉が使われた論文も紹介してくれました．

知識補給図表 4　地方への医師の定着に関する研究（ノルウェーの例）

○ノルウェーの地方都市であるトロムソ（北部ノルウェー）に位置するトロムソ大学の卒業生について，出身地等を調査し，卒業後の北部ノルウェーへの定着率を評価.
○北部ノルウェー出身者の北部ノルウェーへの定着率は，1979-1983 年の卒業生は82.9%，1984-1988 年の卒業生は 82.5% であるのに対し，南部ノルウェー出身者の北部ノルウェーへの定着率は，33.7-42.9% であった.
○本研究は，地方で教育された地方出身の医学生は，卒業後，地元に定着する確率が高いことを示している.（homecoming salmon 仮説）

| 卒業年 | 北部ノルウェー出身 | | | 南部ノルウェー出身 | | |
| | 現住所 | | | 現住所 | | |
	人数	南部ノルウェー(%)	北部ノルウェー(%)	人数	南部ノルウェー(%)	北部ノルウェー(%)
1979-83 [※1]	41	17.1	82.9	98	66.3	33.7
1984-88 [※2]	81	18.5	82.5	77	57.1	42.9
合計	122	18.0	82.0	175	62.0	38.0

※1：インターンシップ修了後 6-10 年
※2：インターンシップ修了後 1-5 年
出所：Magnus, J. H. and A. Tollan, "Rural doctor recruitment: Does medical education in rural districts recruit doctors to rural areas?", *Medical Education* 1993, 27, 250-253. 第 8 回医師需給分科会（2016 年 10 月 6 日）資料 4「医師偏在対策に関する基礎資料」5 頁.

［増補時点でのコメント］

　第 14 回医師需給分科会（2017 年 11 月 8 日）では，僕は次のような発言をしているようです.

○権丈構成員　この医師需給分科会は，去年からベースにしているのがエビデンスというもので，私は極めて画期的な会議だと思っておりまして.……この偏在問題を解決していく上では，エビデンスベースで言うと，地元出身の学生に医学部に入学してもらうというのがどうも強いエビデンスとしてある.その次には，総合診療医というのを育てていくと，地域医療をやってくれるというのがある.3 番目ぐらいに，若いうちにへき地医

療の現場に留学してもらうというのがエビデンスとしてあるわけですけれども，３番目のところの因果関係はよくわからないわけですね．恐らく，経験をすると，なるほど，これって思っていたものよりもいいものなのだな，価値があるものなのだな，医者として結構いいものなのだなというふうに思ってくれる教育効果があるのではないかと私は思っておりまして．

　この辺りの３番目の若いときの経験というところになってくると，私は，経済学のカリキュラムの中に制度とか歴史をどう組み込むかということは当てはまるかなと考えているのですが，学生に聞くと，いや，数学に近いほうがいい，計量がいいとか，理論経済学がいいという話になるのでしょうけど，本当はやはり制度とか歴史とのほうが重要なのだよねと．それをどうカリキュラムに組み込むかということは，なかなか学生に聞いて答えが出せるものでもない．

　　　　　・・・・・・　会議の最後に　・・・・・・
○権丈構成員　私はきょうの発言の中で，強制とか規制とか，あるいは，逆に，インセンティブという言葉を一度も使っておりません．先ほどの神野先生のお話のところで，僻地病院へどうして行かなければいけないんだと不満を抱きながら行ったところ，結果的に，医者の人生の中で一番楽しかった，神野先生のその後の人生の全てのベースになるいい経験になったとおっしゃられたような，私は全体的にカリキュラムの話をしていたわけです．恐らく地域医療というものに対して，そういう経験した人たちは，地域のほうに結構根づいてくれる，後に自発的に貢献してくれるという広く確認されているエビデンスは，そういう経験がキャリア形成に影響を与える，意識，価値観に影響を与えていくという話だと思うのですね．

　だから，どこにも強制とかいう話ではなくて，今，それを勧めていようとする人たちも，悪いものを勧めているわけではなくて，医師という職業人生が豊かになるから，一回経験したらどうかなというような機会を，なるべく多くの人たちに経験してもらいたいというところで，そのあたりのところは，カリキュラム上の必修に，なるべく近いほうがよくなるのかなという気はいたしますし，必修に近づくと，今度はカリキュラムをつくった人たちが，無理強いにならないような体制をしっかりと責任を持って整えていくというのも出てまいります．

　この辺の話は行政がどうのこうのとかいうのではなくて，医師という人たちが地域医療のニーズに応えてくれるようになるために，どのように育ってほしいかという教育カリキュラムを国レベルで議論していて，その中に，この地域医療の経験というのを組み込んだ形でやってもらえないだろうかという議論をこの会議でしているのだと，私は理解しております．

　ところで，いろいろとあった（笑）医師需給分科会も，17回の会議を経て，2017年12月21日に第2次中間取りまとめを行うことができました．民主主義とは，最低限，手続きを守ることではなかったっけ？　などと考えさせるようないろいろと笑えるほどにおもしろいこと（いや，本当は深刻なこと？）があったわけですが，その様子については，僕が2017年6月30日に日本記者クラブで話した「2025年ショック　どうする医療・介護」を，NHK解説委員の竹田忠さんがまとめてくれた会見リポート「ラ・ラ・ランドに医師は"配置"されるか？」（https://www.jnpc.or.jp/archive/conferences/34861/report）をご笑覧頂ければと思います．このHPには90分間の動画もあり，この動画

の 60 分を過ぎたあたりから医師需給分科会をめぐって起こっていた政治のおかしさ，手続きを重視すべき民主主義を逸脱した展開の，まぁ，ろくでもないことが起こっていたと話していますのでお手すきの時，あるいは政策形成過程というものにご関心を持たれることがありましたら，どうぞ．そうですね，この話，世の中から忘れ去られるには政治過程の研究材料としてあまりにももったいない出来事なので，歴史の記録として，動画の 60 分以降で僕が医師需給分科会について話している時に用いていたスライドも http://kenjoh.com/170630jnpc.pdf にアップしておきましょうかね——なぜだか，60 分以降の動画では話をしている僕の姿ばかりが出てきて，スライドが映されていないんですよね．

　また，医師需給分科会の片峰茂座長による「"医療従事者の需給に関する検討会 医師需給分科会 第 2 次中間とりまとめ" に当たっての座長談話」は是非ともご覧頂きたいところです（「医療従事者の需給に関する検討会　医師需給分科会（第 17 回）」の資料等の HP にあります）．
座長談話は，次の言葉から始まります．

　　本分科会における医師偏在対策にかかる議論は，昨年（2016 年）6 月の第 1 次中間とりまとめにおける "全体の医師数の増加だけでは，地域や診療科における医師不足の解消にはつながっていない" との指摘を受けたものである．昨年秋検討すべき論点の洗い出しを行った後，1 年近い休止期間を挟むという異例の経過を辿ったが，今般一定の結論に達したため第 2 次中間まとめとして公表することとなった．

126 頁に戻る

医師偏在と医学部進学熱の本質
——まずは「地元枠」の拡充を

『日本医事新報』No. 4827（2016. 10. 29）初出

鮭の母川回帰仮説

——医師偏在対策の1つとして，地域枠の必要性が指摘されています．地域に定着しやすい地域枠とはどのようなものでしょうか．

　地域枠を語る上では，まず「なぜ今こうなっているのか」という歴史的経緯を知っておく必要があります．

　1973年に「一県一医大構想」が打ち出され，全国に医学部がつくられました．医局の派遣機能もあったのでしょうが，私はおそらくこの構想は，医師の地域偏在を緩和する面でかなりうまく作用したのだと思います．

　出身地の大学を卒業した医師は地元に残る傾向があるようで，一県一医大構想というのは，意識的にか無意識のうちにか，そうした傾向が生かされた政策だったように思えます．その傾向は，以前から世界的に観察されていて，たとえば1993年，ノルウェーで，地元出身者は医学部卒業後も地元に居着くというエビデンスに基づき，「鮭の母川回帰」にたとえた研究者もいます（Homecoming salmon仮説）．人々の暗黙の了解を明示化した仮説と言えます．

　一県一医大構想もそんな了解が無意識のうちにあったのでしょう．しかし，この構想の目算は90年代に狂ってきます．

——きっかけはバブル崩壊でしょうか．

　そうです．私は「地域医療崩壊」が強く言われ始めた2006年頃，「おそらく医学部の偏差値がバブル崩壊の頃から急上昇しているだろう」と考えました．学生に協力してもらって調べてみると，果た

知識補給図表5　1990年度以降の医学部偏差値の推移

私立（後期日程および地域枠，産業医大以外のセンター利用方式を除く単純平均と最高・最低）

年度	1990	1995	2000	2005	2010	2015
平均	52.9	58	60.3	62.4	63.0	62.8
最高	70	71	75	75	76	77
最低	46	53	53	56	56	56

国公立（後期日程および地域枠・特定診療枠を除く単純平均と最高・最低）

年度	1990	1995	2000	2005	2010	2015
平均	60.9	61.7	64.3	65.7	65.5	65.6
最高	75	72	77	79	79	78
最低	55	53	57	59	60	61

注：駿台予備校提供の第2回駿台全国模試データを基に『日本医事新報』作成．入試制度の変化，偏差値算出方法の変更等があり，単純比較はできないが参考データとして提示．
出所：『日本医事新報』2016年10月29日号，30頁．

してその通り．90年頃には偏差値45周辺という私立医学部もありましたが，バブル崩壊以降，理系の他学部の偏差値が落ち込む中で，医学部は急上昇し，どこもかしこも「難関」になりました．

　同様の現象は，97年に通貨危機を経験した韓国でも起こっています．

「エリート叩き」も背景に

——雇用が不安定になり，「手に職」志向が高まったということでしょうか．

　それもありますが，バブル崩壊後の医学部進学熱の高まりには，もうひとつ大きな要因があると思います．日本社会によるバブル崩壊のヒステリックな犯人捜し，つまり官僚などに対する「エリート叩き」の風潮です．

　それまでだったら医学部以外の道を薦めた親や，医学部以外を選んだであろう子どもたちが，そうではなくなった．韓国の例からみ

知識補給図表6　医学部医学科合格者数上位の高校
(2016 年度国公立大合格者数を基とした上位 20 校)

高校名（太字：私立）	2016 年度		2011 年度
	国公立大 合格者数合計	私立大 合格者数合計	国公立大 合格者数合計
東海（愛知）	109 人	108 人	95 人
灘（兵庫）	94 人	33 人	88 人
ラ・サール（鹿児島）	84 人	65 人	70 人
洛南（京都）	83 人	45 人	45 人
久留米大附設（福岡）	60 人	39 人	57 人
開成（東京）	59 人	82 人	47 人
青雲（長崎）	58 人	54 人	55 人
智辯学園和歌山（和歌山）	56 人	48 人	40 人
東大寺学園（奈良）	53 人	20 人	49 人
熊本（熊本）	52 人	26 人	48 人
四天王寺（大阪）	50 人	99 人	45 人
仙台第二（宮城）	47 人	38 人	39 人
札幌南（北海道）	46 人	11 人	47 人
愛光（愛媛）	45 人	32 人	39 人
甲陽学院（兵庫）	41 人	25 人	41 人
滝（愛知）	41 人	57 人	31 人
昭和薬科大附属（沖縄）	40 人	18 人	29 人
岡山白陵（岡山）	40 人	44 人	38 人
海城（東京）	40 人	83 人	23 人
洛星（京都）	39 人	（データなし）	36 人

上位 20 校で
医学部合格者
全体の 2 割を
占める

（大学通信社提供の全国の高校 1105 校のデータに基づき作成）
出所：『日本医事新報』2016 年 10 月 29 日号, 29 頁.

　れば，国が存亡の危機に直面すると「とにかく子どもを医師に」と
思うのは，切実な親心なのだろうと思います.
　すると，都会の進学校出身者が全国の医学部を"占拠"すること
になる. 地方の公立校では，10 月頃まで運動会などをやっている
わけですから，入試段階でかなうはずがない. 地方の医学部への進
学が「合宿自動車免許」感覚になり，卒後は出身地の都会に戻るた
めに医師配置の都市偏重が進んだ.
　こうした因果関係が，90 年代の医学部偏差値の上昇に表れてい

ると考えたわけです.

——だから入試段階で何らかの対策が必要ということですね.

　一県一医大構想は入試段階を「自由化」していました. 90年代までばそれで問題はなかったけれど, 今となっては「無策」というほかない. 「医師偏在をどうにかしたいなら教育にまず介入を」ということは, WHO も強く推奨しています（知識補給図表3）.

　医師の地方への定着を図るためには, ①地元出身の学生を医学部に入学させ, ②総合診療医（家庭医）を育て, ③若いうちにへき地の医療現場に"留学"させる. エビデンスベースで言えば, 偏在対策として打つべき政策技術はこの3つです.

　この3つを, 「医学教育」「保険医登録」「管理者要件」の各段階にどう組み込んでいくかが, 制度設計の問題になります.

地域枠は「地元枠」に

　既存の地域枠の多くは奨学金と義務勤務をセットにしていますが, 奨学金を返したらよそへ行けるし, 学費の高い進学校に通えるような子は家庭が裕福だから, お金で誘導するのは効果が薄い.

　医師の地方への定着を図るには, 入学要件を地元出身者に絞った「地元枠」を拡充すればいい. 都道府県ではなく, 高校学区や2次医療圏単位で枠を設けると効果的でしょう. これは奨学金主体の施策ではないため, 行政にとっては節約にもなり, その分を低所得家庭の学生の支援にまわすこともできます.

　日本では, 地域枠の入学者よりも地元出身者の方が, 臨床研修修了後, 同じ都道府県に勤務する割合が高いというエビデンスもある（知識補給図表2）. そして, 2016年度に大学が導入している地域枠

1,617 人のうち，地元枠は約半数程度の 783 人でしかありません．

　地元出身者が地域枠の 100％となれば定着率は高まります．

医学部一人勝ちは危ない

――医学部進学熱の高まりが続くとどんな影響が考えられますか．

　東大理科Ⅰ類（理Ⅰ）を筆頭に，工学部の人気が"凋落"と呼べるほど落ちているようです．理Ⅰに行くより地方の医学部に行くという時代になってきて，医学部は「一人勝ち」です（124 頁参照）．この傾向は，経済を長期的に考えた場合，非常にまずい．

　現在の日本経済で最も大きなウェイトを占めているのは第3次産業ですが，そこで生活する人たちの生活水準は，「交易条件」の高さに依存します．交易条件とは「輸出物価指数÷輸入物価指数」で求められる指標です（図表8　25 頁）．第2次産業の奮闘で日本のブランド価値が高まってこそ良くなる交易条件は，残念ながら年々悪化しています．原油をはじめとした輸入価格の上昇に比べて，日本の製品を高値で売れなくなっているということです．

　工学分野や理学分野での人材確保は重要な課題であるはずなのに，人々は医学部ばかり目指している．優秀な人材を医学部だけに集め続けると，早晩，経済が足元からぐらつきます．

――「医療分野だけは安泰」というわけにはいかないのですね．

　医学部にこれほど偏差値が高い人ばかりが集まって良いのかということは，医療関係者に考えてほしい問題です．

　今後の医療のあるべき姿は「地域完結型の医療」「地域で治し支える医療」です．地元でずっと育って，心根は優しく，お年寄りとニコニコ話してすぐに友達になることのできる，そんな子に，医師

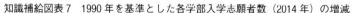

知識補給図表7 1990年を基準とした各学部入学志願者数（2014年）の増減

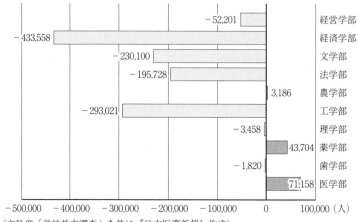

（文科省「学校基本調査」を基に『日本医事新報』作成）

出所：『日本医事新報』2016年10月29日号，32頁．

への道をもっと開いてほしいという思いはあります．

　地元枠を増やせば，都会の進学校の「とにかく医学部に」という人たちをブロックできる．そうすれば，そういう人たちの目が工学や基礎研究などの分野に向きやすくなる．

　医師の地域偏在の問題は，社会全体での人的資源配分の問題であり，経済政策の問題でもあるんですよ．

126頁に戻る

介護保険における「特定疾病」

　特定疾病を選定する基準は，次のように説明されています.

　特定疾病とは，心身の病的加齢現象との医学的関係があると考えられる疾病であって次のいずれの要件をもみたすものについて総合的に勘案し，加齢に伴って生ずる心身の変化に起因し要介護状態の原因である心身の障害を生じさせると認められる疾病です.

1) 65歳以上の高齢者に多く発生しているが，40歳以上65歳未満の年齢層においても発生が認められる等，罹患率や有病率（類似の指標を含む）等について加齢との関係が認められる疾病であって，その医学的概念を明確に定義できるもの.
2) 3〜6か月以上継続して要介護状態又は要支援状態となる割合が高いと考えられる疾病.

　ところで，どうしてこういうふうに，介護保険の給付を制限する（？）ための制度があると思いますか. そりゃぁ，介護保険というのは，介護保険法第一条に書いてあるように，「加齢を原因」とした制度だからだよっと言うのも答えです. でも，どうして，「加齢を原因」としたというふうに，介護保険の給付を制限する制約があるのでしょうか.

　それは，介護保険の給付で，40歳から65歳の年齢層に対して加齢を原因としない給付が行われるようなことが起こったら，怒る人がいるからとも考えられます. 制度，政治というのは，そうした人たちとの調整の結果として作られるものです. では，怒る人たちって，誰なんでしょうかね. **134頁に戻る**

国の法律が違憲とされた 10 の最高裁判決

　日本において「国の定めた法律が憲法違反」とされた最高裁の判決は 1947（昭和 23）年から 2015（平成 27）年まで期間で 10 件あります.

① 　刑法の尊属殺違憲判決
② 　薬事法距離制限違憲判決
③ 　衆議院議員定数配分規定（昭和 51 年 4 月 14 日）※事情判決の法理により選挙自体は有効
④ 　衆議院議員定数配分規定（昭和 60 年 7 月 17 日）※同上
⑤ 　森林法共有分割制限違憲判決
⑥ 　郵便法免責規定違憲判決
⑦ 　在外日本人の参議院選挙制限違憲判決
⑧ 　非嫡出子の国籍差別違憲判決
⑨ 　非嫡出子の法廷相続分規定違憲判決
⑩ 　女性の再婚禁止期間規定違憲判決（100 日を超える部分について違憲）

169 頁に戻る

と言っても，累進税の強化は必要だよっという話

　所得税や相続税において累進税を強化しても，あんまり財源を得られないんだよねっと言っても，累進税の強化が必要ないといっているわけではありませんので，そこのところよろしく．最高税率の所得階層あたりは納税者の数が少ないので，多くの税収を当てにすることはできないのですけど，税制というのは，何も税収の多寡のみを根拠として動いているわけではありませんから……このあたりは，ピケティ『21世紀の資本』の次の文章なんかがとても分かりやすいので紹介しておきますね．

　20世紀の累進課税の歴史を見るとき，イギリスと米国がいかに突出して先んじていたかを見ると驚いてしまう．特に米国は，「過剰な」所得や財産に対する没収的な税を発明したのだった．図14-1と図14-2を見るとこれはことさら明瞭だ（権丈注：両大戦間期の税率引上げに注目——ただしドイツは第2次世界大戦後の引上げも特徴）．

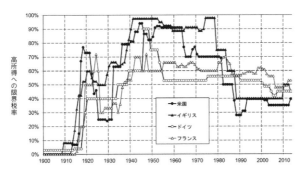

図14-1　最高所得税率 1900-2013年

所得税の最高限界税率（最高の所得に適用されるもの）は，米国では1980年に70%だったのが，1988年には28%まで下がった．
出所と時系列データ：http://piketty.pse.ens.fr/fr/capital21c を参照．

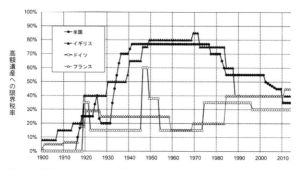

図14-2　最高相続税率 1900-2013 年

所得税の最高限界税率（最高の相続財産に適用されるもの）は，米国では1980年に70%だったの
が，1988年には35%まで下がった．
出所と時系列データ：http://piketty.pse.ens.fr/fr/capital21c を参照．

　この事実については，米国の国内にいる人も国外にいる大半の人も，
1980年以来のこの両国を見るときの見方とはあまりに正反対なので，
立ち止まってもっと考えてみるだけの価値がある．

　両大戦の間に，あらゆる先進国はきわめて高い最高税率を試すように
なったし，そのやり方はしばしばかなり突発的だった．でも70%以上の
税率を試してみた最初の国は米国だった．まずは1919-1922年の所得税
で，そして1937-1939年には相続税だ．政府がある水準の所得や相続財
産に70-80%の税金をかけるという場合，主要な狙いはどう見ても追加
の税収を得ることではない（こうした非常に高いブラケットはもともとたい
した税収をもたらさない）．むしろそうした所得や巨額の相続財産をなく
そうとしているのであり，立法者たちは何らかの理由でそれを社会的に
容認できず，経済的に非生産的だとみなすようになったのだ．……だか
ら累進課税は，格差削減のかなりリベラルな手法だと言える．自由競争
と私有財産は尊重されつつ，私的なインセンティブはなかり過激にもな
りかねない形で改変されるが，それでも常に民主的論争で検討されたル
ールに従って行われるのだ．累進課税はこのように，社会正義と個人の
自由との理想的な妥協となる．……ただし大陸ヨーロッパ諸国，特にフ

ランスとドイツは，第2次世界大戦後に他の道を模索したことは指摘しておこう．たとえば，企業の国有化や，重役給与を直接定めるといった手法だ．こうした手法もまた民主的な熟慮から生じたものだが，累進課税の代替としてある程度は機能したのだった．

210 頁に戻る

日医の公約としての地域医療の再興とプライマリ・ケア教育

　この本には，何度も「地域医療」という言葉が出てきますが，この地域医療について，日本医師会は「再興」とプライマリ・ケア教育という言葉を使っていることを紹介したいと思います．僕は以前，このあたりのことを書いたことがありますので，紹介しておきますね．

権丈（2015 Ⅵ巻）372-373 頁より

　医療は，ここ10年で，大きく変わることが期待されている．しかしながら，誰も経験したことのない，きわめてハードルの高いまったく未知の世界に，この国の医療が進むことを期待されているわけではない．求められている未来は，次のように当たり前の世界でしかない．

　　　自らの健康状態をよく把握した身近な医師に日頃から相談・受診しやすい体制を構築[48]

　　　医師が今よりも相当に身近な存在となる地域包括ケアシステムへの取組も必要であり，医療の提供を受ける患者の側に，大病院にすぐに行かなくとも，気軽に相談できるという安心感を与える医療体制の方が望ましいことを理解してもらわなければならず……[49]

　今日でも，一部の地域では実現されているであろうし，医療のあ

48　『社会保障制度改革国民会議報告書』32頁．
49　『社会保障制度改革国民会議報告書』35頁．

9 るべき姿と言えば，当然すぎるほどに自然の姿ではなかろうか．

こうした求められている医療を一言で表すとすれば，「地域医療」ということになるであろうし，この地域医療については，日本医師会は，一貫して，「再興」という言葉を用いている．その意味は，めざすべき医療の姿，理想の医師と患者の関係は，実は，かつてこの国にあったものであり，それを再び興そうということであろう．

昔から，そして今日でも――つまり，制度による支援体制が準備されておらず，自己犠牲的，献身的に汗をかきながら――地域医療に取り組んでいる医師は少なからずいる．そういう人たちは，往々にして，代々医業に携わる家系の人であったりし，彼らの理想は，父や祖父が地域住民との間に築いていた人間関係であったりする．日本医師会が掲げる目標「地域医療の再興」というのは，現在50代，60代の医療界のリーダーたちの記憶にはまだ残っている，かつての医師と患者との信頼のある関係を取り戻そうではないか，それは決して無理な話ではないという意味が込められていると思っている．そして私は，講演などで地域医療の再興の重要性を話すのであるが，その時，父親が，時には皆保険以前に医師をやっていた祖父が，患者と共に生きていた地域の姿をイメージできる人のほうが，私の話をよく理解してくれる．ゆえに，医療界には，代々医業に携わってきたという人が多いことは，この国がこれから果たすべき医療改革を実行するための1つの資産だとカウントしている．

医師が，かつてこの国にあった患者との関係を取り戻すとしても，今の医療は専門分化しており，医師と患者が一対一の関係を築くことには無理があるかもしれず，そこは『社会保障制度改革国民会議報告書』でも，総合診療医の養成と並行して，チーム医療で対応することが期待されている．

　「総合診療医」は地域医療の核となり得る存在であり，その専門性を評価する取組（「総合診療専門医」）を支援するとともに，その養成と国民への周知を図ることが重要である．

　もちろん，そのような医師の養成と並行して，自らの健康状態をよく把握した身近な医師に日頃から相談・受診しやすい体制を構築していく必要がある．これに合わせて，医療職種の職務の見直しを行うとともに，チーム医療の確立を図ることが重要である[50]．

　チーム医療については，医療ガバナンスの観点からも，医師と患者が1対1の閉ざされた関係であるよりも望ましい医療のあり方としても求められるところであろう．

　さて，ここまでは，権丈（2015 VI巻）からの引用です．その後世の中はいろいろと動いていくことになります．したがって，次に続く文章は，［増補時点でのコメント］としてもよさそうな内容の話になります．

　2017年12月8日，第16回医師需給分科会で「中間とりまとめについて」が議論された時のことです．病院完結型の治す医療から，地域で治し支える地域完結型医療に変わることの難しさが，端的に示された発言があったので紹介しておきたいと思います．

　福井（聖路加国際大学学長）構成員……内面的なインセンティブというか，地域医療をやりたいという心持ちが，そもそも医学教育上がそういう方向で行われていないというのが実情でして，大学を離

れて十数年，最近は随分変わっているのかもわかりませんけれども，私がかつて17年間総合診療をやっているときには，ある大学で入学時には医学生の50％がプライマリ・ケアを将来やりたいと答えていたのですけれども，卒業時には2，3人になるのです．それはなぜかと言うと，私も経験がありますけれども，総合診療部なんか入るなと，そういうメッセージをいろいろな臓器別の専門の診療科の先生方は言い続けるわけです．したがって，ゼネラルをやる，全身的に見るという理想的なことは言うものの，何の高度な機器も使えない，そういう診療をやるのはレベルが低いというメッセージを6年間ずっと伝え続けられますので，心の底から地域医療をやりたいと思う人は，よほど心が強く最初からそういう目標を持っている人でないと，なかなかちょっとした外形的なインセンティブを与えても行動変容が行われないことが実情だと思います．

　この福井先生の発言は，医師需給分科会の「第2次中間とりまとめ」では，「プライマリ・ケア等の地域医療を支える医学教育を充実する」という文言の挿入に反映されることになります．

　この問題，相当に奥が深いのかもしれませんね．仮にプライマリ・ケアが軽視された教育がなされているとすると，医学部を卒業した人に，プライマリ・ケアを希望する人は少なくなります．それは教育が正しく成果をだした結果であるとも言えます．その時，被保険者のニーズ，地域住民のニーズに応えて医師にプライマリ・ケアをやってもらう制度を作ろうとすれば，それは，強制だ規制だ，医師の自由剥奪だ，さらには一部で使われていた医師の奴隷化だと批判されることになるのでしょうかね．

　みなさん，どう思われますか？

72頁に戻る

社会保障・税一体改革
──世間の無理解さって，なんだかねぇ……

　ここだけの話ですけど，増補版では，215頁の文章で，次の［　］の中を挿入しています．

　「ですけど，やはり，世の中［そして残念ながら一部の研究者］からは，「国に騙されるな，増税した分が社会保障の給付増になってない」という観点から批判されていました」．

　少し復習してみますよ．1999年度予算以降，消費税は地方消費税分を除いた消費税国税分については「社会保障に使われる財源＝（いわゆる）目的税」となっていたことです．1999年度の予算総則の中で，消費税の国税分は高齢者向けの3経費（基礎年金＋高齢者医療＋介護＝高齢者3経費）にのみ使われることが記されていました．そして，一体改革の中で2012年に消費税法が改正され，消費税の使途を，「制度として確立された少子化対策」にまで拡大し，社会保障4経費に使われることになりました．だけど，消費税の国税分税収は，社会保障4経費にはぜんぜん足りておらず，仮に消費税10％の中の国税分を全部社会保障4経費に使ったとしても，大赤字の状態──そうした状況を，増補版では，次のように表現していました（215頁）．

　　（国・地方による）社会保障の支出は，消費税10％による税収よりも大きいです．仮に，消費税5％の水準から5％ポイント増税して10％にし，そこで得られた増収分のすべてを社会保障にまわしても，社会保障はまったく増えないこともあり得ます．そうしたなか，一体改革では，せめて1％分は，新たに社会保障の機能の強化をはかるということをやっていました──いや，本当は基礎年金にすでに

投入されていた消費税 1% 分の国庫負担が恒常的に消費税から賄われることになったから，社会保障の機能強化分は消費税の 2% 分と表現しても良いはずなんですけどね．

2011 年頃から始まった，社会保障・税の一体改革というのは，与謝野馨さんが担当大臣をしていたときは，次のように説明されていました．

高齢者 4 経費から社会保障 4 経費へ

消費税増税 5% はすべて社会保障のためであることを理解

消費増税 5% の内訳

・「ネット」の給付改善 —— 1%（選択と集中を前提とした給付改善）

・高齢化に伴う増 —— いわゆる「社会保障の自然増[51]」をカバーする経費 —— 1%

・基礎年金国庫負担 1/2 の確保 —— 1%

・消費税導入に伴って生じる国・地方の負担増（消費税増税に伴って生じる生活保護や障害者手当等の物価スライド分など政府自身が負担する消費税相当負担増充当分）—— 1%

・機能維持 —— ネットの財政赤字（社会保障から生じている財政赤字）削減充当分 —— 1%

これを財務省側からみると，えっ，ネットの財政赤字削減充当分は 1% 分，大目に見積もっても消費税導入に伴って生じる国・地方の負担増 1% を加えた 2% 分しかないの？　という話にもなります——高齢化に伴う自然増 1% 分というのは，微妙なところで，財務

51　この「自然増」は，税収の伸びと同率で伸びる社会保障給付費を超える増加分を意味しています．「自然増」という言葉は，様々な局面で微妙に意味が異なって使われることがあります．

省からみると財政再建分と読むこともできるし，厚労省からみると給付増と解釈することもできます．

　少し表現を変えた，「一体改革成案」の中の説明図では，次のように表現されてもいました．

知識補給図表8　社会保障・税一体改革成案（2011年6月30日）

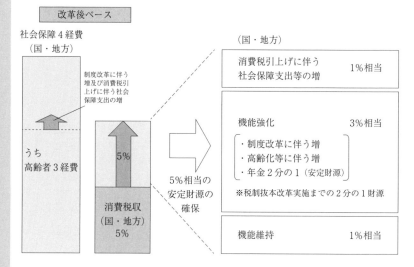

ところが，こうした説明を一体改革法案の国会審議時に社会保障・税一体改革を担当していた当時の岡田克也副総理は拒んで，1％の充実と4％の安定化へと，説明の仕方を切り替えるように指示を出します[52]．政治家というのはほんとうに権力を持っているもんだとつくづく思いますし，こうした権力の行使ははた迷惑もいい

52　このあたりは，現アゼルバイジャン大使の香取照幸さんが『Web年金時代』に投稿された「社会保障・税一体改革　財政と社会保障——消費税の使途と社会保障財源」に詳しく書かれているので，是非ともネットでご参照下さい．香取さんは，厚労官僚として社会保障・税一体改革をまとめていった責任者であります．

ところだとも思います.

　それ以降, 社会保障と税の話に, 消費税の増税は社会保障のため
というのはウソだったのかというおかしなことを言う研究者たちも
参入して, 社会保障のネットの給付増1%の他の4%分に関して,
無理解な論が流行っていくことになります. そしてこれが, 2017
年秋の解散総選挙につながっていくんですね. つまり, 一体改革で
決められた消費税の使途を変更して, 増税した分を全部使ってしま
う（使い込んでしまう？）という野党の政治家や研究者が登場して
きて, 野党がそう言うならば与党の僕らもまねっこしようとなって,
そこで自民党の若手が唱えていた「こども保険」の話も巻き込まれ
てしまって, ついには一体改革で決められた消費税増税分の使途の
変更を国民に問う総選挙へ……？

　総選挙の間, テレビはもちろん, 与党の政治家でさえ, 一体改革
では消費税の4%分は「借金返済」に回ることになっているという
言い方もされていましたけど, それは大きな間違いで, 一体改革で
はただ単に, 日々増え続ける借金の増加を, 消費税の増税分で少し
抑えようとしただけだったわけです. 大量出血の量を少しでも減ら
そうとしていたのが一体改革——だから, 消費税の増税分を社会保
障に全部使ってしまうというのは, そのように国民を信じ込ませて
ダマした財務省に一矢報いるというのではなく, 教育の無償化にし
ろなんにしろ, 赤字国債を発行して将来世代に負担をおしつけるの
と同じ話なんですね.

　そうした冷静な議論は選挙の間中なにも議論されることもなく,
希望の党ができた, 立憲なんとか党が生まれたと, 政局のドタバタ
のなかで選挙当日を迎えたのが2017年9月28日解散, 10月10日
公示, 10月22日投開票の第48回衆議院議員総選挙だったわけで

す──まぁ，民主主義ってのはいつもそうだと言えばいつもそうだ
し，福澤先生は，政治とは悪さ加減の競い合いとも言っていたわけ
ですけどね．でもこの選挙，日本の民主主義のあり様を振り返る上
で，2009 年に民主党政権が誕生した第 45 回総選挙以来，けっこう
重要な位置を占めることになると思いますよ，うん．

ii 頁に戻る

研究と政策の間にある長い距離
──QALY 概念の経済学説史における位置

　政策判断，これは必ず価値判断を含むものです．そして，その判断のメカニズムを説明するために学生に（飲み屋で）話すこと……．

　大学生のはな子さんが，太郎君と次郎君のどっちとつきあおうかと悩んでいるとする．はな子さんは，「男性の価値は，身長と所得で決まるものよっ」と，日頃からうそぶいてる．でも，身長は太郎君・180cm ＞次郎君・150cm，所得は太郎君・年収 300 万＜次郎君・400 万．さて，はな子さん，どっちを選ぶと思う？

　はな子さんの生活を支えているご両親は，はな子さんよりも考えが極端で，男の魅力なんてものは「身長×年収」の点数で決まるんだと確信していて，太郎と次郎の男の魅力は 180 × 300 = 54,000 OMD（男の魅力度の略）＜ 150 × 400 = 60,000 OMD だから，はな子は，次郎を選びなさいっと，決めつけた……いや，本当にそれでいいの？　はな子さんはそれで満足するのかな？

　政策判断をする際には，こうした，複数の座標軸で単位も違って測られた（いや，ほとんどは数値化しようとすると定義や測定上の問題で頓挫してしまいそうな公平とか効率とか，そうした座標軸で評価されるべき）価値を，（意識的にか無意識のうちにか）なんらかの方法で比較したり，結合したりするという問題にどうしても直面します．話は飛んで，「薬」も同じです……えっ⁉

　まず，生活の質 QOL：Quality of Life という僕らがよく使う言葉について考えてみましょう．この本によく出てくる『社会保障国民会議報告書』の中では 8 回登場します（と言っても，そう簡単に数値化できるようなニュアンスでは書かれていませんけど）．薬剤経済

学という世界では，この QOL について死を 0，元気な状態を 1 と
定義できるものとみなします（これ自体が，ビックリするような話な
のですけど，そこは目を瞑って——もしかすると，僕らが使う QOL と
は同音異義語なのかもしれません）．そして今，ある疾患に対する薬
A と薬 B があるとします．薬 A は 0.5QOL で 10 年間の生存年を保
証し，薬 B は 0.8QOL で 5 年を保証するとしましょう．

　この知識補給の副題にある QALY（クオーリー）：Quality-
Adjusted Life Year というのは，日本語では「質調整生存年」と訳
されていて，薬 A については，0.5QOL × 10 年＝ 5QALY，薬 B
については 0.8QOL × 5 年＝ 4QALY と計算されます．薬剤経済学
という世界では，QALY が大きい薬 A の方が価値が高いと考えま
す……はな子さん，納得するのかな???

　薬剤経済学というのは，「価値に見合った価格」ということを考
えていて，薬 A の方が価値が高いのだから価格も高くなって当然
と考えます．では，1QALY 高い薬 A は薬 B よりも，いくら高く
あるべきか．

　この世界では，1QALY 改善するために必要となる追加費用のこ
とを増分費用効果比（Incremental Cost-Effectiveness Ratio：ICER（ア
イサー））と呼びます．この ICER，いくらくらいだったらあなたは
妥当だと思いますか？　そうした支払意思額（Willingness to Pay）
を，「完全に健康状態で 1 年間生存することを獲得するための費用
に係る費用の総額について尋ねる」方法で決めよっかなというよう
なことが，今，日本の中央社会保険医療協議会（中医協）で議論さ
れていたりもします[53]．

53　中医協費用対効果評価専門部会が 2017 年 10 月 25 日にまとめた「試行的導入に
　おける総合的評価（アプレイザル）の方法（とりまとめ案）」への論評，特に「支

　こうした医療技術評価（HTA：Health Technology Assessment）
の話が中医協で議論されるようになったのは，2011年4月20日に
当時の遠藤久夫会長が退任挨拶で次のような話をされたことが発端
だと言われています．「今後の課題の一つとして，医療の費用対効
果という議論をする必要があるだろう．……費用対効果の問題と，
特に薬の問題，医療材料の問題などでも議論していくのが，世界の
流れから見てもおかしい話ではないだろうと思っており，今後議論
されていくと思う」．

　およそ1年後の2012年5月23日，中医協に「費用対効果評価専
門部会」が設けられ，世間でもシンポジウムなどが開かれて大いに
盛り上がっていきました．そうした中，2012年9月に医療科学研
究所がシンポジウム「医療技術評価（HTA）の政策利用：諸外国
の状況とわが国における課題」を開きました．そこに呼ばれて僕が
話した演題が「研究と政策の間にある長い距離——QALY概念の
経済学説史における位置」だったわけです．

　そこで話したことは……

　HTAの重要性は十分に理解している．その上での話だけど……
研究というのはけっこう自由気ままにできる．でも，それを政策に
応用する場合には，研究者たちは研究と政策の間には長い長い距離
があることを自覚した方がいいんじゃないかな——薬剤経済学の研
究者が研究で身につけた技をすぐさま政策という実地で応用したい
気持ちは技術者の性として分かるけど，その前に，価値判断を伴う
政策論，いわゆる規範経済学（normative economics）がどのような

　払意思額（WTP）調査」に関する評価は，二木立「医薬品等の費用対効果評価の
価格調整方法の大筋合意を複眼的に評価する」（『文化連情報』2017年12月号）参
照．

歴史を辿ってきたのかという学説史を知っておくことも大切かもしれないなっという話です．最後は次のような感じですね——「（価値判断を伴う）モラル・サイエンスというのは，どう考えても普通の自然科学と同じような形で方法論的に客観性を担保できない．われわれ研究者が誠実さを示していくというのであれば，自分が研究で設定した（患者の生きる価値を評価する上での）価値観を明示していく．そして，それについて皆さんで正直に議論をしていく．それしかもう方法がない．規範分析の領域は，自然科学のように慎重に検討して時間をかけて，マンパワーをかけたからといって，研究の技術的障壁を突破できる問題ではない．……政策として利用するのであれば，そこで設定している価値前提をしっかりと表に示して，ひとつの答えを出して政策にこれを使うべきだという覚悟を持ってやらないといけないんです．（経済学に）ピグーとか，ケインズとかの領域とライオネル・ロビンズの領域の2つがあるのだったら，私は前者のモラル・サイエンスをやっているという意識でいる人間です．社会科学，経済学とか政策論というのはそういうものなんです．（先ほどの話にあった）「理論的には政策解を設定できる」というようなことは，永遠にない世界です[54]」という趣旨の話ですね．さらに，「「計算するのは私，政策利用を考えるのはあなた」という関係ではなく，計算している人たち自身が，自分の計算が社会システムにどのような影響を与えるのか，自分の研究が，社会システムのなかでどのような位置づけにあるのかということも，考えてもらいたいと思います」という，年金を題材とする計算をはじめとした計算屋さんたちに日頃から思っていることも話していますね．その講演録は，権丈（2015 Ⅵ巻）249-265 頁に掲載しています．

54　権丈（2015 Ⅵ巻）264 頁.

ここでは，権丈（2015 Ⅵ巻）にある目次を紹介しておきます．こ
れはなんの話だ？　これがどのように HTA や QALY の話と関わ
っているんだ？　っと関心を持って頂けたら，是非とも，権丈
（2015 Ⅵ巻）を手にしてください．もしかすると近所の町の図書館
にあるかもしれません……いや，やっぱりないかな…….

第 20 講　研究と政策の間にある長い距離——QALY 概念の経済学
説史における位置
・HTA とのかかわり
・実証分析と規範分析
・規範経済学の学説史——基数的効用から序数的効用へ
・厚生経済学から新厚生経済学へ
・アローの不可能性定理と分配問題
・経済学と価値判断
・QALY に内在する基数的効用
・HTA の政策立案への活用可能性
・パネルディスカッション
・後日談

ここではこっそりと，「後日談」というところだけ，紹介してお
きますね．

> 後日談
> 2014 年 8 月 30 日に届いたメール
> 　昨日（8 月 29 日）東京で開かれた，国際医薬経済・アウトカム研究
> 学会日本部会第 10 回学術集会に，純粋に勉強のために参加しました．
> 部会企画のシンポジウム「医療経済評価における QOL 値測定」では，
> 能登真一さん（新潟医療福祉大学．元作業療法士），五十嵐中さん（東大．

医薬政策学), 齊藤信也さん (岡山大学) が発表したのですが, 齊藤さん
は冒頭, 中医協費用対効果評価専門部会の 2012 年 8 月 22 日の資料で
は「効用値 QALY」が使われていたのが, 同年 10 月 31 日の資料では
「QOL スコア」に変わっており, これは権丈先生の講演時 (9 月 18 日)
の指摘を踏まえたものだという趣旨の発言をしました. 気がついたら,
上記シンポジウムのタイトルも「…QOL 値…」になっていますね.

　他の 2 人も, 「QOL 測定尺度」の細かい「技術論」のみを話し, そ
れを用いた「医療経済評価」や, 現実の政策への応用にはまったく触れ
ませんでした. これも, 権丈さん効果と思いました.

185 頁に戻る

高齢者って何歳から？──高齢先進国日本が示す 年金の受給開始年齢自由選択制

　2017 年は，世界に先駆けて超高齢社会に向かう日本に，日本老年学会・日本老年医学会から強いエールが送られた年でした．1 月に日本老年学会・日本老年医学会が合同で，かつてと比べて若返りが進んでいるから，今の日本の「高齢者」は 75 歳以上が妥当と提言したんですね．その根拠は，「特に 65 歳から 74 歳は，心身の健康が保たれており，活発な社会活動が可能な人が大多数を占めていることが明らかになったこと」でした．詳しくは，虎の門病院病院長の大内尉義先生が一般向けに書かれた「高齢者 75 歳以上には科学的根拠がある」『中央公論』（2017 年 6 月号）という，ずばり，タイトルそのもののご論考をご覧頂ければと思います．

　この年，僕は 6 月の日本老年学会・日本老年医学会総会で，大内先生と一緒のシンポジウムに呼ばれたので，『日本病院学会雑誌』7 月号の，まだ校正段階の次の文章を，100 部印刷して出かけ，大内先生をはじめとした老年学会・老年医学会のみなさんに配布させていただきました……懇親会の入口に置いていたら瞬時になくなって，100 部では全然足りず，後で PDF で送らせてもらいました（笑）．ということで，その文章をどうぞ！

やはり医療，医学の説得力はすごい
　　　　　　　　銷夏随筆「高齢先進国日本が示す年金の受給開始年齢自由選択制」
　　　　　　　　　　　　　　　　　　　　　　『日本病院会雑誌』2017 年 7 月号

　高齢者というのは，どうしても引退者というイメージがつくので，私たちは，随分と前から，高齢者とする年齢を上げようと言ってきた．しかし，世の中は少しも相手にしてくれなかった．ところが，

今年1月に日本老年学会・日本老年医学会が合同で，高齢者は75歳からと提言すると，メディアは大きく取り扱うし，永田町でも日本の高齢者が75歳からは当然じゃないかという感じになり，なんだか本当に，この国では75歳からが高齢者とみなされる社会が築かれそうな勢いになってきている．やはり，医療，医学の説得力はすごい．

日本老年学会・日本老年医学会による高齢者定義の再検討

　日本老年学会と日本老年医学会は2013年から高齢者の定義を再検討する合同WGを立ち上げて，高齢者の定義についていろいろな角度から議論を重ねてきたとのこと．特に65から74歳は，心身の健康が保たれており，活発な社会活動を可能な人が大多数を占めているらしい．この提言が相当なインパクトを持つことを予想されていたWG座長大内尉義先生は「年金の支給開始年齢の引き上げなど，社会保障の切り捨てにつながると危惧する声もあった．これは我々の本意ではない」と述べられていた．さてここからは，私たちの仕事――年金に関してはご心配なく．先生たちの提言を，年金のいわゆる「支給開始年齢の引き上げ」に結びつける人たちもいますが，彼らは今の年金制度を分かっていない人たちですので，ご安心を．

87頁に戻る

平成30年新春鼎談　2025年の医療と介護 ——「国民会議」3氏が語る

【ゆうゆうLife】『産経新聞』2018年1月4日

　団塊の世代が75歳を超える2025（平成37）年には，身の回りに安心できる医療や介護のサービスが整っているだろうか——．実は，都道府県と市区町村は今，2025年の医療と介護のニーズを算出．現状と比べた不足や過多を，将来に向けてどうモデルチェンジするか知恵を絞っているところだ．住民も変革を求められているが，周知は遅れている．

　——こうした改革は，内閣に置かれた「社会保障制度改革国民会議」（以下，国民会議）が5年前に方向付けた．その改革の過程で来年度は節目の年にあたる．新しい医療と介護の計画がスタートし，診療報酬と介護報酬の改定もある．この5年間に何ができて，何ができなかったのか．国民会議の報告書で「医療・介護分野の改革」を起草した慶應義塾大学の権丈善一教授，同会議の事務局長だった国際医療福祉大学大学院の中村秀一教授，世界医師会・日本医師会の横倉義武会長の新春鼎談をお送りする．（聞き手　佐藤好美）

◇地域の医療・介護を

——2025年に向けた医療と介護の計画が作られています．なぜ，地域の計画が必要なのですか．

横倉　医療従事者も医療機関の数も介護施設の数も，地域でずいぶん差がある．そのため，地域に合う計画が求められている．

中村　例えば西日本は昔から医学部も多く医者も多く，提供体制が充実していて医療費もかさむ．東北地方はいずれも少ない．さらに，

地域ごとに高齢化のスピードも違う．高齢者が増える地域と，増えない地域では，必要とされる医療の内容が違うから経営戦略も違う．自治体はそれを踏まえて医療提供体制を作らないといけない．しかも，同じ市内でも大規模団地とシャッター通りでは事情が違うから，地域包括ケアはミクロで考えないとならない．

──計画作成の発端は

中村　国民皆保険を守るために，国民会議が出した処方箋は，医療提供体制を作り替えることだった．寿命が延びて高齢者が増え，医療と介護の境目がなくなる．

──ですが，各都道府県が地域ニーズをもとに割り出した2025年の必要病床数は，病床削減計画とも映るようです．

《各都道府県は昨年度，「地域医療構想」で，圏域ごとの高齢化率や人口減を元に，2025年の必要病床数を算出．現状と比較し，どの病床が不足し，どの病床が余るかを明らかにした．地域の病床再編を促す狙いがある》

権丈　今，進んでいるのは，地域ごとの将来の医療・介護のマーケティング情報を提供して，その絵姿を地域で共有することなんだよ．

横倉　病床数は，都道府県に設けた「地域医療構想調整会議」で調整され，地域で余ってくれば減らしていくんだから自然に落ち着きますよ．目標は2025年だけど，今は急ぎすぎている．財務省の財政制度等審議会は財政を守ろうと抑制に傾く．政策が財政ありきでは，国民の将来は守れません．

権丈　地域が自発的に考えてください，というのが地域医療構想であり地域包括ケアなのに，理解されていない．

中村　介護保険はよくできていて，市区町村で使うサービス量と，そこに住む65歳以上の人の保険料が連動する．それを，地域が決

める．地方分権です．でも，日本人はすぐに，「差があると悪い」
みたいな話になる．本当は，どのくらいサービスが必要で，どのく
らい保険料を払うかは，自分たちで決めなきゃいけない．決定が不
満なら，1票を投じて住民の総意で決めたらいい．医療は歴史的な
ツギハギもあって難しいが，同じ方向でしょう．

◇住民も変革が必要

——住民も変わる必要がありますか？

権丈　国民会議の報告書には「かかりつけ医（診療所の医師）」とい
う言葉がある．広く見ても民間中小病院の医師だろうね．かかりつ
け医を持つことは必要だよ．日本は今，「いつでも，どこでも，大
病院にかかれるフリーアクセス」から，それを少し切り替え，「か
かりつけ医が必要な時に必要な医療につなげる」方向に変えていこ
うとしているが，認識されていない．

中村　報告書にある「緩やかなゲートキーパーの機能」を備えた
「かかりつけ医」ですね．

《緩やかなゲートキーパー（相談・紹介者）機能は，体に不調があると
きに，まずは開業のかかりつけ医などで治療を受け，必要なら，その紹
介で大病院にかかるような役割分担を指す》

権丈　目標は，かかりつけ医を中心にした24時間対応のチームを
地域に作ること[55]．早く準備しないと，自己負担を引き上げようと
か，保険でカバーされる範囲を大幅に狭めよ，などの声が強くなる
ばかり．それでは皆保険とフリーアクセスが守れない．

55　日医・四病院団体協議会による合同提言（2013年8月8日）における「かかり
　　つけ医機能」を参照．そこで定義されている「かかりつけ医機能」に基づけば，医
　　療政策のひとつの大きな目標は，「かかりつけ医を中心にした24時間対応のチーム
　　を地域に作ること」となる．

——ですが，かかりつけ医機能は地域格差があります．

横倉 日本医師会が始めた研修には毎年1万人が参加しており，意識は高まっている．東京のように高度急性期の大病院がたくさんあるところは別にして，大学病院の医師をかかりつけ医にするのではなく，地域でかかりつけ医を持ちましょうと呼び掛けている．70歳以上の高齢者はかかりつけ医がいるが，現役世代にはいないのが課題だ．

権丈 日本医師会の生命倫理懇談会が昨年12月に「超高齢社会と終末期医療」の報告書を出した．そこに，QOD（クオリティ・オブ・デス＝死に向かう医療の質）を高めるには，かかりつけ医の役割が重要と書いてある．その意識が国民にも医療界にも浸透していない．ただ，QODという言葉が普及してきたのは良い変化だと思う．

横倉 死を語れるようになったのは大きい．以前は語れなかった．家族から「人工呼吸器をやめてくれ」と言われて，外したら逮捕されるとか．みんな，自分は死なないと思っている．死を語ることができる相手としても，かかりつけ医を位置づけてもらいたい．

◇介護への移行も重要

——診療報酬と介護報酬の同時改定では，医療と介護の機能を併せ持つ「介護医療院」が介護保険施設として位置づけられる．意味合いは

横倉 どれだけ機能するかが課題です．介護保険の創設前は長期入院や社会的入院が慢性化していた．介護サービスが必要なのに，介護施設がないから病院で介護が提供されていた．今は介護施設がかなり整備された．必要に応じて，医療も介護に移行したらどうですか，というメッセージだと思います．

——医療機関は介護サービス参入に消極的では？

横倉　ぼくは，介護保険創設前から地元で福祉事業をやっていた．特養も老健（老人保健施設）も訪問看護も．今で言う地域包括ケアだね．超高齢社会を迎えた今，それを全国に広めないといけないと思っている．

権丈　国民会議の報告書で医療者の協力を求めて以来，医師会や医師の地域包括ケアへのかかわり方は180度転換して積極的になったよ．

◇消費増税の延期

——消費税の引き上げが延期された影響は

中村　ロケットが予定通り点火しないで4年間遅れているわけですから．今は高齢化の急な登り坂にいて，そのタイミングは1回限り．4年遅れるというのは，バッターボックスに立って空振りしているようなもの．それだけ余分に川下に流される．危機感を持たないといけない．

権丈　医療と介護が，予算編成時のシーリングの帳尻合わせに使われてしまった．病床の機能を変更する「病床転換」に使う基金も作られたが，額が増えなかった．

《消費税の引き上げ原資を元に，「地域医療介護総合確保基金」が作られた．病床転換などに使われるが，進捗ははかばかしくない》

横倉　しかし，基金の危なさもある．都道府県に基金を執行できる，かなりしっかりした人が必要．今は行政職がコントロールしているが，政治家も介入してきます．

中村　だが，基金で職場の異なる医療所得介護職が地域で連携を強化する「顔の見える関係づくり」は進んだ．そこは成果だと思う．

◇まちが健康を作る

権丈　国民会議が指摘し，もう1つ忘れられているのは，医療が自前の資源を使って，まちづくりにかかわっていく必要性だな．

中村　千葉大の近藤克則先生の研究によると，人と人の繋がりがある地域では認知症の発症リスクが低い．逆に，つながりが薄い町は「転倒しやすい」とのデータもある．医療や福祉は地方の産業としては大きいから，活用が大切です．

横倉　（タブレット端末を取り出し，自身の町の絵柄を見せながら）ぼくは平成2年から，地域で在宅ケアの研究会を作ったり，まちづくりに取り組んでいる．

権丈　今後，人口が加速度をつけて減少していくことを考えれば町をコンパクト化していくことの検討も必要になるし，医療介護を中心としたまちづくりを意識しなきゃいけない．

中村　成功例を見ないと理解されないから，その見える化が必要．電化製品と同じで，ある点までいくと爆発的に広がる．だからそんなに悲観しなくていい．あとは，介護保険も医療保険も節度を持って使うこと．共有財産として扱わないといけない．

権丈　大きな絵柄を地域で共有できれば進む．日本人は，経済学用語で言う「利己的な個人」じゃないようだし（一同笑）．話せば分かってくれるし，共有財産を守るために自分がどうあるべきかも理解してくれる．

中村　自立心があって「お世話になりたくない」という気持ちもある（笑）．

横倉　お互いに助け合おうという気持ちも強い．世界中が日本を見ているし，日本の医療と介護を明るくしないと．明るい高齢社会を

いかに作るかが大事ですよ.

34 頁に戻る

政治経済学者から見るプライマリ・ケア周りの出来事

2023年5月13日の第14回日本プライマリ・ケア連合学会学術大会のシンポジウムに参加することになる。昨年2022年12月16日に、全世代型社会保障構築会議でかかりつけ医に関する報告書がまとめられ、その直後12月20日に日医で講演を行っていたので、そのあたりでのプライマリ・ケア周りの出来事について話をしようと思っている。つまり……

以下は、日医での2022年12月20日の講演録である。

それで今回、総理が勤労者皆保険をやるというようなことを総裁選の公約のなかで発表した。これはもう素晴らしいことです。私が（2022年）2月に自民党で話をしたとき、勤労者皆保険という話をしていたら終わった後、ある先生が私のところにやってきて「先生、それはわれわれの支持基盤と戦えということですよね」という話をされて、周りにいた人たちは大笑いになるわけですけれども、そこにいた長老の先生が「われわれも変わらなければいかんということだよ」とおっしゃられていたのは良かった。その通りなんですね。

先週12月16日に、総理が全世代型社会保障構築会議に出席されました。私は、勤労者皆保険という錦の御旗を掲げていただいて本当にありがたかったと話しました。この制度改革によって、社会的弱者が救われていくわけです。

水木一郎さんが先日亡くなりました。本日司会をして頂いている黒瀬常任理事は同じ世代ですが、われわれの世代はマジンガーZで育ったようなもので、Zのテーマのなかに「幸せ求めて悪を討つ」という歌があるのですが、まさに総理が旗幟鮮明に「勤労者皆保険

をやっていく」と言ってくれたがゆえに，今回の会議では，善と悪がはっきりしましという話をして，やはり総理や後藤大臣を含めみんなマジンガーZをよく知る世代だったわけですが，構築会議が終わった後にも，参加されていた政治家達は，私のところにきて，戦いますとおっしゃってくれてました．

　そのようなことをずっと私は考えてきていたわけです．政治経済学の観点から，何ゆえに政策の均衡点が今の状況にあるのか．何が正しい，正しくないという以前に，何ゆえに，その政策は，その形で存在するのかをずっと考えてきたようなんですね．

かかりつけ医とプライマリ・ケア医

　今回，かかりつけ医をどのように考えるか総理から指示がありました．その指示と関連することに対して，私がずっと昔から考えていたことは，本日配布している，第10回全世代型社会保障構築会議（12月7日）での配布資料をご覧下さい．

かかりつけ医機能が発揮される制度整備が関わる問題

①超高齢社会への対応（地域完結型の「治し・支える医療」への転換の中では，「自らの健康状態をよく把握した身近な医師に日頃から相談・受診しやすい体制を構築していく必要がある」『社会保障制度改革国民会議』(2013)）

②人口減少地域での医療の持続可能性（現在の東京，大阪では医師からも住民からもさほど意識されていない問題：地方の地域が，各地で離島に似たような状態になっていく）

③医師偏在問題（地域，診療科双方．②同様に，現在の東京，大阪では医師からも住民からもさほど意識されていない問題：「医師需給分科会」(2015年〜2022年）において，偏在対策としての「プライマリ・ケア」「総合的

な診療能力を有する医師」養成の必要性が繰り返し確認され，「第5次中間
とりまとめ」までにも繰り返し記載）

④ ACP（Advance Care Planning）の推進（『人生の最終段階における医
療・ケアの普及・啓発の在り方に関する報告書』（2018）において，かかり
つけ医の重要性を確認）

⑤予防・健康増進，健康面での不安の緩和（PHR を医師・医療機関が継
続的に管理し，医師側から予防的にアプローチできるプロアクティブなサ
ービスによる健康増進や，コンサルテーション機能の整備）

⑥そしてパンデミック等，平時とは異なる状況下の医療

⑦プライマリ・ケアの整備（①から⑥の最善の解決策でもある）

第9回全世代型社会保障構築会議議事録（11月24日）

「総合診療医を考える人たちが明るい希望を持てるキャリアパスを制
度的に整備していくこととか，その際，医師偏在の是正を視野に入れた，
かかりつけ医機能を発揮できる制度整備という議論をこれまでもしてき
ました.」

第8回全世代型社会保障構築会議議事録（11月11日）

「スライド4（本書263頁，図表82）にもどって頂きたいのですが，こ
こにベン図を描いています．このベン図は，右側の人たちは確実に反対
することを描いているようなものです．しかし，岸田総理も加藤大臣も，
患者の視点に立って考えるように指示をだされているわけでして，それ
は，左側の図の観点，ニーズの観点に立って制度整備をするようにとの
指示と受け止めるべきかと思います.」

　この資料にまとめているように，かかりつけ医機能が発揮される
制度整備が関係してくる問題の1つは超高齢社会への対応です．地
域完結型医療にしないといけないというのは2013年の社会保障制
度改革国民会議のなかで論じています．「自らの健康状態をよく把

握した，身近な医師に日頃から相談・受診しやすい体制を構築して
いく必要がある」という文言を私が書いていたわけですけれども，
もうそういう時代になってくる．

　2013年の社会保障制度改革国民会議というのは2025年を見越し
て書いていたわけです．超高齢社会への対応は，今までのような病
院完結型ではなくて，地域全体で治し支えていく地域完結型医療を
考えなければいけないということを，明示していたわけです．あの
時は，報告書に，総合診療医に関する期待も書いていました[56]．

　もう1つは，人口減少地域での医療の持続可能性です．これは現
在の東京や大阪，医師からも住民からはさほど意識されていないと
思うのですが，各地で離島のような状態になっていくわけです．離
島で，どのような医療提供体制を準備していくかを考えていきます
と，東京のように医師あるいは専門医が多くいるような地域でその
人たちが連携し，トータルで考えるとかかりつけ医機能を果たして
いるという仕組みで，はたして成立するのだろうかという疑問が私
のなかではずっとあったわけです．

　たとえばOECDのデータから見ていくと，平均値ではプライマ
リ・ケア医は1,180人くらいの地域住民に登録されている．では専

56　『社会保障制度改革国民会議』（2013）31頁.
　　　高齢化等に伴い，特定の臓器や疾患を超えた多様な問題を抱える患者が増加す
　　る中，これらの患者にとっては，複数の従来の領域別専門医による診療よりも総
　　合的な診療能力を有する医師（総合診療医）による診療の方が適切な場合が多い.
　　　これらの医師が幅広い領域の疾病と傷害等について，適切な初期対応と必要に
　　応じた継続医療を提供することで，地域によって異なる医療ニーズに的確に対応
　　できると考えられ，さらに，他の領域別専門医や他職種と連携することで，全体
　　として多様な医療サービスを包括的かつ柔軟に提供することができる.
　　　このように「総合診療医」は地域医療の核となり得る存在であり，その専門性
　　を評価する取組（「総合診療専門医」）を支援するとともに，その養成と国民への
　　周知を図ることが重要である.

門医はどうなのかというとなかなか数字がないのですが，循環器内科専門医の必要医師数は大体 9,000 人だという論文があります．この数字で 1 億 2,000 万人を割っていくと大体 1 万 3,000 人くらいです．郵便局やローソン，ファミリーマートなどがどのくらいの人口規模で成立するかという考え方がありますが，それと同じような観点で考えたときに，離島に循環器内科専門医がいてもたぶんだめですね．各地域で人口減少がどんどん進んでいて，島根県医師会の森本会長が昔「もう高齢者のなり手さえいなくなってきている」という冗談のような話をされていましたけれども，そのような状況のなかで，何が必要になってくるかということをやはり考えていかないとならないのではないのかと思います．

　医師偏在問題というのは医師需給分科会で，第 5 回目までの中間取りまとめをしています．そこで私がずっと言っていたのは，地域医療として従事してくれる人たちについては世界的にいろいろな研究がありますが，やはり地元の人たちがものすごく地域医療をしっかりやってくれるわけです．そのことに触れた論文から私は引っ張り出してきて home coming salmon hypothesis，鮭が母川に帰っていくという鮭の母川回帰仮説を利用しない手はないと，WHO なども推奨しているからこれはまず最初にやらなくてはいけないと考えています．

　2 番目が，どうも世界中のデータを見ていくと，プライマリ・ケア医が地域医療をやってくれていて，3 番目くらいが，若いときに地域医療の経験をしたかどうかというのが，医師偏在問題に対して大きな影響を持っているみたいだと．

　ですから，医師の地域偏在の問題を考えていくのであれば，政策変数としてこの地元枠，プライマリ・ケア医の育成，そして若いと

きの経験を使ったほうがいい，あるいは強く推奨しますというのが
WHO などから出てきているわけです．

　地元枠，地域枠は，医師需給分科会である程度進めることができ
ました．でもプライマリ・ケアのところはなかなか進めることがで
きなかったわけです．福井（次矢）先生も当時の医師需給分科会に
参加されていました．報告書には，中間整理としてもう5回も中間
取りまとめをまとめていて，2回目くらいからプライマリ・ケアと
いう言葉が出てきて，4回，5回目には強く出てくるわけですけれ
ども，医師偏在問題を考えていくとするのであれば，プライマリ・
ケア，総合的な診療能力を有する医師養成の必要性が繰り返し確認
されていくということになります．

　次に ACP の推進ということが，この10年間くらいで大きく表
に出されることになりました．平成31年2月から生命倫理懇談会
で終末期医療をやったとき，私も横倉先生に頼まれて参加させても
らいました．

　2007年に「終末期医療のあり方に関する懇談会」が厚労省に設
置された時は，医療事故からいかに医師を守るかということが議論
されていました．だけど，それらの議論は，時代が変わるなかで，
いかに地域全体で治し支える医療を行うかという方向に流れが変わ
っていって，この10年くらいで，ACP をいかに実行していくかと
いう世界に変わっていくわけです．そのあたりは，『もっと気にな
る社会保障』の「知識補給　終末期の医療をめぐるこの十数年の大
きな変化──いかに生きるかの問題へ」に書いてますので，お手す
きの時にでもどうぞ．

　終末期医療の在り方はいろいろな議論がずっとありました．それ
がほぼ ACP に流れているというところでは，さまざまな哲学がカ

知識補給図表9　人生の最終段階における医療に関する諸外国の法整備・取組の変遷

欧米では患者の自己決定権の尊重を目的とした以下のような法整備・取組の流れがある

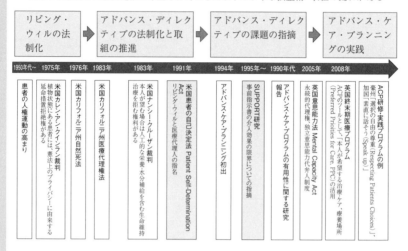

| リビング・ウィルの法制化 | アドバンス・ディレクティブの法制化と取組の推進 | アドバンス・ディレクティブの課題の指摘 | アドバンス・ケア・プランニングの実践 |

| 1950年代〜 | 1975年 | 1976年 | 1983年 | 1983年 | 1991年 | 1994年 | 1995年〜 | 1990年代 | 2005年 | 2008年 |

- 患者の人権運動の高まり
- 米国カレン・アン・クインラン裁判　植物状態にある患者には延命措置拒絶権がある　憲法上のプライバシーに由来する
- 米国カリフォルニア州自然死法
- 米国カリフォルニア州医療代理権法
- 米国ナンシー・クルーザン裁判　本人が望む場合は人工的な栄養・水分補給を含む生命維持治療を拒む権利がある
- リビング・ウィルと医療代理人の指名　米国患者の自己決定法 Patient Self-Determination Act
- アドバンス・ケア・プランニング初出
- 事前指示書の介入効果の限界についての指摘　SUPPORT研究　報告
- アドバンス・ケア・プログラムの有用性に関する研究
- 英国意思能力法 Mental Capacity Act　永続的代理権・独立意思能力代弁人制度
- 英国終末期医療プログラム　ACPのツールとして「本人が希望する治療・ケア、療養場所（Preferred Priorities for Care, PPC）」の活用
- 豪州「選択の自由の尊重（Respecting Patients Choices）」、加国「素直に話す（Speak up）」　ACP研修・実践プログラムの例

ントに流れていくというイメージが私にはあって，そのような図を厚労省にも作ってもらったりしていました（この図は，たぶん未公開）．

　そのようなことから考えていくと，やはりこのなかにも，日医が2020年にまとめた生命倫理懇談会の報告書「終末期医療に関するガイドラインの見直しとアドバンス・ケア・プランニング（ACP）の普及・啓発」あるいは2019年の厚労省「人生の最終段階における医療・ケアの普及・啓発の在り方に関する報告書」のなかにも，かかりつけ医の重要性が確認されていることになります．

　そして，予防や健康増進，健康面での不安の緩和を，今回コロナ禍で大きく感じるわけです．もう3年前になりますか，コロナ禍が始まってしばらくして開かれた医療政策会議で，日医のかかりつけ

医研修を受けた人たちを公にして，国民が健康面で不安を強く抱いている今，いろいろな形で対応していったらどうですかというようなことを，私と小野善康先生，小野先生はこの会を抜けて非常に寂しがられていますが，僕らは発言をしましたけど，医療政策会議の中で，いろいろと公にできない理由を語られていました．理由はよく分からないけど，かかりつけ医研修を受けていない人もかかりつけ医だからとかなんだとかの理由もあって，できないと．

そして仮にPHRを医師が把握していくと同時に，私は，医師と知り合いになっていく，気軽に相談できるようになっていく，あるいは家族のことを相談することができるというなかで，人間関係が作られていくことがきわめて重要だと基本的なところで思っていて，「医師の家族化」と言って，それはものすごく日頃の生活に安心を与えてくれるものと思っています．この年齢になると，いろんなところに顔なじみの人がいて安心して訪ねることができる．ところがこと医療に関してはそうではない残念な状況がある．

　ＰＨＲをいろいろな状況で把握していって，何か最近のデータがおかしくなってきていますねということで，医師側からプロアクティブな対応，サービスをすることができるということは当然あっていいと思っています．同時に，今の日本の医療は病気にならないと医者に会えないという状況で，子どもと高齢者はたしかに自分のかかりつけの医師というのをイメージできるでしょうけど，普通の人たちは医師とは全然関係ない生活をしている，けれども相談したいということは往々にしてある．健康という，誰もが強く関心を持つことに医師の家族化が制度化されている社会を準備する．そういうことを考えていくというのが5番目くらいにある．

　そして，パンデミックというような平時とは違う状況のなかでの

医療をどう考えていくか．これを表に出す人もいるけれども私は6番目くらいに位置づけているわけです．実際のところ，かかりつけ医をどうするかという話はもう2013年の社会保障制度改革国民会議の報告書のなかでも書いています．

　そして7番目に，プライマリ・ケア医を日本でどのように養成していくかということがあるわけですが，この議題が，なかなか表に出てこない．同時に，この1から6まで全部を含めた形での最善の解決策としては，プライマリ・ケアをどう整備するかというのがあると思っています．一つ目の超高齢社会への対応に対してプライマリ・ケアが最善なのか，二つ目の人口減少社会に対して最善なのか，ということは議論の余地があるかもしれないけれども，1から6まで含めていったら，ここの積集合で考えられるプライマリ・ケアの育成を表に出していくのは，やはり大切だというのが，だいぶ前にできあがっている私の考えです．

　したがってこの『もっと気になる社会保障』のなかで1985年，86年ごろに言葉が生まれていった「かかりつけ医」と，横倉先生の時代に，2013年につくられていった「かかりつけ医機能」というものはもう明確に意味が違う，明確に意味が違うけれども，「かかりつけ医機能」と「プライマリ・ケア」にも距離がある，というようなことを書いています．

　ですから，次のステップとして，先ほど話したようなことがベースとなって「かかりつけ医」と「かかりつけ医機能」は明確に違うけれども，かかりつけ医機能という横倉先生が論じられていた，あるいはもう，日医という組織の中でぎりぎりのラインとして論じられていたあの時代からも，やはり一歩進んでいいのではないのか．

　去年くらいに，オンライン診療のところで横倉先生の定義とも違

う「かかりつけの医師」というまた新しいものが出てきますが，それも意味が違うという話が出てきて，『もっと気になる社会保障』194ページにあるように「かかりつけ医機能」と「プライマリ・ケア」について論じています．

　私は第9回の全世代型社会保障構築会議のなかでも，総合診療医を考える人たち，つまり総合診療医を専攻する人が少ないわけですけど，キャリアパスが明確でなく，将来が見えないところに手を挙げる人はいないだろうということで「総合診療医を考える人たちが明るい希望を持てるキャリアパスを制度的に整備していくことや，その際医師偏在の是正を視野に入れた，かかりつけ医機能を発揮できる制度整備という議論をこれまでもしてきました」と発言しています．ここは國土先生と私が足並みそろえて議論していたところです．

　もう1つ，第8回全世代型社会保障構築会議で，1番目から6番目くらいまでの問題を解決してくれるような形で，必要な医師というのはどうも世の中にはあるのだけれども，この人たちは表にはなかなか出てこなかった．けれども，もうすでに何人かいるではないかという話をしています．

　（日医の今の）医療政策会議委員の香取さんと，7月の参議院選挙の前に対談をしました．そこで私は「政策的なサポートがさほどなされていないのに，すでに地域医療のなかでの連携やプライマリ・ケアを行っている医師たちがいる．彼らは進化上の突然変異みたいなもので，われわれから見れば好事例でも，周りからは出る杭とか余計なことをすると評されているかもしれない．自然界では自然環境が進化を促していくけれども，政策の世界では制度が彼らを適者とする役割を担う．制度設計者たちの役割は重要である．全世代型

社会保障構築会議の中間整理に「時間軸」をもって「患者の視点に立ち」改革を進めるべきである．今の時代に求められている医療を提供する人たちに，手挙げ方式で徐々に切り替えていく．この会議で総理も「かかりつけ医機能が発揮される制度整備」を行うと言われたから進むだろう」と話しました．

　香取さんも「手挙げ方式で始めるのが現実的だ」ということで，構築会議で増田主査から何かメモを出してほしいという話になって，香取さんと私が頼まれて出すことになるわけですけれども，私も香取さんも手挙げ方式でいこう，この条件を満たした人たちが手挙げ方式でやっていくという形でいこうとしました．

　ですから，やりたくない人には一切迷惑をおかけしませんという姿勢です．だから，手を挙げない人たちは議論の邪魔もしてもらいたくない．現実問題として，もうすでにやっている人がいるではないか．ゼロだったら不可能な話をしているかもしれないけれども，その人達を対象として制度としていっても，もういいのではないかというようなところがある．

　今，私はこの進化上の突然変異の人たちと，いろいろと話したり意見を聞いたり会ったりしているのですけれども，面白いです．私が突然変異と言っていたら，シュンペーターはイノベーションを起こす人たちを破壊的創造者と呼ぶのですけれども，そちらのほうがいいというから最近は創造的破壊者という言葉を使っていますけれども，そのような状況になっていく．

　配布資料にある図は（本書267頁，図表82），私が2013年の国民会議のときからずっと言っていたこと，なぜ提供体制の改革が必要なのかを描いた図になるわけですが，結局，提供体制の改革というのは，提供者側から見て望ましい形でできあがっているかもしれな

い今の医療制度を，患者あるいは地域のニーズを含めた形に変えて
いきましょうと．それが2013年の社会保障制度改革国民会議の報
告書でした．

　左側のベン図をみてもらいたいのですが，若干名の異端の人たち
が医療ニーズ側に来てくれているのだから，それでいいではないか，
手挙げ方式でやっていきましょうということで，

　①一般的な健康問題への対応，PHRを基に統計的な医学管理お
　　よび健康増進，重症化予防などをオンラインを活用しながら行
　　い，日常的な健康相談を行っていること．

　②地域の医療機関および福祉施設等との連携を図っていて，

　③休日・夜間も対応できる体制および診療時間外も含む緊急時の
　　対応方法等に係る情報提供を行うこと．

　④在宅療養支援診療所であること，またはそれとの連携．

　⑤地域公衆衛生への参加．⑤地域が抱える社会的課題に向き合い，
　　地域包括ケアにおけるメンバーとして地域の多職種や医療・介
　　護・福祉施設とデータを共有し，協働して解決に取り組みこと
　　ができる．

　①〜⑥をすべて満たす，または常勤の総合診療専門医を配置して
いること，というような形で私は案を提案して，手挙げ方式という
のが今生き残っているのですけれども，このような仕組みになる．

　ベン図の右側図で分かるように基本は医学教育で，医学教育とい
うものが，その上に載った現行の提供体制というのを生み出してい
くわけだけれども，医学教育から変えるのは少し難しい．というこ
とで，医学教育から左に向かっている矢印にはtime lagというの
を書いています．

　もちろん医学教育から変えていくという方法もある．それは別途

369

議論したいところです．これは医師需給分科会で，医学教育でプライマリ・ケアをやってくれということを，福井次矢先生をはじめ私も含めて繰り返しみんなで言い続けていた話です．今後は，そういうことにも焦点があてられていくのかなと思っています．

＊　　　＊　　　＊

於　プライマリ・ケア連合学会（2013 年 5 月 13 日）

　私は，年金の研究者でもあるので一言．

　行きつけの病院があってお馴染みさんの医者がいてくれたら，どれだけいいかと思うんですよ．床屋や飲み屋も，私が行くところは，だいたいそういう状況なのに，困ったことに肝心の医療はそうなっていなくてですね．いざという時，しかも将来必ずくるいざという時に馴染みの医者がいてくれるというのは，終身給付の公的年金があることに匹敵するくらいの安心感を与えてくれるものだと思うんですよね．でも，そういうニーズはこの国にはないと決めつける人たちがいる．でも，一生活者として，私には，そうしたニーズはある．

　まあ，こういう考えで，これからもプライマリ・ケアの重要性を，世の中に言い続けていこうと思っていますので，プライマリ・ケア医にお願いするのもなんですが（笑），みなさんもご協力頂ければと思います．

267 頁に戻る

図表一覧

図表1　アダム・スミスの経済成長（資本蓄積）の仕組み ……………………4

図表2　産業（3部門）別就業者人口割合の推移 …………………………………8

図表3　就業人口が増えている業種 …………………………………………………9

図表4　医療福祉就業者の推移 ……………………………………………………12

図表5　医療・介護保険による公的サービスの利用とお金の流れ …………14

図表6　医療・介護の労働生産性の推移 …………………………………………17

図表7　医療・介護の公定価格改定率の推移 …………………………………18

図表8　日本の交易条件の推移 ……………………………………………………25

図表9　今進められている医療改革 ………………………………………………30

図表10　医療・介護の一体改革スケジュール …………………………………36

図表11　医療・介護のシミュレーション（改革シナリオ）…………………46

図表12　社会保障機能強化のための追加所要額（試算）……………………47

図表13　医療・介護に係る長期推計の手法の変遷 ……………………………48

図表14　年金，医療，介護費用の将来見通しの対GDP比 …………………48

図表15　厚労省が示した現状の病床における問題点 …………………………51

図表16　医療提供体制改革にとっての診療報酬の有効性 ……………………52

図表17　一般病棟入院基本料（7対1と10対1）の届出病床数推移 ………53

図表18　医療提供体制改革の方向性 ………………………………………………53

図表19　地域ごとに異なる医療提供体制の実情 ………………………………54

図表20　医療資源投入量（中央値）の推移 ……………………………………55

図表21　病床の機能別分類の境界点（C1～C3）について …………………56

図表22　推計方法（高度急性期，急性期，回復期の医療需要について）……56

図表23　2025年の医療機能別必要病床数の推計結果（全国ベースの積上げ）

　　　　 ……………………………………………………………………………………57

図表24　死亡場所別，死亡者数の年次推移と将来推計 ………………………59

図表25　都道府県単位への医療政策再編の動き ………………………………61

図表26　地域医療連携推進法人の効果・メリットのイメージ ………………83

図表27　年齢階層でどのように医療・介護が使われているか ………………86

図表28　税と社会保険料の財源調達力 …………………………………………89

図表一覧

図表29　社会保障財源の全体像 ……………………………………………… 91

図表30　介護保険給付費の負担割合 ………………………………………… 92

図表31　皆保険・皆年金政策の宿命 ………………………………………… 94

図表32　産業構造の変化による被保険者の人口構成の行き着く先 ………… 94

図表33　加入者割から総報酬割への改革のイメージ ……………………… 97

図表34　財政調整のふたつの方法
　　　──加入者割，総報酬割と日本の社会保険 …………………………… 97

図表35　介護，医療，年金における財政調整の対象と被用者保険の中での
　　　　負担方法 …………………………………………………………… 97

図表36　年齢階級別1人当たり国民医療費指数 ………………………… 109

図表37　国保制度改革の概要（運営の在り方の見直し）……………… 110

図表38　国保保険料の賦課，徴収の仕組み（イメージ図）…………… 111

図表39　一般病床，療養病床当たり医師数 ……………………………… 117

図表40　需要の推計において勘案した事項 ……………………………… 118

図表41　労働時間の適正化の見込（上位推計）………………………… 118

図表42　医師の需給推計の結果について ………………………………… 119

図表43　私立大学医学部の偏差値の推移 ………………………………… 122

図表44　自由，それとも無策？ …………………………………………… 124

図表45　朝日，日経，毎日，読売4紙キーワードヒット件数 ………… 127

図表46　年齢階層別障害者数 ……………………………………………… 132

図表47　介護保険と障害者福祉の適用関係 ……………………………… 134

図表48　介護保険制度成立以前のシステムと5種類の介護保険給付 ……… 137

図表49　介護保険給付対象者の居住空間 ………………………………… 138

図表50　5種類の介護給付の内容 ………………………………………… 140

図表51　小規模多機能型居宅介護の介護報酬単位数 …………………… 143

図表52　介護報酬の地域割増(加算)区分について …………………… 143

図表53　一定以上所得者の利用者負担の見直し ………………………… 149

図表54　第9回社会保障制度改革国民会議における権丈提出資料
　　　　「補足給付」① ……………………………………………………… 151

図表55　第9回社会保障制度改革国民会議における権丈提出資料
　　　　「補足給付」② ……………………………………………………… 151

図表 56 社会保障の歴史的展開概念図——スティグマからの解放の歴史 … 158

図表 57 措置制度における資金，サービスの流れ ………………………… 159

図表 58 障害者自立支援法の利用者負担（概念図）……………………… 168

図表 59 財政制度等審議会に提出された障害者福祉関係資料（2014 年 10 月 27 日）………………………………………………………………… 170

図表 60 介護給付費と障害者福祉の財政の推移 ………………………… 170

図表 61 医療保険部会（2005 年 7 月 29 日）「中長期の医療費適正化を目指す方策について」……………………………………………………… 180

図表 62 医療保険部会（2005 年 7 月 29 日）「医療費適性化効果の試算」… 181

図表 63 医療保険部会（2005 年 7 月 29 日）「医療費適正化の方向性（イメージ）——高額医療の見直しなど医療資源の適正配分を進める」… 182

図表 64 終末期における医療費について（平成 14 年度）…………………… 183

図表 65 経済財政諮問会議　経済・財政一体改革推進委員会　社会保障ワーキング・グループにおける委員の発言（関係部分の抜粋）………… 186

図表 66 Lynn の「死に至るプロセスの 3 つのパターン」……………………… 187

図表 67 国と日医のガイドライン ………………………………………… 192

図表 68 人生の最終段階における QOD を高める医療 ………………… 193

図表 69 GDP に占める租税・社会保険料収入の割合 …………………… 201

図表 70 所得税（イメージ）［累進課税］………………………………… 203

図表 71 所得税の税率区分ごとの税収 …………………………………… 204

図表 72 課税所得（給与収入）と総課税所得の分布 …………………… 206

図表 73 適用限界税率ごとの対就業者数 ………………………………… 207

図表 74 所得税の限界税率区分別納税者（又は申告者）数割合の国際比較 … 208

図表 75 昔の「所得税の限界税率区分別納税者（又は申告者）数割合の国際比較図」……………………………………………………………… 208

図表 76 個人所得課税の実効税率の国際比較 …………………………… 209

図表 77 社会保障目的消費税の累進的な平均税率 ……………………… 212

図表 78 生産性の考え方 …………………………………………………… 216

図表 79 サービスの等質曲線その 1 ……………………………………… 219

図表 80 サービスの等質曲線その 2 ……………………………………… 221

図表 81 子育て支援連帯基金構想 ………………………………………… 223

図表 82　かかりつけ医機能の次元におけるニーズと現行の提供体制 ……… 267

知識補給図表 1　医療費と経済のタイムラグ？ ………………………………… 300

知識補給図表 2　地域枠・地元出身者と都道府県への定着との相関関係 …… 316

知識補給図表 3　遠隔地・地方での医療従事者確保のための WHO ガイド
ライン（2010 年）〈地方出身学生関係部分〉 ……………………………… 318

知識補給図表 4　地方への医師の定着に関する研究（ノルウェーの例）…… 319

知識補給図表 5　1990 年度以降の医学部偏差値の推移 ……………………… 324

知識補給図表 6　医学部医学科合格者数上位の高校（2016 年度国公立大合
格者数を基とした上位 20 校）………………………………………………… 325

知識補給図表 7　1990 年を基準とした各学部入学志願者数（2014 年）の
増減 …………………………………………………………………………………… 328

知識補給図表 8　社会保障・税一体改革成案（2011 年 6 月 30 日）…………… 340

知識補給図表 9　人生の最終段階における医療に関する諸外国の法整備・
取組の変遷 …………………………………………………………………………… 364

事 項 索 引

アルファベット

Cochrane のシステマティック・レビュー
……………………………………………317
cool head but warm heart ………213, 214
homecoming salmon 仮説 ………318, 323
QOD（Quality of Death）………175-178,
189-193, 296, 299, 354
QOL（Quality of Life）…13, 23, 28-31, 43,
66, 77, 82, 177, 186, 218, 220, 224, 296, 299,
343, 344, 347, 348

あ 行

医学モデル …………………………38, 39
医師需給分科会……69, 115-120, 125, 129,
130, 256, 257, 261-263, 316-322, 337, 359,
362, 364, 370
医師偏在対策 …………………316, 318-322
依存効果（dependence effect）…23, 199,
293-295
一種の目的税 ………………………………89
一県一医大構想 ……………………323, 326
イノベーション ……………………………368
医療改革の柱 ………………………………19
医療・介護情報の活用による改革の推進
に関する専門調査会…30, 55-57, 64, 306
医療介護総合確保推進法 …30, 36, 37, 41,
61, 63, 143-146, 154
医療従事者の需給に関する検討会……36,

69, 115, 129, 257, 316, 322
医療提供体制 …29, 32, 35, 40-42, 49-52, 54,
61, 66, 69, 77, 83, 177, 180, 182, 190-194, 241,
244, 247, 270, 283, 352, 361
医療の買手独占体 …………………………314
医療費の将来見通しに関する検討会…44,
45
医療法の改正 ………………………………31
医療保険改革関連法 ………………………37
医療保険法の改正…………………………31
インカムテスト（所得調査）…………150
映画『トランスフォーマー』……………54

か 行

介護報酬 ……14-16, 18, 19, 36, 38, 140-143,
217, 285, 351, 354
『介護保険制度史』…………………………131
介護保険の普遍化…163, 164, 169, 171, 173,
174
かかりつけ医 ……33, 70, 71, 189-194, 232,
245, 250-252, 257, 266, 274, 280, 281, 353,
354, 358-361, 364-368
鍵っ子 ………………………………………161
課税所得 ……………………………151, 202-206
加入者割 ……………………………95-97, 108
川西・猪名川ヘルスケアネットワーク
……………………………………………269
規制改革論議………………………………81
義務的経費 ……………………165-167, 171

協会けんぽ …61, 91, 94, 95, 98, 99, 103, 105, 106, 108, 110, 112, 113, 174, 310

協議の場 ……………………………63, 64, 68

競争よりも協調 …68, 73, 75, 78-83, 129, 282

空想的財源調達論 ………………………213

空想的社会保障論 ………………………213

組合主義 ………………………101-103, 174

──と社会連帯 ………………………103

経済成長 ………………3, 4, 44, 46, 300

傾斜生産方式 ………………143, 144, 154

現役期 ……………………………87, 90, 311

現役世代 ………86, 90, 91, 303, 311, 354

健康ブーム ………………………………303

交易条件 ………………………24, 25, 327

後期高齢者医療制度…61, 91, 92, 96, 97, 99, 106, 112, 148, 178, 183

後期高齢者終末期相談支援料 …178, 183

公的年金保険 ………135, 173, 174, 223

厚労省の陰謀だ！………………………43

『国富論』 ………………………1-4, 19, 216

国保の都道府県化 ………………………61

ご当地医療 ………………35-65, 70, 81

さ　行

在宅医療等 ……………42, 56-59, 137, 138

賽は投げられた……………………71, 129

裁量的経費 ………………………165, 166

参加型所得 ………………………………11

支援費制度 ………………………164-167

自助の強制 ………………………………158

実効税率 ………………………203, 209

社会的アンバランス…23, 199, 200, 293, 294

社会的共通資本 ………………………80, 81

社会福祉基礎構造改革 …………………162

社会保障教育 ………………………………200

社会保障国民会議 …45-49, 65, 66, 116, 176, 194, 343

──最終報告………………………………47

社会保障審議会介護給付費分科会 …180

社会保障制度改革国民会議 …i, 28-37, 41, 48-51, 65, 68, 71, 73, 77-79, 96, 99, 106, 145, 148, 150, 151, 175-178, 183, 184, 188, 190, 194, 232, 233, 242, 273, 296, 310, 311, 314, 334-336, 351, 359-361, 366, 369

社会保障目的消費税 ………………210, 212

囚人のジレンマ…………………………79

終末期医療 ……175-195, 299, 354, 363, 364

住民税が課税されない人 ………………154

需要が飽和 ………………………………22

障害者自立支援法 ………………164, 167-171

──違憲訴訟 ………………………………167

障害者総合支援法 ………………………169

小規模多機能型居宅介護 …………140-143

消費が飽和 ………………………………3

消費（支出）の平準化（consumption smoothing）………………………86, 223

人員配置基準 …………142, 216, 221, 222

診療報酬 …14, 16, 18, 36, 38, 45, 52-54, 143, 179-181, 217, 242, 285, 300, 351, 354

スピーナムランド制度 …………………11

生活モデル ………………………38, 39

生産性 ……i, 2, 3, 5, 10, 12-26, 215-225, 290

成長戦略 ………………i, 4, 77, 125, 224

全国社会福祉経営者協議会………………215

全国知事会・地域医療研究会 ……36, 60

全世代型社会保障構築会議……i, 215, 236, 254-256, 281, 358-360, 367

選別主義 ………………………………162

総報酬割 …96-99, 103, 106, 108, 112, 113, 310

増補時点でのコメント ………194, 319, 336
措置制度 …………159-161, 165, 168

た　行

第1次ベビーブーム …………………27
託老所 …………………………141, 142
タバコ税 …………………………306
地域医療構想 …35, 36, 38, 42, 55-57, 60, 61, 63-71, 83, 115, 117, 120, 193, 194, 270, 284, 352
　　　——調整会議 ………63, 64, 270, 352
　　　——の医療従事者配置版…………115
地域医療崩壊 …………………122, 323
地域医療連携推進法人 ………i, ii, 76, 83, 269-290
地域支援事業 …………………144-146
地域包括ケア …32-37, 47, 48, 58, 59, 63-72, 82, 144, 145, 177, 184, 189, 193, 258, 266, 273-275, 284, 285, 303, 334, 352, 355, 369
地域密着型サービス …………137, 139-141
中央社会保険医療協議会（中医協）…50, 51, 59, 344
通念（conventional wisdom）…199, 294, 295
「低所得者」の判定 …………………148
データによる制御 ……31, 32, 40, 43, 49, 50
独占的競争市場 …………………24, 126
特定疾病 …………133, 134, 172, 329

な　行

『21世紀の資本』………………………331
日本海ヘルスケアネット ……………269
日本商工会議所 …………………310
日本プライマリ・ケア連合学会…228, 358

は　行

非営利ホールディングカンパニー …74-76, 80, 82, 279, 284
非課税年金 …………………151, 152
『ひみつのアッコちゃん』……………161
「病院完結型」の医療 ………28, 42, 57, 296
付加価値生産性 ……15, 16, 18, 20, 21, 26, 215-217
不確実性 …127, 187, 190, 193, 249, 250, 294
福祉の普遍化 …………………157-174
物的生産性 …15, 16, 19, 21, 22, 26, 215, 216, 218, 224
普遍主義 …………………………162
プログラム法………………35-37, 71
プロフェッショナル・フリーダム……68, 128-130
平均税率 …………………203, 211, 212
ベーシック・インカム ……………8-11
保険者機能 ……104-106, 310, 313, 314
補足給付 …………145, 148, 150-153

ま　行

ミーンズテスト（資力調査）…………150

や　行

有効需要 …………………………23, 25
『ゆたかな社会』…………196-200, 293, 294
要介護状態区分 …………………145
要支援 ………133, 143, 145, 146, 329
世論の末端 …………………………307

ら　行

ラッダイト運動……………………10
リスク構造調整 ………………107-113

累進税の強化 ……………………………331
老人保健制度 …………109, 110, 137, 313

わ 行

惑星直列 ………………………………35, 38

人 名 索 引

あ 行

アトキンソン，A. B. ……………………11
伊東光晴 ……………………………197
ヴェブレン，T. B. …………………………23
大島伸一 ………………………69, 177, 296

か 行

ガルブレイス，J. K.…23, 197-200, 293-295
草場鉄周 ……………………………228
クラーク，C. G. …………………………21
栗谷義樹 ……………………………269
ケインズ，J. M. …………………199, 346
ゲッツェン，T. E. ………………301, 302

さ 行

シュンペーター，J. A. …………………368
スティグリッツ，J. E. …………………337
スミス，A. ……ii, 1-7, 10, 12, 16, 19, 22-26,
216, 284

た 行

田中滋 ………………………………82

谷村誠……………………………215
チャン，H. J. ………………………121

な 行

永井良三 ………………………31, 177
中村秀一 ……………………………351
二木立 …………………187, 303, 345

は 行

ピケティ，T. ………………………11, 331
藤末洋……………………………269
フーラスティエ，J. …………19-21, 26
フュックス，V. R. ………………21, 128

ま 行

増田寛也 ……………………………75
松田晋哉 ……………………………228
マルサス，T. R. ……2, 5, 13, 16, 22, 23, 224
森亘 ………………68, 265, 296, 297

や 行

ユウェナリス，D. J. …………………308
横倉義武 ………………………68, 351-366

著者略歴

慶應義塾大学商学部教授　博士（商学）

1962年福岡県生まれ．1985年慶應義塾大学商学部卒業，1990年同大学院商学研究科博士課程修了．嘉悦女子短期大学専任講師，慶應義塾大学商学部助手，同助教授を経て，2002年より現職．この間，2005年ケンブリッジ大学ダウニグカレッジ訪問研究員，1996年～1998年ケンブリッジ大学経済学部訪問研究員．

公務では，社会保障審議会，社会保障国民会議，社会保障制度改革国民会議，社会保障制度改革推進会議，全世代型社会保障構築会議，こども未来戦略会議の委員や社会保障の教育推進に関する検討会の座長など，他にもいくつか引き受けたり，いくつかの依頼を断ったり，また，途中で辞めたり．

主要業績に，『もっと気になる社会保障』（勁草書房，2022年），『ちょっと気になる政策思想　第2版』（勁草書房，2021年），『ちょっと気になる社会保障 V3』（勁草書房，2020年），『医療介護の一体改革と財政──再分配政策の政治経済学Ⅵ』（2015年），『年金，民主主義，経済学──再分配政策の政治経済学Ⅶ』（2015年），『社会保障の政策転換──再分配政策の政治経済学Ⅴ』（2009年），『医療政策は選挙で変える──再分配政策の政治経済学Ⅳ［増補版]』（2007［初版2007年]），『医療年金問題の考え方──再分配政策の政治経済学Ⅲ』（2006年），『年金改革と積極的社会保障政策──再分配政策の政治経済学Ⅱ［第2版]』（2009年［初版2004年，労働関係図書優秀賞]），『再分配政策の政治経済学Ⅰ──日本の社会保障と医療［第2版]』（2005年［初版2001年，義塾賞]）（以上，慶應義塾大学出版会），『医療経済学の基礎理論と論点（講座 医療経済・政策学　第1巻)』（共著，勁草書房，2006年），翻訳としてV. R. フュックス著『保健医療政策の将来』（共訳，勁草書房，1995年）などがある．

URL　http://kenjoh.com/

ちょっと気になる医療と介護　第3版

2017年1月20日　第1版第1刷発行
2018年1月20日　増補版第1刷発行
2023年6月20日　第3版第1刷発行

著　者　権_{けん}丈_{じょう}善_{よし}一_{かず}

発行者　井　村　寿　人

発行所　株式会社　勁_{けい}草_{そう}書　房

112-0005　東京都文京区水道2-1-1　振替　00150-2-175253
（編集）電話 03-3815-5277／FAX 03-3814-6968
（営業）電話 03-3814-6861／FAX 03-3814-6854
本文組版 プログレス・平文社・中永製本

©KENJOH Yoshikazu　2023

ISBN978-4-326-70128-5　Printed in Japan

＊落丁本・乱丁本はお取替いたします。
　ご感想・お問い合わせは小社ホームページから
　お願いいたします。

https://www.keisoshobo.co.jp

権丈善一
ちょっと気になる社会保障　V3　　　　　　　　　　　2420 円

権丈善一
ちょっと気になる政策思想　第2版──社会保障と関わる経済学の系譜　2530 円

権丈英子
ちょっと気になる「働き方」の話　　　　　　　　　　2750 円

権丈善一・権丈英子
もっと気になる社会保障──歴史を踏まえ未来を創る政策論　2530 円

【講座　医療経済・政策学】

西村周三・田中　滋・遠藤久夫……編著
第1巻＊医療経済学の基礎理論と論点　　　　　　　　2970 円

遠藤久夫・井上直己……編著
第2巻＊医療保険・診療報酬制度　　　　　　　　　　3190 円

田中　滋・二木　立……編著
第3巻＊保健・医療提供制度　　　　　　　　　　　　2860 円

池上直己・西村周三……編著
第4巻＊医療技術・医薬品　　　　　　　　　　　　　2860 円

田中　滋・二木　立……編著
第6巻＊医療制度改革の国際比較　　　　　　　　　　2860 円

＊　　　＊　　　＊

二木　立
地域包括ケアと医療・ソーシャルワーク　　　　　　　2750 円

二木　立
コロナ危機後の医療・社会保障改革　　　　　　　　　2530 円

二木　立
2020年代初頭の医療・社会保障　　　　　　　　　　　2750 円

松田晋哉
医療のなにが問題なのか　　　　　　　　　　　　　　3850 円

松田晋哉
欧州医療制度改革から何を学ぶか　　　　　　　　　　3520 円

松田晋哉
ビッグデータと事例で考える日本の医療・介護の未来　3850 円

松田晋哉
ネットワーク化が医療危機を救う──検証・新型コロナウイルス感染症対応の国際比較　3850 円

勁草書房

＊表示価格は 2023 年 6 月現在．消費税 10％ が含まれております．